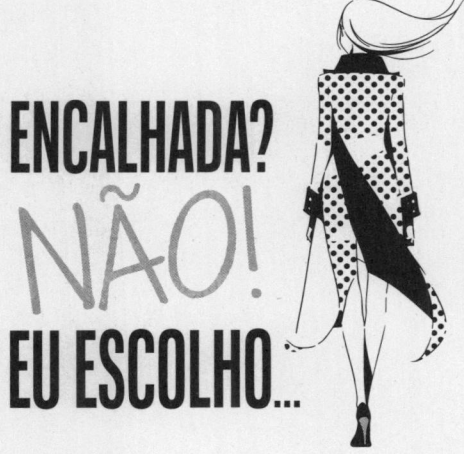

ENCALHADA?
NÃO!
EU ESCOLHO...

Adrielle Lopes

ENCALHADA?
NÃO!
EU ESCOLHO...

O caminho para um relacionamento em Deus

O GUIA DEFINITIVO PARA ESCOLHER CERTO!

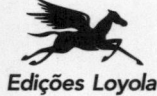
Edições Loyola

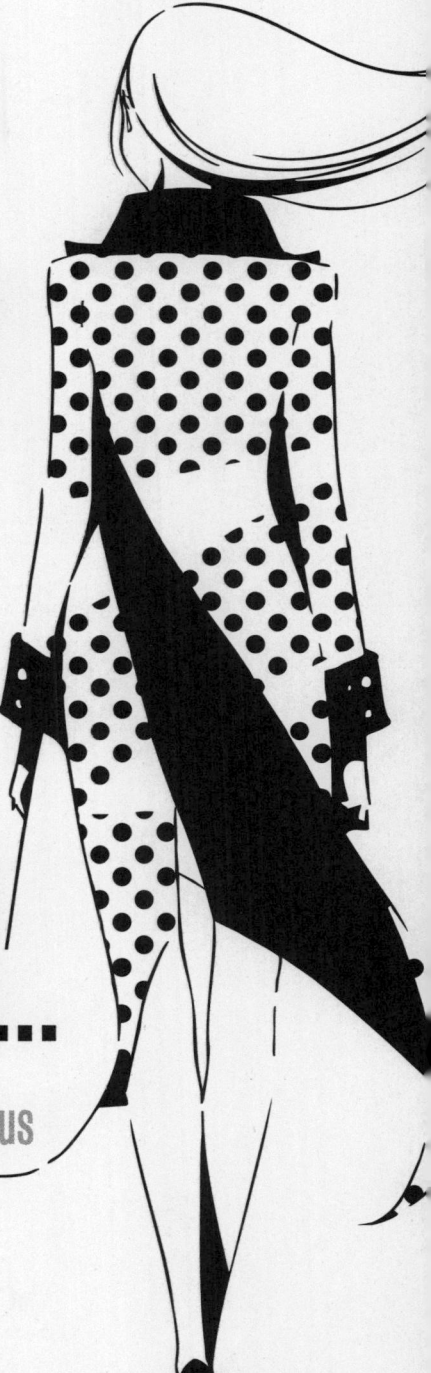

Dados Internacionais de Catalogação na Publicação (CIP)
(Câmara Brasileira do Livro, SP, Brasil)

Lopes, Adrielle
  Encalhada? : não! : eu escolho-- : o caminho para um relacionamento em Deus : o guia definitivo para escolher certo / Adrielle Lopes. -- São Paulo : Edições Loyola (Aneas), 2025. -- (Autoajuda)

  ISBN 978-65-5504-452-2

  1. Autoconsciência 2. Mulheres - Relacionamentos 3. Psicologia I. Título. II. Série.

25-270087   CDD-155.633

Índices para catálogo sistemático:
1. Mulheres : Relacionamentos amorosos : Psicologia   155.633

Eliete Marques da Silva - Bibliotecária - CRB-8/9380

Diretor geral: Eliomar Ribeiro, SJ
Editor: Gabriel Frade

Capa: Ronaldo Hideo Inoue
Diagramação: Maurelio Barbosa
Preparação: Mônica Glasser
Revisão: Fernanda Guerriero Antunes

Capa composta a partir da ilustração generativa (vetorizada e editada) de © Artificial South (Adobe Stock). Na segunda orelha, foto da autora proveniente de seu arquivo pessoal.

No miolo, ilustrações de © setan cell (generativa), © Yanzar, © Liang (generativa), © Salomi art, © saint_antonio, © Elena Illus, © teploleta e © Mariya. Imagens do Adobe Stock.

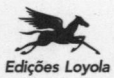

Rua 1822 n° 341, Ipiranga
04216-000 São Paulo, SP
T 55 11 3385 8500/8501, 2063 4275
editorial@loyola.com.br, **vendas@loyola.com.br**
loyola.com.br, 🖥️🔵🟢🟣 @edicoesloyola

Todos os direitos reservados. Nenhuma parte desta obra pode ser reproduzida ou transmitida por qualquer forma e/ou quaisquer meios (eletrônico ou mecânico, incluindo fotocópia e gravação) ou arquivada em qualquer sistema ou banco de dados sem permissão escrita da Editora.

ISBN 978-65-5504-452-2

© EDIÇÕES LOYOLA, São Paulo, Brasil, 2025

Sumário

Prefácio 7

Apresentação 11

Introdução 13

1. COMO É DIFÍCIL ESPERAR: CULTIVANDO O AUTOCONHECIMENTO   17
2. COMO ME PREPARAR? 29
3. OS SEGREDOS DA MULHER MADURA 47
4. COMO ME TORNAR IRRESISTÍVEL 67
5. COMO SER IRRESISTÍVEL NA PRÁTICA 89
6. MANDE A MULHER BOAZINHA EMBORA: SÁBIA *VERSUS* TOLA 103
7. DESENVOLVENDO A COMUNICAÇÃO: FEMININA *VERSUS* MASCULINA   117
8. ARTIGO DE LUXO 147
9. MENOS EMOCIONADA 159
10. SERÁ QUE TENHO PERMISSÃO? 167

11. QUATRO FUNDAMENTOS DE UMA RELAÇÃO 189

12. ATRAÇÃO *VERSUS* SEDUÇÃO 203

13. A ATRAÇÃO SUTIL NO VIRTUAL 229

14. NEM TODO HOMEM QUE ENTRA NA SUA VIDA É DE DEUS 237

15. O QUE AS MULHERES NÃO DEVEM REVELAR AOS HOMENS 247

16. CUIDADO COM OS NARCISISTAS 261

17. O CAPÍTULO QUE NUNCA SERÁ O ÚLTIMO 281

Prefácio

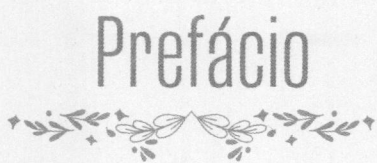

Há encontros na vida que parecem escritos pelo próprio céu. Conhecer Adrielle Lopes foi, sem dúvida, um desses presentes divinos que marcam nossa existência. Há pessoas que cruzam nosso caminho como meteoros passageiros, e há aquelas que se tornam estrelas-guia, iluminando nossas noites mais escuras. Adrielle, com sua voz que encanta e palavras que curam, pertence indubitavelmente à segunda categoria.

Quando recebi o convite para escrever este prefácio, senti o peso doce da responsabilidade e o privilégio de apresentar ao mundo uma obra nascida não apenas da mente, mas principalmente do coração. Como traduzir em simples parágrafos a admiração por alguém que transformou as próprias feridas em bálsamo para outros? Como expressar em palavras limitadas a grandeza de uma alma que toca outras almas com tão rara maestria?

Nestas páginas que você está prestes a desvendar, querido leitor, não encontrará apenas reflexões – encontrará um verdadeiro convite à transformação. Adrielle não se contenta em compartilhar pensamentos; ela nos oferece pedaços preciosos da própria jornada, vulnerabilidades convertidas em fortalezas, dúvidas transformadas em fé inabalável. Sua escrita, repleta de sensibilidade e profundidade, revela uma maturidade espiritual conquistada apenas por quem atravessou tempestades com os olhos fixos no horizonte da esperança.

Quantas vezes nos contentamos com menos do que merecemos? Quantas vezes aceitamos migalhas, quando há um banquete preparado para nós? A mensagem que ecoa por estas páginas é clara e poderosa: somos filhos e filhas do Rei dos reis, e não fomos chamados para uma vida de escassez ou medo. Com delicadeza e firmeza, Adrielle nos lembra de que, quando não entendemos os planos de Deus, precisamos confiar no caráter dele – porque ele, simplesmente, não falha.

A história de vida de Adrielle é testemunho vivo de que os mais áridos desertos podem se transformar em jardins florescentes, quando regados pela graça divina. Cada reflexão neste livro carrega essa verdade, não como teoria distante, mas como experiência vivida, sentida na pele e no espírito, e, agora, generosamente compartilhada conosco. Quando ela nos convida a enxergar a providência divina nos momentos de espera e silêncio, percebemos a autenticidade cristalina de quem verdadeiramente viveu o que escreve.

E, então, a sua música torna-se expressão sublime de uma alma em constante diálogo com o eterno. Quando Adrielle canta, o véu entre o visível e o invisível parece atenuar-se, permitindo vislumbres de uma realidade mais profunda e verdadeira. Essa mesma capacidade de transcendência agora se manifesta através das palavras impressas nestas páginas, conectando o cotidiano ao divino, traduzindo o amor transcendente em linguagem acessível aos corações mais diversos.

Nossa amizade me permitiu testemunhar o nascimento e o desenvolvimento desta obra. Vi de perto o cuidado com que cada pensamento foi elaborado, o compromisso inabalável com a verdade, a coragem de expor não apenas certezas, mas também as perguntas que nos fazem crescer. Suas meditações sobre paciência e perseverança no caminho espiritual revelam tanto conhecimento teológico como sabedoria nascida na fornalha da experiência.

Leia este livro não apenas com os olhos, mas também com o coração escancarado. Permita-se ser tocado pela autenticidade que emana de cada página. Deixe-se inspirar por uma mulher que escolheu transformar a própria vulnerabilidade em fonte de força para outros. Receba este texto como um abraço em forma de palavras, um mapa que aponta para um novo começo, um despertar para quem você realmente é e para o que Deus sonhou para sua vida.

Que as palavras escritas neste livro sejam para você, como são para mim, faróis que iluminam os caminhos mais obscuros, bálsamo para as feridas mais profundas e, acima de tudo, um lembrete constante de que somos todos parte de uma história maior, tecida com infinito amor por Aquele que, mesmo quando parece silencioso, jamais nos abandona ou falha.

Com profunda admiração e carinho,

Dalcides Biscalquin
Escritor e apresentador de TV

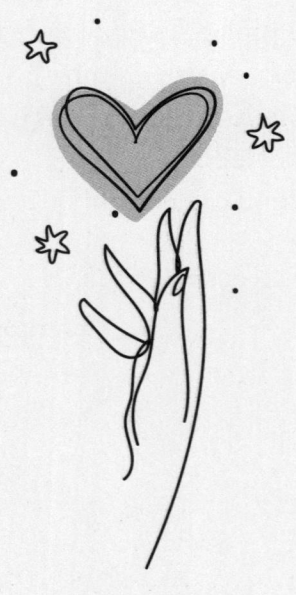

Apresentação

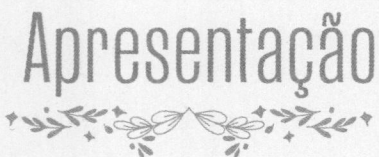

Somos seres em relação e necessitamos da presença e do encontro. Quantas vezes seu coração já desejou e chorou por um amor que cuide dele, zele por ele e o assuma? Mulheres querem alguém para diminuir seu sofrer e seus vazios, e vislumbram nos relacionamentos amorosos essa possibilidade de sanar suas necessidades afetivas.

Quantas vezes você jogou a responsabilidade no outro de fazer aquilo que, de fato, só depende de você? Não adianta querer ter compromisso com o outro se você, mulher, não tem compromisso consigo mesma.

Existe um frutuoso relacionamento naquilo que você é e naquilo que Deus lhe faz ser.

Adrielle, com sua forma profunda de nos tocar, nos ajuda a demorar no que somos e a voltar as setas para nossa história, sem terceirizar para os outros os necessários esforços para uma vida madura e ordenada.

Mulher, este livro é um resgate para sua feminilidade e um posicionamento assertivo nos seus relacionamentos. Você aprenderá a ter critérios amorosos que a conduzirão a uma relação estável e saudável.

Existe um primeiro relacionamento que não pode ser desprezado: o olhar de Deus sobre você, que a plenifica, dignifica e amorosamente a recebe em todas as suas necessidades. Fora de Deus, não há referência de amor, e nele você aprende o que é pertencimento. Pertencer é entender seu valor, seu chamado e o sentido de toda relação:

ser fonte de amor para os outros, pois o Verdadeiro Amor a amou primeiro. A obra de Adrielle a conduz a Deus, a você mesma e aos seus sonhos de amor.

O grande professor e poeta Clive Staples Lewis afirma que o coração de uma mulher deve estar tão bem escondido em Deus que, para um homem encontrá-lo, precisa buscar a Deus. Você fará uma experiência, nas próximas páginas deste livro, de um verdadeiro esconderijo no qual Deus habita e a lapida para que você se torne irresistível.

Adrielle já sofreu por relacionamentos disfuncionais e precisou, pelas circunstâncias da sua vida, descobrir seu valor. Mas suas dores foram curadas e ordenadas ao amor de Deus, e ela, generosamente e com toda a sua potência e experiência, nos entrega em sua obra verdades que nos libertam de todo roubo emocional que muitas vivem. Verdades que nos permitem ser livres para amar; verdades que nos tornam elegantes, discretas, criteriosas, atentas, escolhidas, e que comunicam ao mundo quem somos.

Se você deseja viver sua pertença feminina e seu aprimoramento interior, este livro é um presente com valiosos passos edificantes que a conduzirão a compreender como viver relacionamentos mais conscientes, maduros e estáveis consigo mesma, com Deus e com o outro.

Deus, em sua perfeição, sempre nos escolhe. Diante do nosso profundo desejo de sermos escolhidas, ele nos acolhe e nos forma com sua incrível obra de amor. Nós somos chamadas a escolher. E você, o que tem escolhido?

Eu fui escolhida pela Dri para saborear esta linda obra, e, diante de tantas verdades que ressoaram em meu coração e me tocaram, que você, mulher, não se esqueça: Deus mora nos seus sonhos.

Juliana Nunes Mesquita da Silva
Psicóloga e fundadora do
Encontro Psicológico para Casais

Introdução

Amiga...
Você já ouviu a seguinte frase: "Você está encalhada, hem?!...", ou talvez até tenha dito para si mesma: "Acho que estou encalhada...". Talvez tenha sido em tom de brincadeira, ou quem sabe com um suspiro de frustração, depois de mais um relacionamento que não deu certo, ou ao perceber que parece estar parada no tempo, enquanto todos ao seu redor seguem em frente. Se esse pensamento já passou pela sua cabeça, quero lembrá-la de algo muito importante: você não está presa, esquecida ou deixada para trás! Você tem escolhas – e a mais importante delas é se autoconhecer e caminhar com Deus nesta jornada.

Se você já se pegou pensando: "Será que ele é o homem que Deus tem para mim?", saiba que não está sozinha. Essa dúvida pode trazer insegurança, ansiedade e até frustração. Mas a boa notícia é que Deus não nos deixa no escuro. Ele não joga com o nosso coração nem nos faz andar às cegas. Pelo contrário, ele cuida de cada detalhe da nossa vida – e isso inclui, sim, a nossa vida amorosa.

Talvez você já tenha ouvido que a vontade de Deus se manifesta apenas nas grandes decisões: vocação, missão, carreira... Mas a verdade é que o Senhor também se importa com os detalhes, inclusive com a escolha de quem caminhará ao seu lado. Ele não nos abandona às incertezas dos sentimentos ou às opiniões inconstantes do mundo.

Pelo contrário, ele nos dá sinais, direções e, acima de tudo, sabedoria para escolher certo.

E aqui está algo fundamental que você precisa saber: a vontade de Deus nunca será algo forçado ou imposto. O plano dele e o seu livre-arbítrio caminham juntos. Ele não vai empurrá-la para um relacionamento no qual você não deseja estar. Pelo contrário, quando seu coração estiver amadurecido e em sintonia com a graça dele, a escolha de Deus também será a sua escolha.

O livro de Provérbios (16,9) nos ensina: "O coração humano medita seu caminho, mas é o Senhor quem guia seus passos".

Isso significa que, embora façamos nossas próprias escolhas, Deus, em sua soberania, guia nossos passos para o melhor caminho. Você não precisa temer que Deus a una a alguém de quem você não goste ou que não queira. Quando você reza para que a vontade do Senhor seja feita em sua vida, Deus molda seu coração para reconhecer aquilo que ele já preparou para você.

Então, haverá paz, e não pressão; leveza, e não peso.

Pense na história de Isaac e Rebeca, em Gênesis 24. Deus organizou os acontecimentos para que os dois se encontrassem, mas ambos tiveram a liberdade de escolher um ao outro. Rebeca não foi forçada a casar-se com Isaac; ela disse "sim" livremente, acreditando que a mão de Deus estava conduzindo tudo.

Deus age da mesma forma nos relacionamentos. Ele alinha os caminhos, abre portas e dá sinais, mas jamais força um coração.

Se você está se perguntando: "Será que essa pessoa é realmente um presente de Deus para mim?", comece refletindo: "Sinto paz ou sinto pressão?".

Vivemos em um mundo que nos pressiona de todos os lados. Desde cedo, somos ensinadas que existe um "tempo certo" para tudo – para estudar, trabalhar, casar e ter filhos. Se esse cronograma invisível não se cumpre, surgem a ansiedade, a comparação e o medo de ficar para trás.

A sociedade impõe padrões rigorosos sobre a mulher: "Você ainda está solteira?", "O tempo está passando...", "Já pensou que talvez esteja exigindo demais?". Frases como estas, repetidas tantas vezes, entram no coração e começam a distorcer nossa percepção sobre nós mesmas, sobre o tempo e a vontade de Deus. Passamos a nos enxergar sob uma ótica cruel, como se o amor fosse um troféu que só as mais rápidas e bem-sucedidas conseguem alcançar.

Além da pressão social, há ainda a comparação – uma das maiores armadilhas para o coração feminino. Olhamos ao redor e vemos amigas namorando, casando, tendo filhos. As redes sociais exibem relacionamentos aparentemente perfeitos, e, sem perceber, nos pegamos perguntando: "O que há de errado comigo?", "Será que estou sendo exigente demais?", "E se eu acabar sozinha?".

Mas aqui está uma verdade que precisa ser dita: *a pressa nos desconecta da graça do Espírito Santo.*

Quando estamos inquietas, ansiosas e pressionadas, tornamo-nos incapazes de ouvir a voz de Deus com clareza. Em vez de buscarmos discernimento, tentamos controlar as circunstâncias, fazendo concessões, aceitando menos do que merecemos, ignorando sinais que antes seriam evidentes. O coração aflito não consegue descansar na paz de Deus.

A comparação também obscurece nossa clareza emocional e espiritual. Começamos a enxergar o amor como uma necessidade urgente, não como um chamado sagrado. Escolher um parceiro com base na pressão ou no medo é caminhar em direção à frustração. O amor não nasce do desespero, mas da liberdade interior de reconhecer aquilo que verdadeiramente nos faz florescer.

Estar "encalhada" não é estar solteira, e sim permanecer em um relacionamento do qual você não consegue sair. A baleia encalha em um ambiente no qual ela não tem escolha, mas você tem o direito de escolha. Agora chegou a sua hora de fazer essa escolha de maneira madura e acertada. Você ainda não está casada, e o primeiro passo é reconhecer essa verdade.

Você não é a única mulher solteira no mundo, embora, ao olhar ao redor, possa parecer que só você "segura vela". Mas os dados confirmam que isso não é bem assim. A questão não é apenas o tempo, mas a preparação e a escolha. Uma mulher de alto valor como você não pode se permitir qualquer coisa. Deus, seu Pai, não quer isso para você.

E, antes que comece com a ladainha de dizer que esse homem não existe, que nenhum homem presta e blá-blá-blá... se você existe e presta, acha mesmo que não há ninguém compatível com você? Deixe sua autossuficiência e crenças limitantes de lado e abra-se para uma experiência que você nunca se permitiu: ser a mulher extraordinária para um relacionamento extraordinário em Deus.

Santo Agostinho nos ensina uma verdade essencial para essa caminhada: "Volte para dentro de si mesmo. No homem interior habita a verdade".

Se não nos conhecemos, se não compreendemos nossas necessidades emocionais e espirituais, como poderemos escolher bem? O autoconhecimento é um dos maiores aliados do discernimento. Quando estamos em sintonia com Deus e conosco mesmas, conseguimos perceber com clareza quem nos aproxima ou nos afasta dele.

Não permita que as vozes externas abafem a voz do Espírito Santo dentro de você. O tempo de Deus não é o tempo do mundo, e sua história não será escrita pela comparação ou pelo medo, mas pela graça.

Em vez de se perguntar: "Será que estou demorando demais?", pergunte-se: "Será que estou me preparando para viver o amor que Deus tem para mim?".

Que tal começarmos agora a viver esse processo de preparação?

Não importa se existe alguém à vista ou não, o que importa é que, a partir de hoje, você vai se tornar uma mulher irresistível, apaixonante e preparada para escolher em Deus.

1
COMO É DIFÍCIL ESPERAR: CULTIVANDO O AUTOCONHECIMENTO

Mulheres, sabemos que esperar não é exatamente o nosso forte, né? Mas quem disse que esperar precisa ser um tempo chato, ocioso e triste? Não precisa ser assim! Eu sei que a ansiedade pode bater forte, o relógio parece correr, e muitas vezes ficamos nos perguntando por que o tempo está demorando para nos trazer aquilo que tanto desejamos. Mas e se eu lhe disser que esse tempo de espera pode ser mais do que um simples período de "aguardar"? Pode ser um tempo de *esperançar*.

O *esperançar* pode ser um tempo de preparação, transformação e, principalmente, de uma grande autodescoberta. Mas isso depende de você.

O primeiro passo para reconhecer um amor que vem de Deus é saber quem você é e o que realmente deseja viver. Isso exige um mergulho interior, um processo de autoconhecimento que nos leva a compreender nossos valores, nossas necessidades e até mesmo as áreas que ainda precisam ser curadas.

Muitas mulheres rezam por um homem de Deus, um homem íntegro, fiel e amoroso, mas se esquecem de se perguntar: "Será que estou me tornando a mulher que esse homem também deseja encontrar?".

A verdade é que o que atraímos está diretamente ligado ao que exalamos do nosso interior. Nossas emoções, pensamentos e atitudes são como um reflexo da nossa alma, e, portanto, aquilo que carregamos dentro de nós inevitavelmente impacta no que atraímos do lado de fora. Quando nossas escolhas são feitas a partir de um lugar de carência, insegurança ou medo, tendemos a buscar validação externa, o que nos leva a nos envolver em relacionamentos frágeis, construídos sobre bases instáveis. Esses relacionamentos muitas vezes se tornam um reflexo da nossa luta interna, resultando em padrões repetitivos de insatisfação, desconfiança e falta de harmonia. A carência, por exemplo, nos faz buscar no outro o que sentimos que nos falta, mas ninguém pode preencher o vazio de um coração não curado. Da mesma forma, a insegurança nos leva a ceder a relacionamentos que não nos fazem bem, mas que parecem oferecer um consolo temporário para as nossas dúvidas internas. O medo de ficar sozinha ou de não ser amada nos faz tomar decisões precipitadas, sem considerar aquilo de que realmente precisamos para crescer e ser felizes.

Uma vida desalinhada e desordenada atrai mais desordem. Se o ambiente ao nosso redor está caótico, como podemos esperar que algo de bom se encaixe nesse cenário? Imagine que você está se preparando para receber uma visita especial, mas a casa está bagunçada e sem espaço para acolher com cuidado. A mesma coisa acontece conosco: quando não alinhamos nosso interior, quando não colocamos ordem no que somos e no que sentimos, atraímos relacionamentos, situações e até emoções desordenadas. Olhar para dentro de si mesma é o primeiro passo para o alinhamento, é o caminho para buscar a elegância interior. E, acredite, esse processo de transformação é uma delícia de viver! Você vai se surpreender com a mulher incrível que está dentro de você e que talvez nunca tenha visto com clareza. Isso acontece porque, muitas vezes, nossas carências nos cegam, fazendo-nos buscar no outro algo que já está dentro de nós, enquanto o diamante que somos fica escondido.

Quando não reconhecemos o valor de um diamante, corremos o risco de vendê-lo por um preço muito abaixo do que ele realmente vale, achando que é apenas uma pedra qualquer. Só depois, ao olhar para trás, percebemos o quanto perdemos por não ter valorizado o que realmente tínhamos. A boa notícia é que você, querida, é o diamante que agora está pronto para ser lapidado. E, ao fazer isso, o seu valor só tende a crescer – seu preço sobe porque você reconhece o seu valor e não aceita mais ser tratada como algo comum. Você é cara, rica e única! E, quando digo "rica", não estou falando só de dinheiro, mas também de vida, de alegria, de beleza, de integridade e de brilho. O problema é que, muitas vezes, apagamos nossa própria luz ao longo do caminho, sem saber curtir o tempo de esperar, sem valorizar a jornada que nos prepara para o melhor.

Agora é a hora de despertar para a própria grandeza e de desfrutar dessa viagem enquanto o "avião" não chega. E que tal, nesse processo, começar a explorar o "aeroporto" onde você está? Descubra o quanto ele é agradável, cheio de oportunidades e aprendizagens, antes de chegar ao destino final. Só para lembrá-la, você é o aeroporto, e o avião – o relacionamento que tanto espera – é apenas uma peça que complementa a sua jornada. Você já é completa e, ao se alinhar, vai atrair o que é mais puro, mais forte e mais saudável para o seu caminho.

Por outro lado, quando cultivamos uma identidade enraizada em Deus, um coração curado e valores sólidos, o nosso interior se torna um farol que atrai não apenas o que é bom, mas também o que está alinhado com a vontade de Deus para a nossa vida. Quando entendemos quem somos em Cristo e nos dedicamos ao processo de cura emocional e espiritual, nossas escolhas começam a refletir essa maturidade. Nosso coração, então, se torna um lugar de paz, segurança e sabedoria, capaz de discernir o que é saudável e o que nos eleva. Com uma visão clara de quem somos e do que realmente desejamos, somos capazes de atrair alguém que também caminha nessa mesma direção – alguém que compartilha dos mesmos princípios, que busca crescimento mútuo e que compreende a importância de construir um relacionamento sólido e alinhado com os propósitos divinos. A autenticidade da nossa identidade em Cristo atrai pessoas que compartilham da mesma visão de vida, permitindo-nos construir relações profundas e duradouras, baseadas no respeito, na confiança e no amor verdadeiro.

Quando nos permitimos ser transformadas por Deus, a espera por um amor genuíno se torna um tempo de preparação, no qual a construção de nossa própria identidade fortalece as bases para um relacionamento que será reflexo dessa maturidade interior. E, nesse processo de transformação, começamos a entender que não se trata apenas de esperar, mas de nos preparar para recebermos o que Deus tem para nós. O alinhamento com nossa essência, o autoconhecimento e a cura interna tornam-se ferramentas poderosas para atrair o que está em sintonia com os nossos verdadeiros desejos e com o propósito divino para a nossa vida.

Agora vamos fazer uma prática para começar o passeio.

Uma prática essencial e desafiadora para esse tempo é criar uma lista que eu chamo de "Lista dos valores inegociáveis". Antes que você comece a pensar: "Lá vem a Adrielle com lista!", acalme seu coração. Escrever é uma técnica psicológica maravilhosa! Se você já tem uma lista, "bora" aprimorá-la com a verdade. Não se trata de uma lista qualquer, mas da lista dos *valores negociáveis e inegociáveis*.

Essa lista é um lembrete do que realmente importa para você e do que não pode ser comprometido por pressões externas ou pelo desejo de não estar sozinha. Mas capriche nesta lista, porque, acredite, quando aparecer o "*boy* de Jesus", você vai precisar recorrer a ela. Ela será seu GPS ao se permitir ser escolhida. Entenda bem: não se trata de ter cem por cento de precisão, mas pelo menos de setenta por cento sim. Os valores inegociáveis, que você vai perceber serem menos, são aqueles dos quais você não pode abrir mão de forma alguma. Eles vão determinar o futuro dessa relação e se realmente será um matrimônio duradouro e santo, como você merece, ou mais uma frustração e fracasso no meio do caminho.

"Bora" lá? Vou ajudar com alguns exemplos para guiá-la.

CRIANDO SUA LISTA DE VALORES INEGOCIÁVEIS

Pegue um papel e escreva os valores que você considera essenciais em um relacionamento. Esses valores devem estar alinhados à sua fé, aos seus princípios e ao estilo de vida que deseja construir ao lado de alguém.

Aqui estão alguns exemplos de valores *inegociáveis*:

- *Fé compartilhada* – Quero um homem que busque a Deus e compartilhe da mesma visão espiritual que eu. Um relacionamento que não tem Deus como base corre o risco de ser guiado apenas pelas emoções.
- *Respeito e honra* – Preciso de um relacionamento em que haja respeito mútuo, cuidado e admiração. Um homem que honra suas palavras e ações reflete maturidade e caráter.
- *Compromisso e maturidade emocional* – Não quero alguém imaturo ou indeciso, mas um homem pronto para assumir responsabilidades e construir um futuro ao meu lado.
- *Valores familiares* – Desejo alguém que valorize a família e compreenda a importância do matrimônio como um compromisso diante de Deus.
- *Independência financeira e estabilidade* – Um homem que sabe se sustentar demonstra responsabilidade e capacidade de prover. Isso não significa que ele precise ser rico, mas que tenha condições de cuidar de si e de sua futura família. Ter casa própria e carro não são exigências de luxo, mas mostram que ele se organizou para ter uma base sólida antes de construir uma vida a dois.
- *Vida equilibrada e sem vícios* – Um homem que lida bem com seus hábitos e não é dominado por vícios (como álcool, drogas, pornografia ou jogos) demonstra autocontrole e caráter.

O domínio próprio é um fruto do Espírito Santo (Gl 5,22-23), e é essencial para um relacionamento saudável.

- *Cuidado com a saúde* – Um homem que se preocupa com sua saúde física e emocional demonstra amor-próprio e responsabilidade. Isso não significa que ele precise ser um atleta ou seguir padrões estéticos impostos pelo mundo, mas que valoriza sua longevidade, bem-estar e qualidade de vida. Afinal, um casamento saudável começa com indivíduos saudáveis.

Depois de listar os valores que são essenciais e imutáveis, você fará o mesmo com os valores negociáveis. Esses são os aspectos que, para você, podem ser flexíveis, adaptáveis e abertos a mudança. Por exemplo: cor de cabelo, altura, estilo de trabalho, cidade, *hobbies*, entre outros. Esses detalhes são parte da nossa individualidade, mas não determinam a qualidade ou profundidade de um relacionamento.

Aqui, você está permitindo que o outro seja quem ele é, sem perder de vista os valores fundamentais que não se negociam. Lembre-se: ninguém é perfeito, e os ajustes podem ser feitos ao longo do caminho, desde que as bases essenciais do relacionamento estejam firmes. Isso é parte do processo de alinhamento – ser capaz de acolher as diferenças, mas sem abrir mão do que é realmente importante para a sua felicidade e para o relacionamento saudável.

Mas existe algo aqui muito importante que você precisa entender: ao começar a fazer a sua lista, você vai perceber que vai se deparar com diversas lacunas dentro de si mesma – espaços que talvez estejam abertos, carentes de atenção, cura ou crescimento. Isso pode ser desconfortável, sim, mas quero lhe dizer que *é um presente*!

Essas lacunas são oportunidades de transformação, como se o Senhor estivesse a convidando para um processo de autoconhecimento profundo. Sabe quando você olha para algo e percebe que precisa cuidar um pouquinho mais, ou talvez mudar a forma como tem se relacionado com algo? Então, é justamente isso. Ao preencher essa lista, você se encontra com a própria jornada.

Por exemplo: se você escreveu que deseja um homem espiritualmente maduro, agora é o momento de refletir: "Será que eu também estou cultivando uma vida de oração e maturidade espiritual?". Porque, minha amiga, a atração de um amor genuíno começa com o reflexo da nossa própria maturidade. A mudança começa dentro de você. Se você colocou que quer alguém independente financeiramente, talvez você perceba que ainda precisa desenvolver a própria estabilidade. Isso não significa que você deva ser "perfeita", mas sim que está atenta ao que precisa evoluir em si mesma para atrair o que deseja. Se você deseja um homem que cuida da saúde, será que você também tem essa consciência sobre seu corpo e bem-estar? Porque a verdade é que a saúde, tanto emocional quanto física, é um reflexo de como nos amamos e cuidamos de nós mesmas.

A lista dos seus valores inegociáveis não deve ser apenas um filtro para os outros, mas um espelho para você mesma. Ela a convida a ser honesta e amorosa com o processo de transformação que você está vivendo. Esse processo de autoconhecimento vai lhe permitir não apenas atrair o que é bom para você, mas também se tornar a mulher que está pronta para viver esse amor da forma mais plena possível.

Se deseja um homem forte emocionalmente, comece fortalecendo-se.

Se espera alguém que valorize a fidelidade, examine o próprio comprometimento com seus valores e sua forma de viver os relacionamentos.

Se quer um relacionamento guiado por Deus, pergunte-se se tem permitido que ele guie sua própria vida.

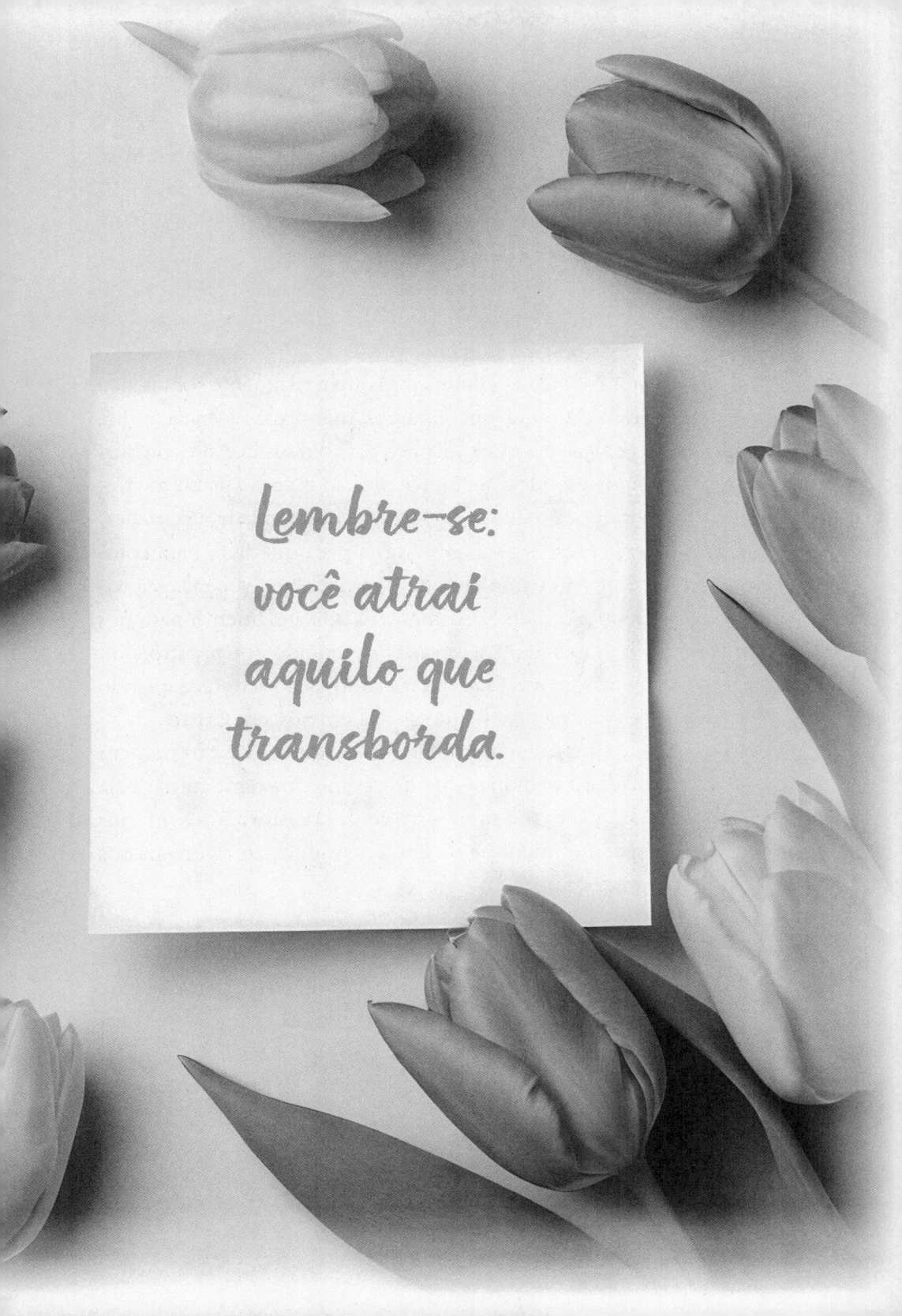

O autoconhecimento não é apenas uma ferramenta para discernir e fazer boas escolhas, mas também um caminho profundo de transformação. Ele é a chave para se tornar a mulher verdadeiramente preparada para viver um amor que vem de Deus.

Santa Teresa Benedita da Cruz (Edith Stein) nos deixou um ensinamento poderoso, ao dizer: "O mundo não precisa do que as mulheres têm, mas do que as mulheres são".

Esta frase nos convida a refletir sobre quem realmente somos, não sobre o que temos ou o que aparentamos, mas nossa essência, o que carregamos no coração e o que exalamos para o mundo. Antes de buscar um relacionamento ideal, a grande questão é: como posso me tornar uma mulher que transborda plenitude, autenticidade e verdade?

O amor certo não chegará como uma peça que falta para completá-la, mas como um complemento à jornada que você já está trilhando com Deus. Quando buscamos um relacionamento para nos preencher, criamos expectativas erradas, esperando que o outro cure as nossas carências. Mas a verdadeira transformação acontece quando começamos a viver a plenitude que já está em nós, em Cristo.

Mais do que simplesmente pedir a Deus que envie um homem de valor, o verdadeiro pedido é: "Senhor, como posso me tornar essa mulher de valor?". E essa é uma jornada de transformação interior que exige comprometimento e dedicação. Aqui estão alguns passos fundamentais para começar:

- *Invista na sua vida espiritual* – Não existe discernimento verdadeiro sem uma conexão profunda com Deus. O coração que escuta a voz do Senhor saberá reconhecer o amor que vem dele. Cultivar sua intimidade com Deus é o primeiro passo para preparar seu coração para algo significativo. A oração diária, a leitura da Palavra e os sacramentos são pilares que fortalecem essa relação. Ao se aproximar de Deus, você se aproxima da melhor versão de si mesma, capaz de viver um amor alinhado aos propósitos divinos.

- *Cuide do seu emocional* – O autoconhecimento é um processo contínuo e necessário. Busque entender suas emoções, suas necessidades e os padrões que podem estar impactando seus relacionamentos. Terapias, direções espirituais e reflexões constantes ajudam você a crescer emocionalmente. Relacionamentos saudáveis começam com pessoas que têm coragem de se olhar no espelho, reconhecendo suas forças e fraquezas e se permitindo curar. Um coração curado atrai o que é bom para ele, e o amor saudável nasce dessa saúde emocional.
- *Desenvolva suas virtudes* – O verdadeiro amor não é uma troca superficial, mas um caminho de doação mútua e crescimento contínuo. Ser uma mulher de virtudes significa cultivar em si mesma o amor, a paciência, a sabedoria, a generosidade e o perdão. Esses são os pilares que sustentam uma relação sólida e verdadeira. Ao exercitar essas virtudes em sua vida diária, você se torna um reflexo da bondade de Deus, atraindo relacionamentos que também compartilham desses valores.
- *Não aceite menos do que você merece* – Quando você se conhece de verdade e tem a consciência do seu valor, não se permite aceitar migalhas. Relacionamentos não devem ser baseados em carência ou medo de estar sozinha, mas em respeito, reciprocidade e propósito. Não se contente com o que não a eleva, não a valoriza e não lhe permite crescer. Você é digna de um amor que reflete o que você tem de melhor em si mesma, e não há espaço para menos do que isso.

Essa jornada de autoconhecimento e amadurecimento é o que realmente prepara o terreno para um amor duradouro e cheio de propósito.

Santa Teresa d'Ávila dizia: "Nada te perturbe, nada te espante. Tudo passa, Deus não muda. A paciência tudo alcança. Quem a Deus tem, nada lhe falta. Só Deus basta".

Enquanto você espera pelo amor certo, aproveite para se preparar, se conhecer e se apaixonar por quem você realmente é. Não se preocupe, você não está atrasada, nem esquecida por Deus. O que está acontecendo é que você está aprendendo a valorizar o momento presente, o "aeroporto" da sua jornada.

Olhe ao seu redor, preste atenção nos detalhes, nas pequenas coisas que estão ao seu alcance. Curta essa fase da sua vida! Cada passo, cada descoberta sobre si mesma, é um presente que vai transformá-la e prepará-la para o amor que está por vir. Não se apresse! Se desafie, cresça e acredite: essa viagem será emocionante, cheia de surpresas e momentos apaixonantes.

Cada parte dessa jornada, mesmo sem ter o destino final imediato, é cheia de significado. A viagem não é só sobre o "chegar", mas também sobre o "ser" e o "aproveitar" cada etapa do caminho. Se apaixone pela mulher incrível que você está se tornando! Acredite, você está no caminho certo.

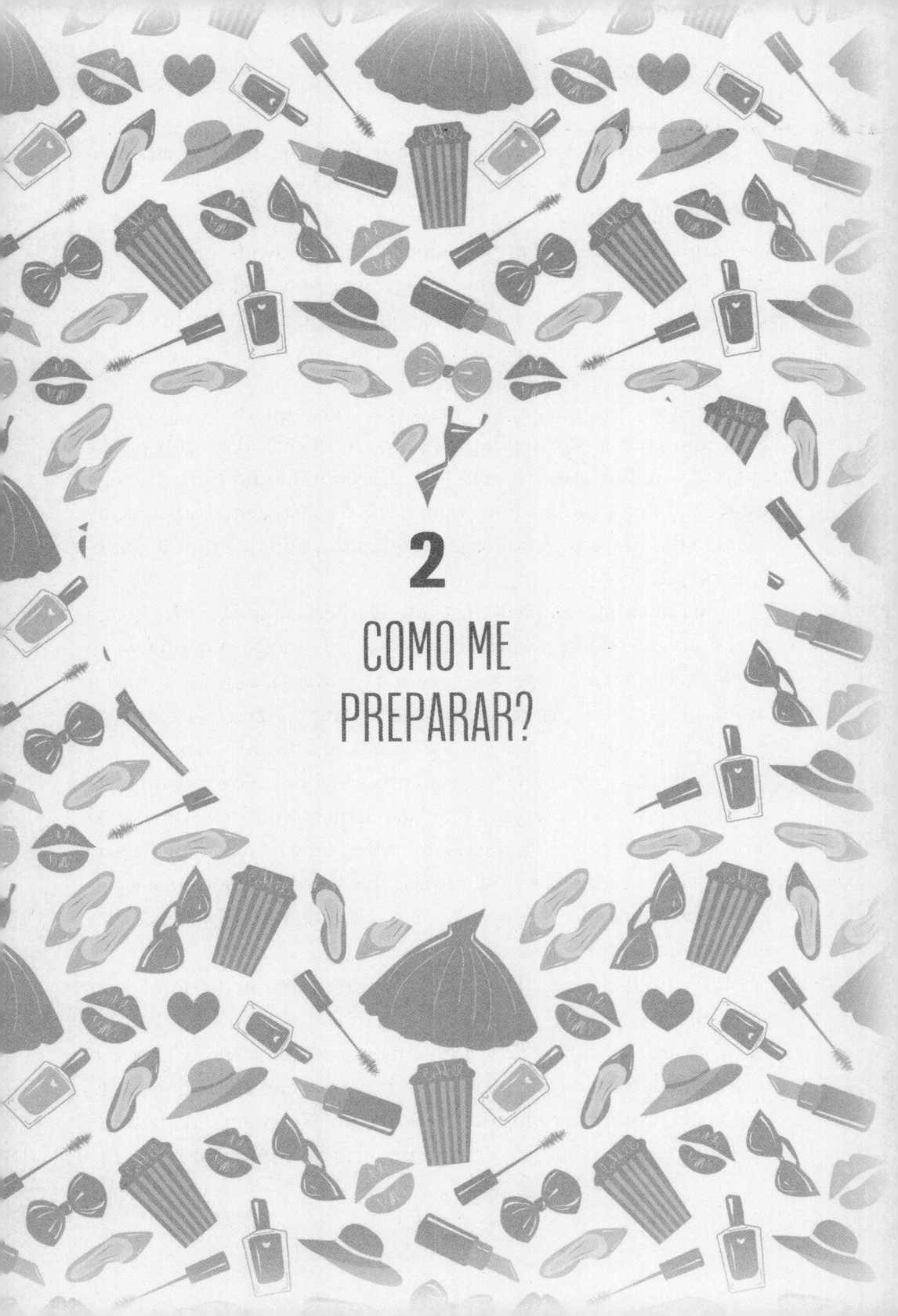

2
COMO ME PREPARAR?

Antes de mergulharmos neste capítulo, quero compartilhar com você a história de Júlia, uma mulher linda, inteligente e cheia de sonhos. Aos 32 anos, ela parecia ter tudo: uma carreira estável, amigos que a admiravam e um coração generoso. Mas, no silêncio das suas noites solitárias, sentia um vazio que nunca conseguia preencher.

Júlia foi minha aluna no Instituto Desperta, e sua história ilustra perfeitamente o que vamos abordar aqui. Durante anos, ela viveu à espera de um amor que desse sentido à sua vida. Queria encontrar um homem que a amasse intensamente, que a fizesse se sentir especial, que trouxesse para sua existência um brilho novo.

No entanto, sem perceber, ela buscava no outro o amor que não conseguia dar a si mesma. Cada relacionamento que teve foi marcado por uma constante entrega sem limites, uma doação desenfreada que a deixava esgotada e, no fim, vazia. Ela acreditava que amar significava suportar tudo, sacrificar-se pelo outro, colocar as necessidades do parceiro sempre à frente das suas.

Por que fazia isso? Porque, no fundo, tinha medo de não ser suficiente.

O medo da solidão a fazia aceitar menos do que merecia. O desejo de ser amada a levava a ignorar sinais de desrespeito e desinteresse. E, o pior, ela justificava tudo com frases como: "Ninguém é perfeito...", "O importante é o amor...", "Eu consigo ajudá-lo a mudar...".

Júlia sempre ouvira na igreja que deveria ser misericordiosa, que o amor verdadeiro é paciente e tudo suporta. Mas, sem perceber, confundiu misericórdia com a anulação de si mesma.

Ela ultrapassava os próprios limites para se encaixar no que os outros esperavam dela, com medo de ir contra a crença que sempre teve: amar sem medidas. Contudo, na ânsia de amar o outro sem limites, esqueceu-se de amar a si mesma.

O tempo passou, e sua alma foi se esvaziando. Cada relação frustrada deixava marcas profundas, não apenas pela dor do fim, mas pela sensação de que ela sempre dava tudo e recebia quase nada em troca.

Até que, depois de mais um relacionamento que terminou em lágrimas, Júlia encontrou o Instituto Desperta. Ela não sabia exatamente o que procurava quando se inscreveu, mas sentia que algo dentro dela precisava mudar. O amor que sempre buscou parecia estar sempre fora de alcance, e no fundo ela se perguntava: "Será que o problema sou eu?".

Nos primeiros meses, Júlia percebeu algo que nunca havia considerado antes: o amor que ela desejava viver não poderia vir de fora enquanto ela mesma não aprendesse a se amar. O que ela chamava de amor na verdade era medo – medo de ficar sozinha, medo de não ser suficiente, medo de não ser digna de algo melhor.

Foi então que ela aprendeu a frase que mudou a minha vida e, graças a Deus, a dela também: "A medida do meu amor por Deus e por mim será a medida do meu transbordo".

Júlia havia feito tudo ao contrário. Tentava transbordar amor quando dentro de si só havia escassez.

Aos poucos, entendeu que amor-próprio não era egoísmo, mas um reflexo do amor que Deus tem por nós. Se Deus a criou com tanto carinho e propósito, por que ela insistia em se entregar a quem não via valor nela? Por que aceitava menos do que merecia?

Foi um processo intenso. Júlia começou a trabalhar sua autoestima, a definir limites saudáveis e a aprender a dizer "não" para tudo o que não era digno da mulher que ela estava se tornando. Criou uma lista de valores inegociáveis, algo que nunca havia feito antes.

Foi nesse processo de transformação que algo incrível aconteceu: Júlia parou de procurar desesperadamente um relacionamento. Ela se apaixonou pela sua jornada, pelo seu crescimento, pelo amor que descobriu dentro de si e em Deus.

E, então, quando menos esperava, *ela o conheceu*.

Gabriel apareceu em sua vida como um presente inesperado. Um homem de Deus, íntegro, que logo demonstrou suas intenções claras. Ele não a fazia duvidar, não a deixava insegura. Desde o início, ficou evidente que ele queria construir algo sólido com ela.

Eles namoraram por um tempo, e tudo fluía com leveza. Gabriel era trabalhador, esforçado, responsável. Durante o relacionamento, foi promovido no trabalho, começou a planejar o futuro deles e até construiu a casa onde iriam morar depois do casamento.

Ao final de um ano, estavam noivos, prontos para começar uma vida juntos. Mas, dessa vez, Júlia sabia que estava entrando nesse relacionamento não por carência, não por medo, não por ilusão. Ela estava escolhendo esse amor porque finalmente sabia o que merecia.

Agora que você conheceu a história de Júlia, eu a convido a uma reflexão profunda: o que realmente a diferencia dela? Talvez a única coisa que a separe de você seja o tempo do *despertar*. O que você ainda não percebeu é que, no fundo, você já sabia de tudo isso. Mas o despertar real vem quando decidimos agir, quando aquilo que sabemos não fica apenas na teoria, mas se transforma em prática. Saber é apenas o primeiro passo, mas agir é o que transforma o conhecimento em sabedoria vivida.

E é justamente essa transformação que a convido a vivenciar agora. Vamos juntas? Vamos transformar tudo o que você sabe em uma nova realidade, repleta de ações que vão ressoar com os seus valores mais profundos.

Já ficou claro, não é? O amor que você deseja viver não começa no outro, mas dentro de você. Antes de buscar um relacionamento saudável com alguém, é essencial que você crie um relacionamento saudável consigo mesma. Muitas vezes, passamos a vida tentando encontrar no outro o que não conseguimos nos dar – a validação, o reconhecimento, a aceitação. Mas a verdade é que ninguém pode preencher um vazio que só Deus e o amor-próprio podem curar.

O seu relacionamento consigo mesma é a fundação que sustentará todos os outros relacionamentos. Se você não se valoriza, como pode esperar que alguém mais veja o seu valor? O amor que você busca precisa começar com o amor que você se dá, e esse é o primeiro passo para construir a vida que você tanto deseja.

Santa Teresinha do Menino Jesus dizia: "O que agrada a Deus em minha alma é que eu ame minha pequenez e minha pobreza; é a esperança cega que tenho em sua misericórdia".

Estas palavras revelam uma verdade poderosa: Deus se agrada de nós quando nos amamos, mesmo nas nossas fragilidades e imperfeições. Ele não deseja que você se perceba apenas nas suas falhas ou naquilo que você ainda não é. Pelo contrário, ele olha para sua alma e se encanta com sua capacidade de se entregar à misericórdia dele, a sua disposição em reconhecê-lo em tudo, inclusive nas suas limitações.

Este capítulo não é apenas um convite – é uma convocação ao reencontro com você mesma. Aí você se pergunta: "Mas como posso me reencontrar, se estou tão perdida dentro de mim mesma?". Eu lhe digo: o primeiro passo é a aceitação. Aceitar sua própria história, suas conquistas, falhas, alegrias e dores, sem medo de se olhar no espelho da verdade e enxergar quem você realmente é: uma mulher valiosa, digna do melhor amor, mas que precisa antes se oferecer esse amor.

Agora, pare um momento e reflita sobre as perguntas a seguir, não apenas de forma teórica, mas como um chamado para ação:

- Se você deseja um homem que cuide de você, pergunte-se: *"Eu tenho cuidado de mim?"*. Como você espera ser cuidada por outro se não cuida de si mesma com o carinho que merece? Não estamos falando apenas de cuidados externos, mas de um cuidado profundo, que começa no seu interior, na sua saúde mental, emocional e espiritual.
- Se você quer um parceiro que a valorize, questione-se: *"Eu tenho me tratado como alguém de grande valor?"*. Quando você se trata com o respeito e a valorização que merece, cria o espaço para que os outros a respeitem da mesma forma. Se você não reconhece o seu próprio valor, como pode esperar que outros o vejam?
- Se deseja um amor saudável, pense: *"Meu amor-próprio está saudável?"*. O amor-próprio não é egoísmo, mas o reconhecimento de que você é digna de amor, cuidado e respeito. Sem isso, qualquer relacionamento será baseado em expectativas irrealistas ou carências, e não em um amor verdadeiro, que nasce da aceitação plena de quem você é.

Agora, chegou o momento de refletir sobre ações concretas que transformarão essa realidade. Não é apenas sobre saber do que você precisa, mas colocar em prática. A seguir, exploraremos práticas diárias que vão ajudá-la a cultivar a autoestima, a autoconfiança e, acima de tudo, a sua dignidade feminina. Essas práticas não são apenas para "preparar você para o outro", mas para que seja, cada dia mais, a mulher que já tem tudo do que precisa dentro de si; uma mulher que vive a plenitude do amor de Deus, que é a fonte de todo o bem que você deseja viver.

O REFLEXO NO ESPELHO: OLHE-SE COM AMOR

Muitas mulheres passam a vida olhando-se no espelho e enxergando apenas defeitos. Mas como você espera que alguém a admire se você mesma não se admira?

Exercício prático

Todas as manhãs, antes de começar o dia, abra a Palavra de Deus e medite em um versículo. Quanto mais perto de Jesus você estiver, mais cheia será do Espírito Santo; e, se deseja um homem de Deus, precisa exalar Deus em sua vivência.

Depois, vá até o espelho e se olhe com carinho. Em vez de se criticar, elogie algo em você. Pode ser seu sorriso, sua resiliência ou sua capacidade de recomeçar. A maneira como você se enxerga reflete a forma como permitirá que os outros a enxerguem.

VISTA-SE COM CARINHO

O modo como você se veste comunica muito sobre como se sente e se valoriza. Não se trata de luxo ou de seguir tendências passageiras, mas de honrar a mulher que você é.

Exercício prático

Escolha roupas que expressem sua feminilidade, elegância e autenticidade. Vista-se de forma que respeite sua essência e sua dignidade. Pergunte-se: "Essa roupa reflete a mulher que quero me tornar?".

CUIDE DA SUA BELEZA NATURAL

Cuidar da aparência não é futilidade, mas um gesto de amor-próprio. Você é templo do Espírito Santo, e valorizar-se é também um ato de gratidão pelo corpo e pela vida que Deus lhe deu.

Exercício prático

Crie pequenos rituais de autocuidado, como cuidar da pele, hidratar os cabelos, usar um perfume suave. Pequenos detalhes fazem diferença na forma como você se sente e se apresenta ao mundo.

Agora, *vamos nos aprofundar...*

Imagine que você esteja em um hortifrúti. Ao escolher uma maçã, você pega a primeira que vê, sem se importar se está machucada ou sem brilho, ou prefere aquela mais vistosa, bem cuidada e saudável?

Nossas escolhas são naturalmente guiadas pelo desejo do melhor. Então, se você deseja um homem de Deus, um parceiro de vida que a ame e a valorize, por que aceitaria menos do que aquilo que realmente merece?

O que nos atrai em alguém não é apenas o espiritual. A embalagem também importa. Não porque a aparência seja o mais importante, mas porque o cuidado com si mesma reflete o amor-próprio. Você precisa se enxergar como uma mulher linda e, realmente, ser essa mulher – não dentro dos padrões impostos pelo mundo, mas dentro da sua autenticidade.

Quando você se cuida, transborda esse cuidado. E o homem certo, ao entrar na sua vida, perceberá que está diante de uma mulher preciosa, que merece ser tratada com respeito e admiração.

PRÁTICAS BÁSICAS DE UMA MULHER DE VALOR

Higiene e elegância: o cuidado como expressão de respeito

Mulher, o modo como você se cuida não é apenas sobre aparência, mas sobre respeito. Respeito por você mesma, pela história e pelo propósito de Deus para a sua vida.

Você já parou para refletir sobre isso? Como se vê? E como se permite ser vista pelas pessoas ao seu redor? A forma como cuida de si mesma envia uma mensagem poderosa para as pessoas sobre o quanto você se valoriza. Cuidar-se é um ato de amor-próprio e um reflexo do que você merece. Você está dizendo para Deus e para as pessoas ao seu redor: "Eu sou importante, eu sou digna de ser bem tratada".

- *Mantenha uma rotina de higiene pessoal impecável* – Cada banho é uma oportunidade de renovação. Não se apresse, aproveite o momento. O banho não é apenas para limpar o corpo, mas também para restaurar sua alma. A água que cai sobre sua pele não é só uma purificação física, mas espiritual também. Quando você se permite esse tempo de cuidado, está dizendo para si mesma que é digna de momentos de descanso e de atenção.
- *Sorriso e hálito sempre frescos* – O sorriso é uma das suas maiores belezas, e ele irradia luz. Cuide dele com carinho. Seu sorriso não é apenas para os outros, é para você! Você merece se olhar no espelho e se encantar com a própria alegria, porque ela vem de dentro. Um sorriso fresco é um reflexo de uma alma fresca.
- *Postura e gestos delicados* – O modo como você se movimenta e se expressa fala muito sobre quem é. Desenvolver leveza nos

gestos e suavidade na comunicação não é apenas sobre aparência, mas sobre transmitir o respeito que tem por si mesma e pelos outros.

Pare e pense: quanto tempo faz que você não curte seu banho? E, no entanto, até mesmo no banho, você se sente pressionada pelo que precisa ser feito lá fora. Mas o que está acontecendo com o seu tempo de pausa? O seu tempo de conexão consigo mesma? Deus lhe oferece um momento precioso a cada dia. Não deixe passar em branco! O banho é um espaço divino de renovação. Sinta a água tocando sua pele e imagine-se sendo limpa, não só física, mas espiritualmente. Esse momento é um verdadeiro ato de cura.

Respire mais devagar, permita-se ser renovada, não apenas no corpo, mas na alma. Cada gota de água é um abraço de Deus que a purifica, a acalma e a prepara para o que está por vir. Honre esse momento. Sinta-se digna de tempo para se renovar, para reabastecer sua energia e para reafirmar seu valor.

Saúde e bem-estar: seu corpo é um presente de Deus

Você quer um homem que cuide da saúde, mas será que você está cuidando da sua?

O corpo é um presente divino. Ele é sua casa e sua ferramenta para cumprir os propósitos que Deus preparou-lhe. O que você está fazendo para honrá-lo e mantê-lo forte e saudável?

- *Alimente-se com sabedoria* – Não se trata de seguir dietas da moda, mas de se nutrir com alimentos que respeitam seu corpo e lhe dão energia para a jornada diária. Quando você cuida da sua alimentação, honra seu corpo e dá a ele a força necessária para realizar o que Deus planejou para você.

- 🌱 *Mexa-se!* – O corpo precisa de movimento, de vitalidade. Seja uma caminhada ao ar livre, uma dança no seu quarto ou a prática regular de atividades físicas. A verdade é que ninguém pode cuidar de você se não cuidar de si mesma. Se deseja um relacionamento duradouro, saudável e vibrante, deve começar por manter o próprio corpo saudável.
- 🌱 *Durma bem* – O descanso adequado é vital. Não negligencie o seu sono. Um corpo cansado, uma mente cansada, refletem-se nas suas emoções e nos seus relacionamentos. Quando você cuida do seu corpo, está criando a base para ser uma mulher inteira. O descanso adequado é uma forma de honrar a vida que Deus lhe deu.

Você já pensou: "Fazer academia para quê? Sou solteira, não há ninguém para me ver".

Mas, querida, você é linda por você, para você e com você! A saúde é o seu bem mais precioso. Quer entregar-se para alguém e, ao mesmo tempo, entregar um corpo debilitado? Corpo, alma e espírito são os pilares para um relacionamento duradouro. Quer um relacionamento duradouro, mas como terá isso se *você* não vai durar? Levante-se, saia do sofá, faça algo por você! Ame-se e cuide-se, porque só assim estará pronta para ser amada por alguém de verdade.

Finanças: a liberdade de se sustentar

Uma mulher emocionalmente madura é também financeiramente consciente. A liberdade financeira lhe dá segurança e independência, e é um reflexo de como vê o próprio valor. O amor não deve ser uma necessidade financeira, mas uma escolha. Você merece ser amada por quem é, e não por aquilo de que precisa ou que tem.

- *Tenha um planejamento financeiro* – Não viva de forma improvisada. Organize-se e saiba para onde está indo o seu dinheiro. O que você faz com seus recursos reflete suas prioridades. E um detalhe: não gaste mais do que tem; excesso de coisas é falta interior.
- *Evite depender financeiramente de outras pessoas* – Tenha sua independência financeira. Isso não é apenas sobre dinheiro, mas sobre segurança emocional e autoestima. Quando é capaz de cuidar de si mesma financeiramente, você se torna uma mulher mais segura, forte e preparada para relacionamentos saudáveis.
- *Poupe para o futuro* – Pequenas economias de hoje são investimentos no seu amanhã. A liberdade que você busca também vem de uma consciência financeira.

O poder das palavras e o comportamento feminino

Mulher, suas palavras têm um poder transformador. Elas têm o poder de construir ou destruir, de curar ou machucar. Cada palavra que sai da sua boca é uma semente plantada no solo da sua vida e dos seus relacionamentos. Portanto, é essencial que você seja cuidadosa e consciente do que fala, pois suas palavras criam a realidade ao seu redor.

A maneira como você fala consigo mesma, com os outros e até com Deus reflete o seu entendimento sobre o seu valor e sobre o valor das pessoas ao seu redor. Suas palavras revelam o que você acredita, o que sente e, mais importante, o que deseja manifestar em sua vida.

- *Seja gentil* – A gentileza é uma força silenciosa que tem o poder de transformar ambientes. Não é uma fraqueza, mas uma expressão profunda do seu caráter. Ser gentil não significa ser fraca ou submissa; significa ser forte o suficiente para escolher o amor em vez do julgamento. A gentileza não apenas suaviza as relações, mas também atrai para perto de você pessoas que compartilham da sua essência. Quando você é gentil, irradia algo que é muito mais profundo que a aparência: transmite o poder de ser verdadeira, de acolher e de criar um espaço seguro ao seu redor.

Cada gesto de gentileza, cada palavra de carinho, é uma semeadura de respeito e amor que retorna para você multiplicada. É a força da delicadeza que encanta, que cativa e que cria laços autênticos e duradouros.

- *Fale menos de si, nada dos outros e muito de Deus* – Evite se perder em falatórios sobre você mesma ou sobre os outros. Quanto mais foca em críticas, julgamentos ou falácias, mais sua energia se dissipa. Falar de si mesma constantemente, buscando validação, pode se tornar uma armadilha emocional que impede o seu crescimento verdadeiro. Por outro lado, quando você se dedica a falar de Deus, começa a alinhar sua vida com os propósitos dele. Falar de Deus é falar da bondade, da sua sabedoria e da presença dele, que são o alicerce de toda verdade.

Além disso, evite falar mal de outras pessoas. As palavras que você fala sobre os outros são um reflexo do que você acredita sobre si mesma e do quanto respeita o próximo. Ao invés de alimentar fofocas ou críticas destrutivas, procure focar em edificar as pessoas ao seu redor. A verdadeira força de uma mulher está em levantar o outro, não em derrubá-lo. Ao escolher palavras que curam e que edificam, você cria um ambiente de crescimento, no qual todos podem florescer.

- *Cultive uma comunicação refinada* – A comunicação é um dos maiores presentes que você pode oferecer a si mesma e aos outros. As palavras podem gerar paz ou divisão, podem curar ou ferir. É fundamental aprender a se expressar com sabedoria e clareza, sem cair na armadilha das queixas constantes. Quando você se dedica a falar com intenção, transforma cada conversa em uma oportunidade de crescimento.

Evite reclamações que drenam a sua energia e que não contribuem para a solução dos problemas. Em vez disso, pergunte a si mesma: "Como posso expressar isso de forma construtiva?". Sua comunicação deve ser uma ferramenta de construção de relacionamentos saudáveis, de confiança e de respeito. Escolher as palavras certas é uma prática diária de autocontrole e maturidade.

Palavras refinadas são uma forma de sabedoria. Elas refletem o entendimento profundo da sua identidade, da sua missão e do seu papel na vida das pessoas ao seu redor. Quando você fala com sabedoria, sua comunicação se torna um meio de edificação, não apenas para si, mas para todos que a cercam.

Mulher, lembre-se: as palavras são o reflexo do seu coração. O que você fala sobre si mesma e sobre os outros diz muito sobre sua própria percepção da vida, da sua própria jornada e da forma como se relaciona com as pessoas. Ao cultivar palavras cheias de amor, gentileza, respeito e sabedoria, você não apenas transforma a sua vida, mas também cria um ambiente de cura, paz e amor ao seu redor.

Espiritualidade e a verdadeira fonte de confiança

Mulher, a confiança que você busca no mundo deve começar em Deus. Nada constrói uma mulher verdadeiramente confiante como uma vida espiritual sólida. Quando você coloca sua identidade e segurança em Deus, nenhuma insegurança externa pode abalá-la. A verdadeira confiança vem de saber quem você é em Cristo e de entender que ele a criou com um propósito único e inabalável.

A confiança que você procura em outros ou nas circunstâncias precisa ser alicerçada na confiança plena em Deus. Ele é a fonte da sua força, da sua autoestima e do seu valor. Quando você se aproxima de Deus e permite que ele a preencha, torna-se imbatível. É no relacionamento com Deus que você descobre quem é realmente.

- *Se aproxime de Deus* – A oração é a chave para uma conexão profunda com Deus. Não importa o quão ocupada ou desafiadora seja a sua vida, é na oração que você encontra descanso e direção. Quando você reza, abre seu coração para Deus, permitindo que ele guie seus passos e fortaleça sua confiança. O relacionamento com ele é a base de uma verdadeira autoestima. Quando você sabe quem é para Deus – amada, escolhida, preciosa –, não precisa buscar validação em mais nada nem ninguém. Sua segurança não depende das circunstâncias externas, mas da certeza de que você é filha do Criador do universo.
Não há insegurança que resista a uma mulher que está firmada na rocha que é Cristo. Ele a fortalece, a ampara e a capacita para enfrentar qualquer desafio. Ao rezar, você constrói uma fundação sólida de confiança, sabendo que Deus está com você em cada passo da sua jornada.
- *Alimente-se da Palavra* – A Bíblia não é apenas um livro de histórias antigas; é a fonte de sabedoria, verdade e vida. Cada versículo é um tesouro que alimenta sua alma e fortalece sua fé. Quando você medita sobre as Escrituras, reconecta-se com a sua verdadeira identidade em Cristo. Não importa o que o mundo diga sobre você, o que importa é o que Deus diz.

A Palavra de Deus é clara: você é preciosa, escolhida, amada e dotada de poder. Quando você entende o seu valor em Deus, não há nada que possa abalá-la. A verdadeira confiança vem de saber que o Deus do universo a conhece profundamente, a criou com um propósito único e a equipou com tudo do que precisa para cumprir esse propósito.

Ao se alimentar da Palavra, você encontra sabedoria para lidar com os desafios da vida, discernimento para tomar decisões e força para continuar, mesmo quando as coisas parecem difíceis. A Bíblia é a sua bússola, o guia que ilumina seu caminho e a faz imbatível diante das tempestades da vida.

"Somente confiamos num amigo íntimo; somente apostamos a vida em quem amamos de fato!" (Dom Henrique Soares).

- *Seja uma mulher que inspire fé* – Sua vida é uma testemunha da fidelidade de Deus. Quando você vive uma vida espiritual sólida, inspira outros a também buscarem a Deus. A sua luz brilha tão forte que atrai aqueles que da mesma forma desejam experimentar o amor e a paz que vêm de Deus. Você não precisa forçar ninguém a crer, porque a sua própria vida será um reflexo do poder transformador de Deus.

Ao viver de acordo com a Palavra de Deus, você se torna uma mulher de valor, que inspira fé, esperança e confiança em todos que a cercam. Sua fé se torna uma fonte de inspiração para aqueles ao seu redor, pois você é um exemplo vivo de como confiar em Deus e de como viver com ele no centro de sua vida.

Quando você constrói uma vida espiritual sólida, torna-se uma mulher não apenas confiante, mas também confiante no propósito de Deus para a sua vida. Sua confiança não está em si mesma, mas na força divina que a capacita a viver a vida abundante que ele lhe tem preparado.

Ame-se para amar bem

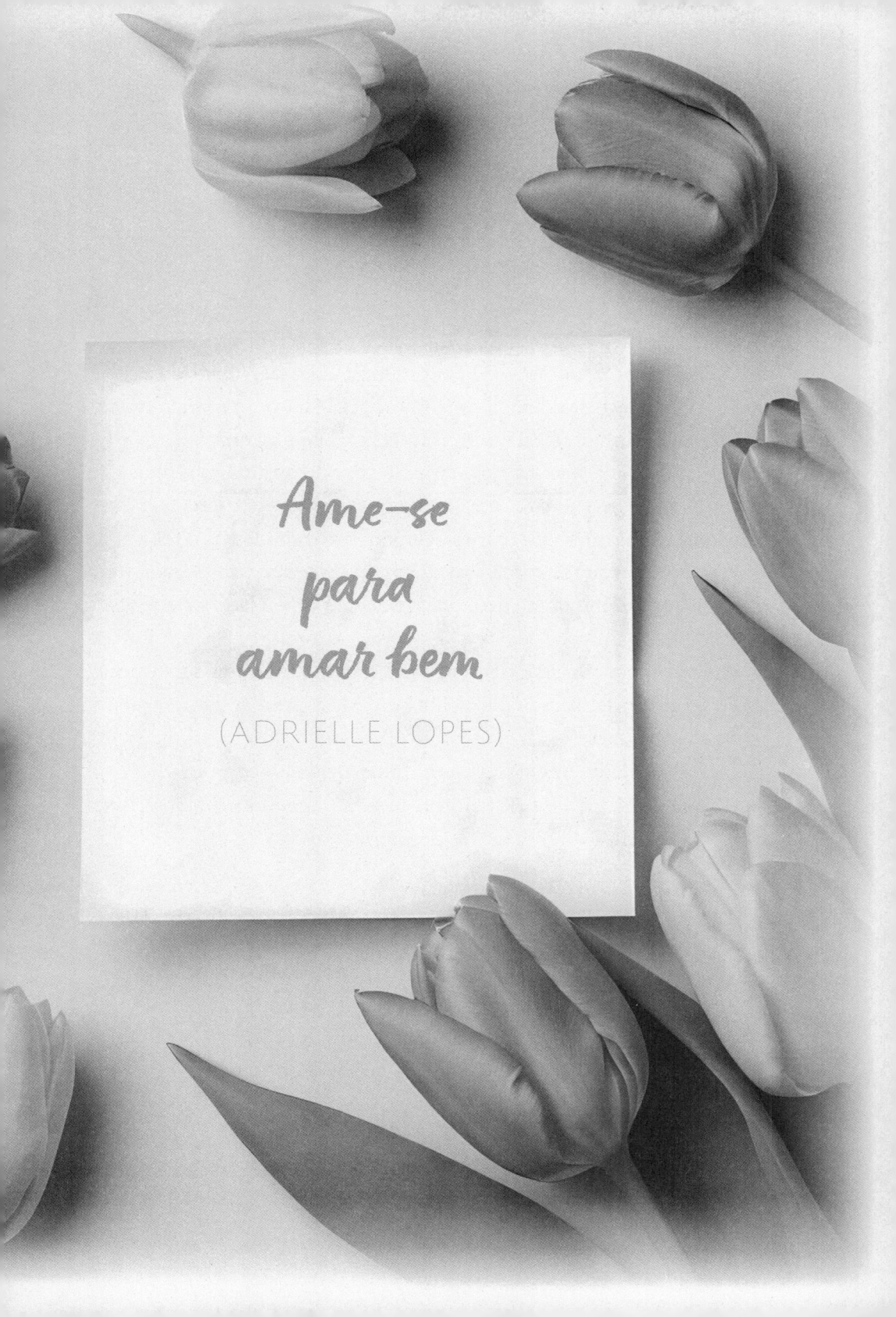

(ADRIELLE LOPES)

Mulher, o alicerce da verdadeira confiança está em Deus. Quando você busca nele sua identidade e segurança, torna-se imbatível. Não há ninguém que possa a abalar, porque você é sustentada por Aquele que é a Rocha eterna. Confiança não é sobre o que você pode fazer, mas sobre quem você é em Cristo. Quando você entende isso, sua vida se torna um testemunho de fé, força e beleza, refletindo a verdade de que é uma filha amada de Deus.

O homem certo não virá para completá-la, mas para somar ao que você já construiu dentro de si mesma. Ele não vem para salvá-la, mas para caminhar ao seu lado, com respeito e parceria.

Quando você se trata com amor, o mundo a trata com mais carinho. Se você se valoriza, não aceita menos do que merece. E esse é o primeiro passo para viver relacionamentos saudáveis e felizes.

E, quando você se torna a mulher certa, consegue perceber com mais clareza quem realmente é digno de estar ao seu lado. O que você emana volta para você.

Como dizia São João Paulo II: "As pessoas maduras sabem que amar significa dar-se, sair de si mesmo. Mas, para se dar, é preciso primeiro possuir-se".

A maturidade emocional vem de dentro, e você precisa se conhecer, se valorizar e se respeitar primeiro. Esse é o primeiro passo para viver o amor que Deus lhe preparou.

A JORNADA NÃO ACABOU, MAS ESTÁ APENAS COMEÇANDO!

3

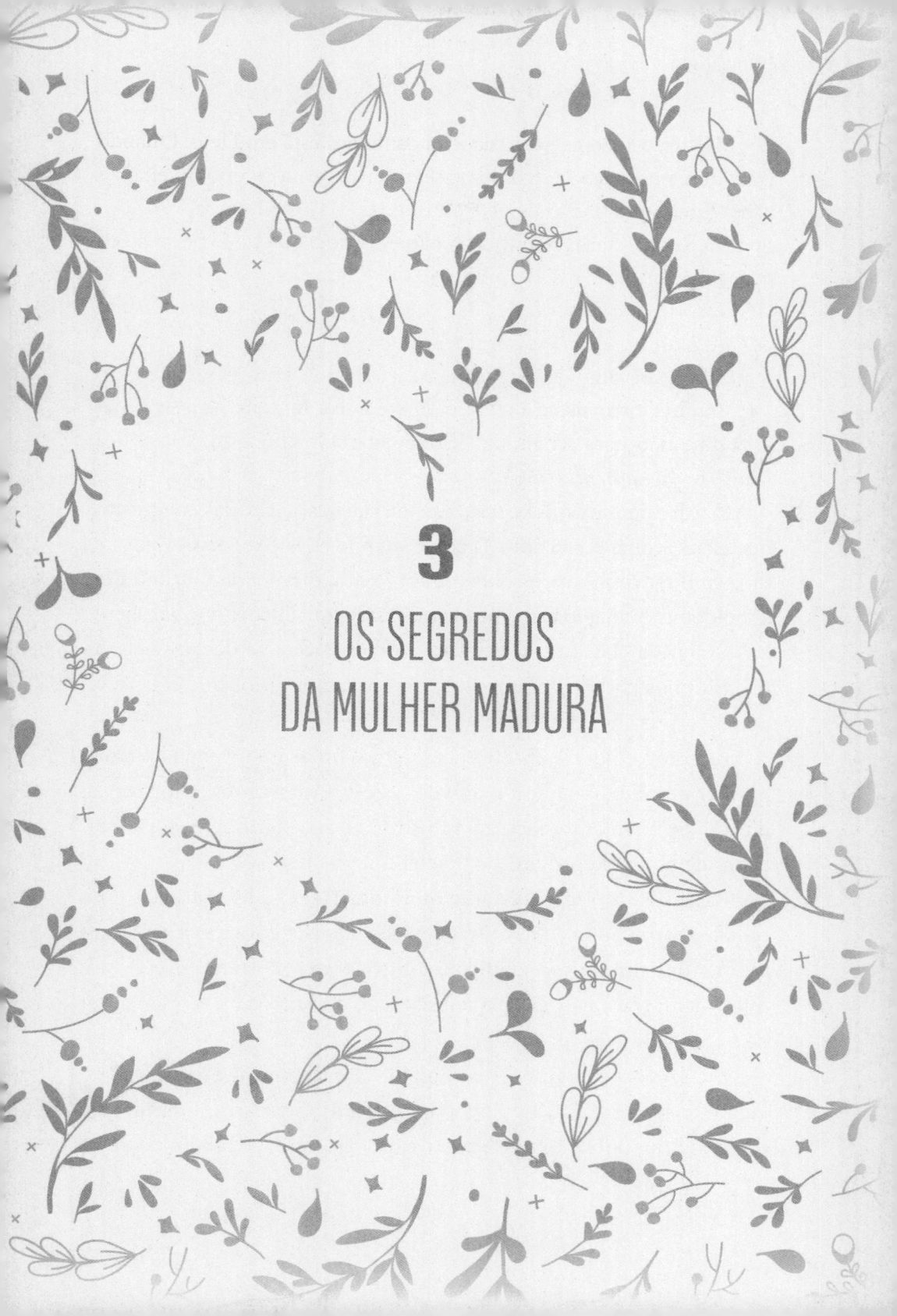

OS SEGREDOS DA MULHER MADURA

"A mulher é a mais bela criação de Deus. Ela foi feita para ser amada e não para ser usada" (São João Paulo II, Carta Apostólica *Mulieris Dignitatem*, 1988).

O valor de uma mulher não está na sua aparência, nas conquistas que ela acumula ou na aprovação do mundo ao seu redor. O valor de uma mulher reside na essência única com a qual Deus a criou. Ele a moldou com dignidade, sabedoria e graça – qualidades que vão além das circunstâncias, das expectativas humanas. Sua verdadeira beleza não está nos padrões passageiros, mas na luz interior que reflete o amor e a presença de Deus.

Em Provérbios 31,25-26, encontramos uma visão maravilhosa da mulher que Deus sonhou para você: "Seus ornamentos: a força e a dignidade; sorridente, encara o futuro. Com sabedoria abre sua boca; lições de bondade profere sua língua".

Isso não é um ideal distante ou impossível de alcançar, mas um reflexo do que já habita em seu coração. Deus a criou para ser uma mulher que inspira, que edifica os outros com seu exemplo, que caminha com graça e propósito, enfrentando o mundo com a confiança de quem sabe o próprio valor.

Eu sei, porém, que a caminhada nem sempre é simples. A vida é cheia de desafios, distrações e, muitas vezes, momentos de dúvida que podem tentar apagar essa luz interior. Talvez você já tenha se questionado: "Será que sou realmente digna de um amor verdadeiro? Será que posso ser admirada, respeitada e escolhida pelo homem certo? Afinal, já errei tantas vezes". Esses pensamentos são naturais, e todos nós já os sentimos em algum momento.

Mas quero que saiba: a sua dignidade e o seu valor não dependem da visão do outro, mas do olhar de Deus sobre você. O amor verdadeiro começa dentro de você, na confiança em quem é e no que foi chamada a ser. E, quando você se reconhece nessa verdade, o amor que você merece começa a se desenhar diante de você, de maneira linda e cheia de propósito.

Seja qual for sua história até aqui, há algo que você precisa lembrar: Deus nunca se esquece do plano que tem para sua vida. Ele a chama para viver com intencionalidade, sabendo que cada passo dado na direção dele transforma não apenas sua própria caminhada, mas também a de todos ao seu redor.

E é por isso que hoje quero compartilhar sete segredos que podem alinhar sua vida ao plano perfeito de Deus. Sete princípios que farão de você uma mulher verdadeiramente *madura* – assim como a mulher virtuosa de Provérbios 31.

Esses princípios não são apenas ideias bonitas ou ensinamentos teóricos, mas ferramentas práticas e transformadoras que vão fortalecer sua fé, renovar sua esperança e trazer clareza ao seu propósito. São passos que você pode dar hoje, aqui e agora, para abrir espaço para a mudança profunda que Deus deseja realizar em sua vida.

Dentro de você já existe tudo o que é necessário para viver de forma plena e significativa. Agora é o momento de redescobrir essa verdade e permitir que esses princípios toquem cada aspecto da sua vida.

Este é o começo de uma transformação profunda. Você está pronta para dar esse passo?

CRESÇA E FLORESÇA: O CHAMADO DE DEUS PARA SUA VIDA

Minha querida, você foi criada para crescer, florescer e se tornar a mulher extraordinária que Deus sonhou. Esse crescimento não é apenas uma escolha, mas um chamado divino.

Em 2 Pedro 3,18, encontramos uma verdade essencial: "Crescei na graça e no conhecimento de nosso Senhor e Salvador, Jesus Cristo".

Crescer na graça significa permitir que Deus molde seu coração, sua mente e suas atitudes todos os dias. É abrir espaço para ele em sua vida, deixando que a luz dele ilumine cada parte do seu ser. No entanto, crescer exige intencionalidade e compromisso.

A base desse crescimento está na conexão profunda e constante com Deus. Isso significa buscar tempos de oração, estudo da Palavra e reflexão diária. Esses momentos não são apenas um costume religioso, mas também um combustível para a alma, renovando suas forças e dando clareza à sua jornada.

A psicologia nos ensina que o crescimento pessoal está diretamente ligado à renovação da mente. A neurociência comprova que nosso cérebro é plástico, ou seja, capaz de se transformar conforme os estímulos que recebe. Romanos 12,2 já nos dizia isso havia séculos: "Não vos conformeis com este mundo, mas transformai-vos pela renovação da vossa mente, para chegardes a conhecer qual seja a vontade de Deus, a saber, o que é bom, agradável e perfeito".

Você já tentou atravessar um dia difícil sem buscar a Deus? É como navegar sem rumo, perdida em meio à tempestade. O esgotamento emocional e a ansiedade surgem quando tentamos controlar tudo sem antes nos rendermos ao Senhor. Mas quando colocamos Deus no centro, ele guia cada passo, mesmo quando o caminho parece incerto.

E lembre-se: você não precisa caminhar sozinha. Deus nos dá pessoas para nos fortalecer, desafiar e edificar. A Bíblia nos ensina que ninguém cresce isoladamente, pois "o ferro se afia com ferro: o homem afia-se com os modos do próximo" (Pr 27,17).

Por isso, esteja rodeada de mulheres que compartilhem o mesmo propósito que o seu. Quero convidá-la para participar da imersão de cura interior *Desperta – Mulheres extraordinárias*, que nossa comunidade realiza a cada três meses. Sempre estou divulgando as datas em minhas redes sociais. Esse é um encontro transformador de cura das raízes, em que você encontrará amizades verdadeiras que edificam e fortalecem sua caminhada.

Além disso, procure uma célula "Mulheres à mesa" próximo à sua cidade. Se não encontrar, entre em contato conosco! Ficaremos felizes em ajudá-la a criar uma célula aí mesmo, na sua cidade.

Também a convido a se tornar aluna no nosso Instituto Desperta, onde você terá a oportunidade de conhecer mulheres de todo o Brasil e de se conectar com aquelas que estão passando pelo mesmo processo de transformação que o seu. E, de forma alguma, você não pode perder as *lives* de *Desperta – Mulheres extraordinárias*, que faço todas as terças-feiras, às 20h30, no YouTube, Instagram e TikTok. Se alinhe com mulheres de Deus, pois você não deve caminhar sozinha. Deus nos dá pessoas para nos fortalecer, desafiar e edificar.

Por isso, busque estar cercada de mulheres que compartilhem de sua fé e valores. A ciência do comportamento humano confirma que somos profundamente influenciadas pelo ambiente e pelas companhias. Se você anda com mulheres de fé, determinadas e resilientes, sua mente será moldada por esses exemplos. Contudo, se você se rodeia de pessimismo, desânimo e incredulidade, isso refletirá em sua forma de pensar e agir.

Crescer dói. Nem sempre o processo de evolução será confortável. Talvez você esteja passando por um momento difícil agora, mas veja: cada desafio que enfrenta é um campo de treinamento para a mulher que Deus está formando em você.

Não tenha medo do crescimento. Jesus nos ensinou que aquele que permanece nele dá muitos frutos (Jo 15,5). Você não foi criada para se estagnar, mas para se tornar uma mulher irresistível para Deus, cheia de graça, sabedoria e luz.

RESPEITE-SE E DESCUBRA SEU VERDADEIRO VALOR

"A maior tragédia de uma pessoa é viver sem nunca ter se encontrado consigo mesma, sem nunca ter descoberto quem realmente é diante de Deus" (Dom Henrique Soares).

Você já parou para refletir sobre o quanto é preciosa aos olhos de Deus? Ele a criou com tanto amor, com um propósito único e incomparável. No Salmo 139, encontramos uma das declarações mais poderosas sobre nossa identidade: "Foste tu que plasmaste as minhas vísceras e no seio materno me teceste. Por tão grande prodígio vos dou graças" (Sl, 13-14).

Isso significa que você não precisa buscar seu valor no olhar dos outros, na validação do mundo ou em conquistas externas. Sua identidade não está em suas falhas nem nas suas inseguranças. Ela está em Cristo.

Muitas mulheres, por influência da cultura atual, acabam colocando sua identidade na estética, na aprovação dos outros ou no *status*. Mas a verdadeira segurança vem do entendimento de que você já é valiosa antes mesmo de fazer qualquer coisa.

A psicologia positiva confirma que uma autoestima saudável não está baseada na comparação, mas na aceitação da própria essência. Carl Rogers, um dos grandes nomes da psicologia humanista, dizia que, "quando uma pessoa se aceita exatamente como é, pode começar a mudar".

Mas o que significa, na prática, *valorizar o respeito próprio*?

- Significa reconhecer que Deus a criou com beleza, força e propósito.
- Significa cuidar de si mesma – do seu corpo, da sua mente e do seu espírito – porque tudo o que você é foi confiado por Deus.
- Significa estabelecer limites saudáveis, protegendo sua paz e seu coração.

Quantas vezes as mulheres se veem presas a padrões que as esgotam? A relacionamentos que não as valorizam? Mas Deus não a chamou para viver submissa ao desrespeito ou à dor. Ele a chamou para andar com dignidade, confiança e plenitude.

Jesus, ao longo de seu ministério, valorizou as mulheres de uma maneira revolucionária para sua época. Ele as resgatou da vergonha, da opressão e do descaso social, mostrando que seu valor não estava em sua aparência ou *status*, mas no seu coração e no seu propósito.

Lembre-se da mulher samaritana: Jesus a enxergou além de seu passado e lhe ofereceu uma nova identidade (Jo 4,7-30). O que Deus fez naquela época, ele faz ainda hoje. Ele quer que você se veja com os olhos dele – uma filha amada, preciosa, chamada para algo maior.

E lembre-se: cuidar de si mesma não é egoísmo, é sabedoria. Você não pode dar o melhor de si ao mundo se estiver esgotada, sobrecarregada ou se esquecendo de quem realmente é.

A ciência comprova que pessoas que possuem um senso forte de valor próprio são mais resilientes e menos propensas a cair em relacionamentos abusivos ou ciclos destrutivos.

O amor-próprio que Deus ensina não é vaidade, mas um reflexo do amor dele por você. Quando você se respeita, convida os outros a fazerem o mesmo. Estabelecer limites saudáveis é uma forma poderosa de ensinar ao mundo como merece ser tratada.

Você não precisa se moldar para agradar ninguém. Seu valor já foi determinado por Deus desde o ventre da sua mãe. E, quando você confia nessa verdade, sua vida se torna plena e cheia de propósito.

Quando você aprende a se respeitar, posiciona-se para viver com plenitude, alegria e segurança. Porque *você foi criada para brilhar.*

DOMINE A SABEDORIA EMOCIONAL

Uma das maiores marcas de uma mulher de Deus é a sabedoria emocional. Em Tiago 1,19, somos instruídas a ser rápidas para ouvir, lentas para falar e para irar-se. Essa passagem nos desafia a cultivar o autocontrole e a paciência – qualidades essenciais para desenvolver a verdadeira maturidade emocional.

As emoções, por si mesmas, não são boas nem ruins. Elas fazem parte da nossa humanidade. No entanto, a forma como as gerenciamos determina se seremos guiadas por elas de maneira saudável ou se nos deixaremos levar por impulsos que podem resultar em decisões precipitadas e destrutivas.

Dominar a sabedoria emocional é um exercício contínuo de autoconhecimento e disciplina interior. Significa reconhecer suas emoções sem permitir que elas a dominem. Quando sentir raiva, medo ou frustração, faça uma pausa e pergunte-se: "De onde vem essa emoção? O que ela está tentando me mostrar?". Esse processo não é uma negação dos sentimentos, mas um convite à compreensão. Quando identificamos a raiz das nossas emoções, conseguimos agir de maneira mais sensata e equilibrada.

Praticar a sabedoria emocional é essencial, especialmente em momentos de conflito. Em vez de reagir impulsivamente a uma provocação ou situação difícil, dê um passo atrás, respire fundo e reze. Busque a intercessão de Nossa Senhora do Equilíbrio[1]. Como mulheres, muitas vezes somos naturalmente mais emocionais e reativas, mas é pela força da oração e da intimidade com Deus que aprendemos a desenvolver o equilíbrio interior.

Nossa Senhora do Equilíbrio está sempre pronta para nos auxiliar nesse processo, ajudando-nos a crescer em sabedoria emocional, paciência e autocontrole. Quando nos sentimos à beira da impulsividade ou presas às nossas emoções, podemos recorrer a ela, pedindo-lhe que nos conduza à serenidade e à clareza que vêm de Deus.

Lembre-se: muitas vezes, a primeira reação emocional não é a mais sábia. Uma resposta precipitada pode resultar em palavras duras e feridas desnecessárias. Mas quando você escolhe ouvir mais e falar menos, cria um espaço para a reflexão e permite que suas palavras sejam guiadas pela graça divina.

Além disso, a sabedoria emocional está intimamente ligada à empatia. Jesus nos ensinou a amar ao próximo como a nós mesmas, e isso inclui compreender as emoções e perspectivas dos outros. Quando você se coloca no lugar do outro, torna-se mais fácil agir com compaixão, gentileza e compreensão, em vez de julgamento.

É importante lembrar que não podemos controlar tudo o que sentimos, mas podemos escolher como agir diante das nossas emoções.

---

1. Um breve histórico sobre esse curioso título mariano encontra-se disponível em https://www.a12.com/academia/titulos-de-nossa-senhora?s=nossa-senhora--mae-do-equilibrio-cristao. Acesso em 11 abril 2025. (N. do E.)

Quando praticamos o autocontrole, evitamos a negatividade e escolhemos a paz, refletimos o caráter de Cristo. A sabedoria emocional não só melhora nossos relacionamentos, mas também fortalece nosso espírito.

Acima de tudo, o controle emocional não é apenas uma força humana, mas um dom divino. Dependa de Deus, peça a ele sabedoria e confie que, no tempo certo, ele a capacitará a dominar suas emoções de forma que o honre e edifique tanto a sua vida quanto a das pessoas ao seu redor.

Uma reflexão prática para momentos de tensão: "Vale a pena entrar nessa discussão?", "Essa briga realmente diz respeito a mim ou está mais ligada aos sentimentos e inseguranças da outra pessoa?".

PERSIGA OBJETIVOS DE LONGO PRAZO

A vida é feita de escolhas, e muitas delas exigem visão e paciência. Em Habacuc 2,2, Deus nos orienta: "Escreve a visão, grava-a sobre tábuas de argila, para ser lida com facilidade".

Esse versículo nos ensina sobre a importância de ter uma visão clara e bem definida para nossa vida. Ter objetivos de longo prazo não é apenas planejar o futuro, mas alinhar esses planos com o propósito de Deus, permitindo que ele seja a bússola que guia cada passo.

Quando você tem uma visão clara do que Deus deseja para sua vida, suas decisões se tornam mais sábias e focadas. Porém, objetivos de longo prazo não se limitam a conquistas externas – como uma carreira de sucesso, um casamento abençoado ou estabilidade financeira. Eles também incluem crescimento espiritual, maturidade emocional e o impacto positivo que você deseja deixar no mundo. O seu maior objetivo deve ser glorificar a Deus em tudo o que faz, e é a partir dessa verdade que seus planos devem ser construídos.

No entanto, perseguir objetivos de longo prazo exige paciência e perseverança. Vivemos em uma sociedade que deseja resultados imediatos, mas os planos de Deus são construídos ao longo do tempo. Muitas vezes, ele nos ensina através dos processos, moldando nossa fé enquanto caminhamos. Filipenses 3,14 nos encoraja: "Esforço-me por alcançar a meta, em vista do prêmio que é a vocação a que Deus me chamou do alto, em Cristo Jesus".

A jornada pode ser difícil, e haverá momentos em que você sentirá vontade de desistir. Mas, quando sua confiança está no Senhor, ele lhe dará forças para continuar, mesmo quando o caminho parecer incerto.

Outro fator essencial para alcançar objetivos de longo prazo é a disciplina. Grandes realizações não acontecem de um dia para o outro, mas são resultado de pequenas escolhas diárias feitas com sabedoria e intencionalidade:

- Você quer construir um casamento sólido? Invista em aprender sobre relacionamentos saudáveis, cultive a paciência e desenvolva sua identidade em Deus, antes de buscar alguém para compartilhar a vida.
- Você deseja prosperar em sua vida profissional? Dedique-se ao aprendizado, trabalhe com excelência e confie que Deus abrirá as portas certas no tempo dele.
- Você quer crescer espiritualmente? Priorize sua comunhão com Deus, leia a Palavra, busque uma vida de oração e cresça em intimidade com ele.

À medida que você avança em direção aos seus objetivos, não se esqueça de celebrar cada pequena vitória. Cada progresso, por menor que pareça, é um lembrete da fidelidade de Deus.

Por fim, confie no tempo e nas oportunidades que Deus traz. Cada desafio e cada conquista fazem parte do plano perfeito dele. A maior recompensa não está apenas em alcançar o destino final, mas em se tornar a mulher que Deus sempre quis que você fosse.

CONSTRUA RELACIONAMENTOS FORTES

Quando falo sobre relacionamentos, não me refiro apenas ao amoroso, mas também as amizades e laços sólidos que constroem a base da sua vida. Suas amizades serão fundamentais no seu processo de discernimento para um relacionamento amoroso, pois são elas que ajudam a moldar sua visão sobre o que é um relacionamento saudável, fornecem referências valiosas e um ambiente seguro de apoio e encorajamento.

Amigos verdadeiros não interferem em sua vida amorosa, mas servem como espelhos e conselheiros. O modo como decidem viver as próprias escolhas, a fé e seus valores pode ajudá-la a perceber com mais clareza o que realmente deseja e o que precisa evitar. Além disso, suas amizades são um reflexo do que você também transborda para o mundo – se você está cercada de pessoas que buscam a Deus, que cultivam maturidade emocional e que vivem relacionamentos saudáveis, naturalmente será influenciada a seguir esse mesmo caminho.

Os relacionamentos que cultivamos têm o poder de moldar profundamente nossas vidas. Em Eclesiastes 4,9-10, a Palavra nos ensina: "Melhor dois do que um só; eles tiram maior vantagem de sua fadiga. Em caso de queda, um levantará o outro".

A vida cristã não foi feita para ser vivida isoladamente. Deus nos criou para caminharmos juntos, apoiando-nos mutuamente e crescendo na fé.

Como ensinou São João da Cruz: "Onde não há amor, coloca amor e encontrarás amor".

Relacionamentos saudáveis são essenciais para nossa caminhada espiritual e emocional, pois nos fortalecem nos momentos de alegria e, principalmente, nos tempos de dificuldade.

Construir relacionamentos fortes começa com a escolha consciente de estar cercada de pessoas que compartilham valores e princípios alinhados à vontade de Deus. Isso não significa se afastar de todos que não compartilham da mesma fé, mas sim priorizar amizades que edifiquem sua jornada e a aproximem de Cristo. O apóstolo Paulo nos adverte sobre a importância disso em 1 Coríntios 15,33: "As más companhias corrompem os bons costumes".

Relacionamentos sólidos vão além dos momentos felizes; eles se tornam um alicerce nos dias difíceis. Quando enfrentamos desafios, são essas conexões que nos oferecem oração, encorajamento e conselhos sábios. Deus nos dá essas pessoas como uma rede de segurança para que não caminhemos sozinhas, mas sustentadas pelo amor fraterno.

Santa Teresa d'Ávila nos recorda: "A amizade verdadeira, que vem de Deus, é quando duas almas se unem para se ajudarem a chegar ao Céu".

Além disso, relacionamentos verdadeiramente fortes são fundamentados na sinceridade e no amor mútuo. Jesus nos deixou um mandamento poderoso em João 15,12: "Amai-vos uns aos outros como eu vos tenho amado".

Isso significa que um relacionamento saudável exige serviço, escuta, paciência e perdão. A base de toda relação forte deve ser o amor de Cristo, que é paciente, bondoso e sempre busca o melhor.

Santo Agostinho ensina: "Se queres progredir no amor de Deus, medita todos os dias na caridade com o próximo".

Relacionamentos são investimentos. Se suas amizades são frágeis e instáveis, como você acredita que conseguirá construir um relacionamento amoroso forte e saudável?

O modo como você cultiva seus laços de amizade reflete diretamente na forma como se relaciona romanticamente, pois as amizades nos ensinam sobre confiança, paciência, respeito e doação mútua – elementos essenciais para um relacionamento duradouro.

Além disso, seu nível social e suas conexões desenvolvem seu autocontrole e sua independência emocional. Ter amizades sólidas significa que você possui um mundo próprio, uma realidade bem estruturada da qual seu futuro companheiro não será a única fonte de felicidade, mas sim alguém que se somará à sua jornada. Quando você constrói uma vida plena antes do relacionamento amoroso, isso se torna um crivo natural para suas escolhas – você passa a discernir com mais clareza quem realmente deseja estar ao seu lado, pois entende que um relacionamento não deve ser um refúgio para carências, mas uma parceria baseada em propósito.

Ter um mundo além do relacionamento amoroso é saudável e necessário. Suas amizades, sua missão, seus interesses e sua espiritualidade são pilares que sustentam sua identidade. Quanto mais você investe nesses aspectos, mais preparada estará para um relacionamento sólido, no qual o amor não será uma prisão emocional, mas uma aliança que enriquece sua vida sem anular quem você é.

Como nos ensina Santa Teresa d'Ávila: "A amizade verdadeira, se for enraizada em Deus, jamais se desfaz".

Portanto, cuide dos seus relacionamentos como um tesouro. Amizades saudáveis são um reflexo da maturidade emocional e espiritual que você também levará para o amor.

PRATIQUE SABEDORIA FINANCEIRA

A maneira como lidamos com nossos recursos financeiros reflete nossas prioridades, nossa disciplina e, muitas vezes, nossa confiança em Deus. Em Provérbios 21,20, encontramos um ensinamento valioso sobre a administração dos bens: "Tesouro valioso e óleo na casa do sábio, mas o homem insensato os dissipa".

Este versículo ressalta a importância de viver com prudência, fazendo escolhas financeiras que honrem a Deus e conduzam a uma vida equilibrada e estável. A sabedoria financeira não está apenas em ganhar dinheiro, mas também em saber administrá-lo com responsabilidade e discernimento.

Praticar a sabedoria financeira começa com o entendimento de que tudo o que temos vem de Deus. Ele é o provedor de nossas necessidades, e somos apenas mordomos dos recursos que ele nos confia. Essa missão vai além do dinheiro e inclui também nosso tempo, nossas habilidades e oportunidades. Portanto, nossa responsabilidade é gerenciar esses recursos com diligência, gratidão e visão de longo prazo.

A mulher feminina é gestora

Deus concedeu ao homem e à mulher papéis complementares no lar. O homem tem a missão de prover, mas a mulher tem a função essencial de gerir com sabedoria aquilo que entra em sua casa. O feminino tem um dom natural para a organização, a administração e o cuidado com os detalhes, e isso se aplica também às finanças. "A mulher sábia constrói sua casa, a tola a destrói com as próprias mãos" (Pr 14,1).

Uma mulher que deseja se preparar para um relacionamento e para a função de esposa precisa desenvolver sua capacidade de gestão financeira. Isso significa saber administrar os recursos do lar, evitar desperdícios, planejar gastos e garantir que a casa funcione de forma equilibrada. Um homem próspero se fortalece ainda mais quando tem ao seu lado uma mulher sábia que sabe administrar o que ele provê.

Um dos maiores desafios na área financeira é não cair na armadilha do consumismo e da comparação. Muitas pessoas se endividam porque querem acompanhar os padrões da sociedade, buscando *status* e validação externa. Esse comportamento leva a um ciclo de ansiedade, insatisfação e escravidão financeira.

A Bíblia nos ensina em Mateus 6,33: "Buscai primeiro o Reino de Deus e a sua justiça, e todas essas coisas vos serão acrescentadas".

Quando colocamos Deus em primeiro lugar, aprendemos a confiar nele para prover nossas necessidades, sem cair na tentação de acumular riquezas por medo do futuro ou buscar nelas nossa segurança. Seja *generosa e fiel na administração dos recursos*; a prática da generosidade é um princípio essencial da sabedoria financeira. Deus nos chama a compartilhar com os necessitados e apoiar a obra dele, não apenas por caridade, mas como um exercício de fé e desapego. O ato de ofertar e dizimar fortalece nosso relacionamento com Deus, ensinando-nos a depender dele, e não do dinheiro.

São João Crisóstomo nos alerta sobre isso: "Não fazer bom uso do próprio dinheiro é desperdiçá-lo; e não compartilhar o que se tem é roubá-lo dos pobres".

Quando investimos no Reino de Deus, não apenas cumprimos um mandamento, mas também alinhamos nossas finanças à vontade do Senhor, abrindo espaço para provisão e bênçãos dele.

A sabedoria financeira não se resume apenas a gastar menos, mas também envolve planejamento, paciência e visão de futuro. Isso significa:

- Criar uma reserva de emergência, para não ser pega desprevenida em tempos difíceis.
- Investir em seu crescimento pessoal e profissional, para que suas habilidades gerem sustento e oportunidades.
- Evitar dívidas desnecessárias, escolhendo um estilo de vida alinhado com sua realidade financeira.
- Ter um plano claro para o futuro, sabendo que cada decisão financeira impacta sua vida a longo prazo.

Além disso, *a independência financeira é fundamental nos relacionamentos*. Quando você constrói a própria estabilidade, não precisa depender de um parceiro para suprir suas necessidades, nem busca nele a solução dos seus problemas financeiros. Isso lhe dá liberdade para escolher um relacionamento por amor e propósito, e não por necessidade ou insegurança.

Da mesma forma, ao escolher um companheiro, é essencial observar se ele também tem responsabilidade financeira. Se você construiu sua independência, não faz sentido unir-se a alguém que será um peso financeiro em sua vida. O casamento é uma parceria, e não um resgate financeiro. Um relacionamento saudável exige maturidade também nessa área.

PERMANEÇA ADAPTÁVEL

A vida é cheia de mudanças, e a capacidade de se adaptar é uma das habilidades mais valiosas que a mulher deve cultivar. Em Isaías 43,19, Deus nos assegura: "Eis que eu faço uma coisa nova. Isto já germina. Não percebeis".

Essa promessa nos lembra de que, mesmo quando as circunstâncias parecem desafiadoras ou imprevisíveis, Deus está constantemente trabalhando em nossa vida e fazendo algo novo. O segredo está em aprender a confiar no plano dele, mesmo quando não conseguimos ver o caminho à frente.

Permanecer adaptável significa estar disposta a se ajustar às mudanças com fé e confiança em Deus. Não podemos controlar todos os aspectos da vida, mas sim escolher como responder a eles. Em tempos de incerteza, transições ou dificuldades inesperadas, é natural sentir resistência. Contudo, quando escolhemos aceitar as mudanças como parte do plano divino, nos abrimos para o que Deus está fazendo, em vez de lutar contra o processo.

O segredo da adaptabilidade está em lembrar que Deus tem um propósito para cada estação da nossa vida. Quando algo inesperado acontece – como a perda de um emprego, desafios de saúde ou mudanças familiares –, podemos nos sentir perdidas. Mas nada disso é surpresa para Deus. Ele continua no controle absoluto, e até mesmo as adversidades são usadas para fortalecer nossa fé e moldar nosso caráter.

Ao conhecer alguém

Isso também se aplica ao processo de conhecer alguém. Você pode encontrar um pretendente e, no início, tudo parecer encantador. Mas nem todo relacionamento que começa precisa se tornar definitivo. Esteja atenta. Vigie. O primeiro que aparece não é, necessariamente, aquele que Deus escolheu para você. Antes de se apaixonar por alguém, apaixone-se por você mesma. Apaixone-se pelo seu processo de amadurecimento enquanto conhece um pretendente.

Uma mulher adaptável sabe discernir. Ela sabe deixar ir quando necessário e sabe quando permitir que alguém permaneça.

Se alguém veio e não era para ficar, confie que outro virá. Não force encaixes onde não há compatibilidade. Não sacrifique sua paz por medo da espera. Deus trabalha no tempo certo, e ele sabe exatamente quem deve caminhar ao seu lado.

Deixar ir não é perder. É confiar que Deus está guiando seus passos e preservando seu coração para a pessoa certa. Nos próximos capítulos, vamos ajudá-la com relação a esse discernimento de forma mais profunda.

Toda mudança pode ser uma oportunidade para crescermos e nos tornarmos mais parecidas com Cristo. Em cada fase da vida, Deus está nos moldando para algo maior e mais significativo do que podemos imaginar.

Permanecer adaptável não significa aceitar tudo passivamente, mas sim agir com sabedoria e discernimento, entendendo que Deus transforma desafios em crescimento.

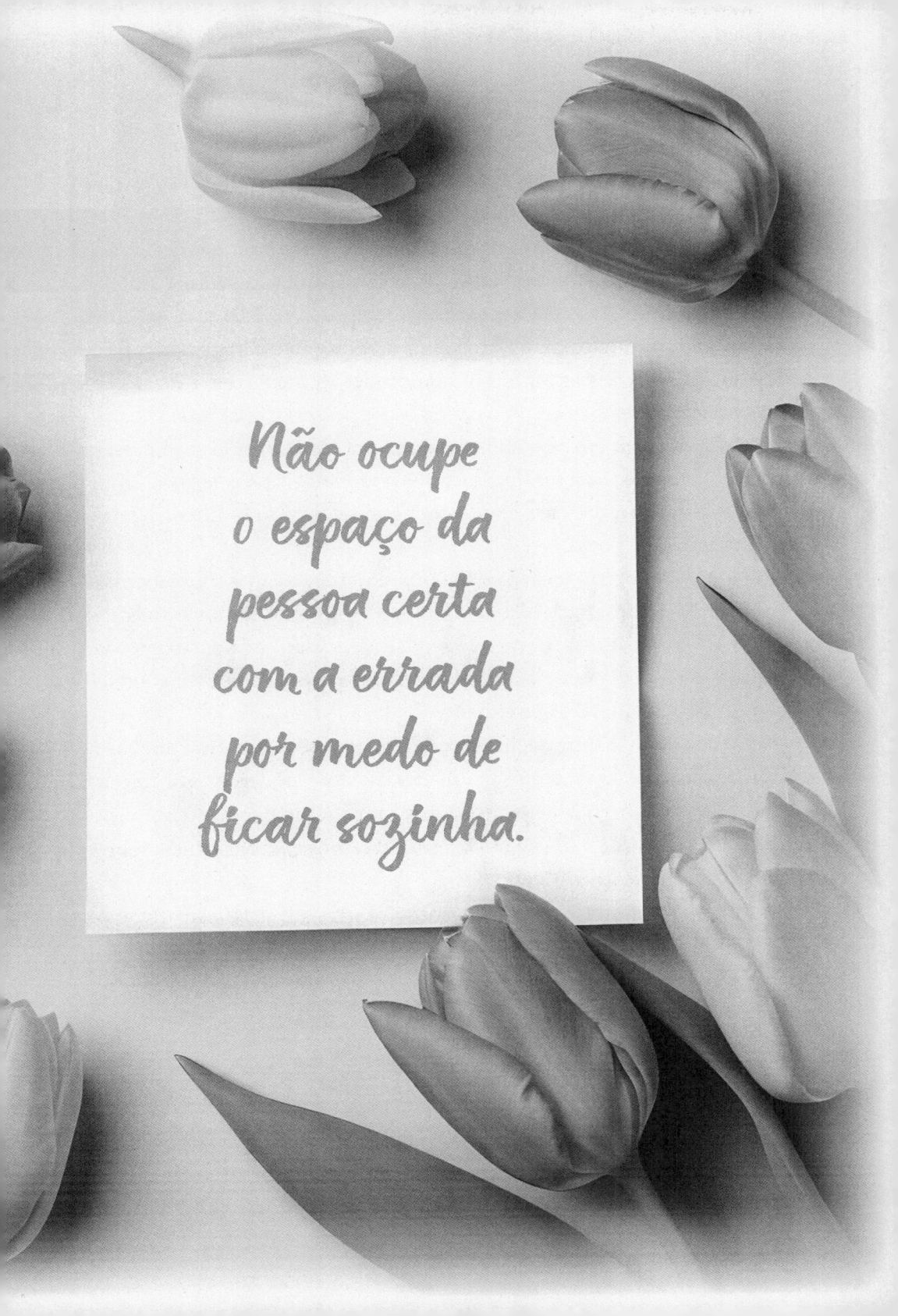

Não ocupe o espaço da pessoa certa com a errada por medo de ficar sozinha.

Seja uma *mulher firme no propósito de Deus*.

Deus nos chama para viver de forma intencional, refletindo a glória dele e cumprindo o propósito que ele sonhou para nós. Cada ensinamento que compartilho com você aqui é uma chance de se alinhar com o que ele preparou de melhor para a sua vida.

Você foi feita de um jeitinho único, sabia? Cada desafio, cada vitória e até aqueles momentos mais difíceis são oportunidades que temos para glorificar a Deus. Quando decidimos investir no nosso crescimento pessoal, respeitar mais a nós mesmas, cuidar das nossas emoções e focar em objetivos de longo prazo, estamos dando passos firmes em direção à mulher incrível que Deus já vê em você. Mas, agora, é hora de você se reconhecer e fortalecer essa mulher maravilhosa que ele já ama.

Lembre-se: essa jornada não é sobre perfeição, mas sobre a nossa dependência de Deus. Não se trata de fazer tudo sozinha, mas de confiar que ele estará sempre ao seu lado, guiando cada passo, preenchendo suas fraquezas com força dele e transformando seus erros em oportunidades de crescimento.

Agora que já aprendemos a nos tornar mais maduras, é hora de entrar na parte mais gostosa e divertida: como podemos nos tornar irresistíveis. Sim, mulher, existe uma maneira de chamar a atenção do "*boy* de Jesus"! No próximo capítulo, vamos descobrir tudo sobre como se tornar irresistível.

Psiu... Segredo! Na verdade, você já é irresistível, só não ativou o seu modo ainda... Mas agora, querida, vai com tudo! Você está mais preparada do que nunca para brilhar em toda a sua plenitude.

4

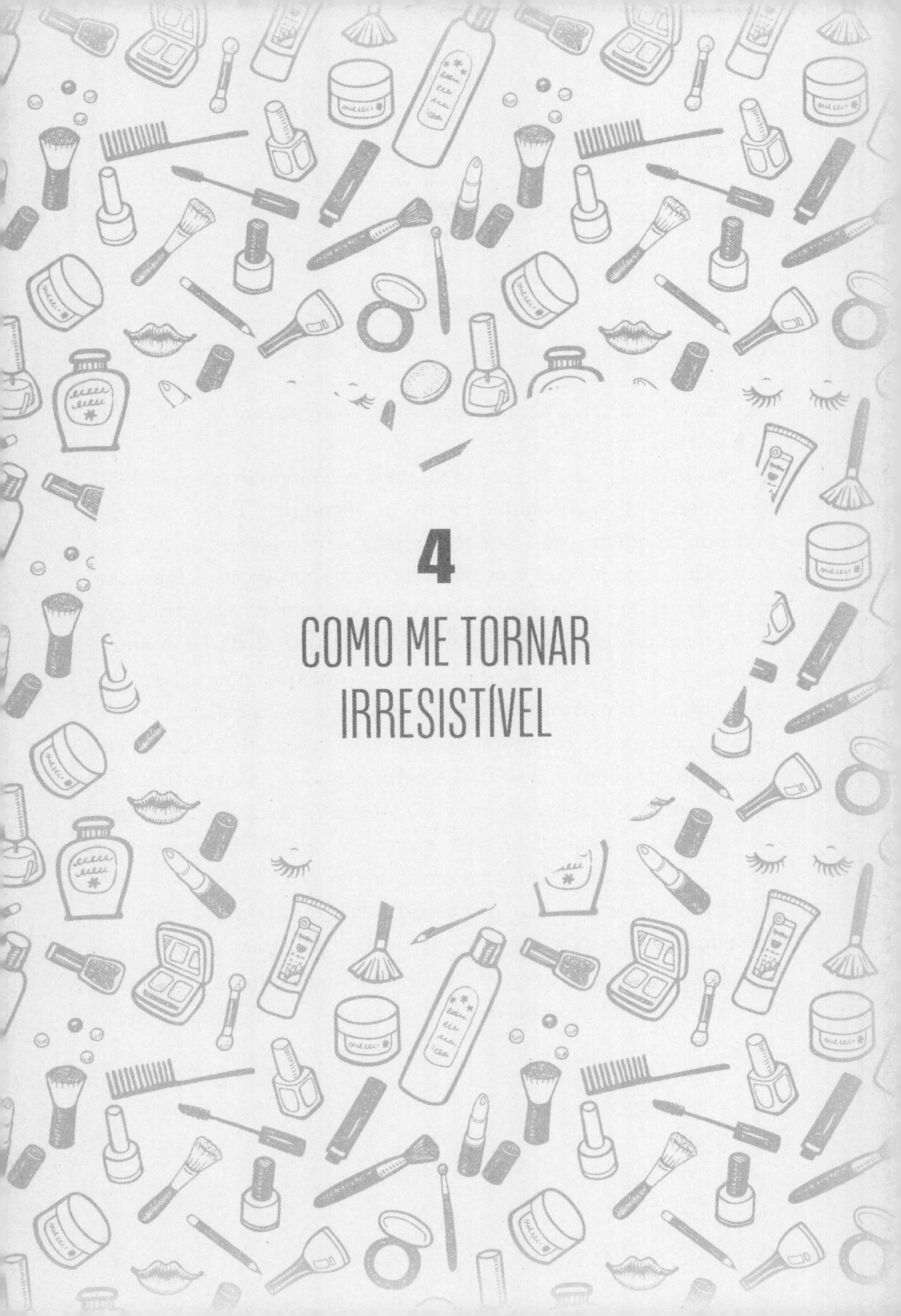

COMO ME TORNAR IRRESISTÍVEL

Adoro!! Chegou a hora de ligar o modo irresistível: aperte o *play* e se prepare!

Mulher, chegou o momento de acionar o modo irresistível! Não, não é aquele tipo de truque barato ou joguinho... É o verdadeiro poder de ser quem você é, sem forçar nada, sem fingir ser algo que não é. Acredite, uma mulher irresistível não busca aprovação, ela simplesmente *é*. Ela não precisa que o mundo todo saiba da sua existência, porque sua presença já faz mais barulho do que qualquer anúncio. Sua essência é tão forte que fala mais alto que qualquer palavra.

Uma mulher irresistível não se preocupa em agradar o tempo todo. Ela não precisa implorar por atenção ou se moldar para se encaixar em padrões alheios. Ela se entrega à própria autenticidade, e isso a torna magnética. Sim, você leu certo: magnética. A energia dela atrai naturalmente, sem esforço, porque ela aprendeu a ser plena, e a plenitude dela é impossível de ignorar.

E, olha, ela também não teme a solidão. Pelo contrário, ela a curte! Ela entende que estar solteira não é um "período de espera" ou algo a ser temido, mas sim uma fase supervaliosa de autodescoberta, crescimento e amadurecimento. *Solteira?* Ela traduz isso como "Sou inteira!".

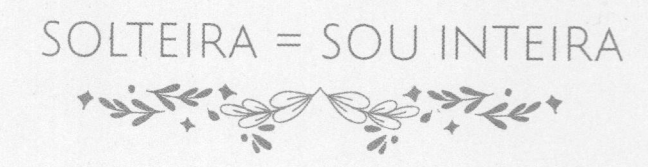

SOLTEIRA = SOU INTEIRA

E, sim, ela está inteirinha, cheia de vida, sonhos, e com aquele brilho próprio que só a jornada de se conhecer e se amar é capaz de proporcionar.

Ela não se desespera por amor, porque já encontrou o maior de todos: *o amor* em Cristo. O amor de Deus é sua base, é o que a sustenta, é o que a define. O resto? Bem, o resto é só um complemento delicioso, mas não sua essência. Ela sabe que o amor dos outros não vai preencher o vazio, pois ela já está cheia de Deus e de si mesma, cheia de propósito e de paixão pela vida. O seu valor nunca esteve atrelado ao fato de estar ou não em um relacionamento, porque a sua felicidade vem de dentro, vem da certeza de que ela é inteiramente maravilhosa do jeitinho que Deus a fez.

Ela se descobre a cada dia, e por isso é descoberta. Não é a busca incessante que a torna notada, mas sua postura diante da vida, a forma como ela se comporta consigo mesma e com o mundo ao seu redor. Quando você tem a confiança de quem sabe seu valor, os outros notam. Não é uma questão de correr atrás, mas de viver com tanta verdade que as pessoas não conseguem ignorar sua luz.

O mundo nos diz o tempo todo que a mulher precisa ser vista, desejada, escolhida. Mas deixa eu lhe contar um segredo: *uma mulher irresistível não se mostra, ela apenas é*. Isso mesmo! Ela não precisa de holofotes ou de fazer esforço para ser notada. Sua autenticidade é tão poderosa que atrai tudo ao seu redor. Ela é um mistério envolvente, e sabe o que mais? Os homens adoram um bom desafio. E ela é o tipo de desafio que não dá para resistir!

Essa mulher sabe que caminhar com Deus não significa ficar esperando pela "metade da laranja" ou qualquer coisa do tipo. Não, amiga. Ela vive cada dia com propósito e intensidade. Ela se apaixona primeiro por Cristo, depois por ela mesma, e só então abre espaço para que alguém entre na sua vida. Ela não preenche sua vida com qualquer um por medo de ficar sozinha. Se alguém aparecer e não for a pessoa certa, ela sabe deixar ir, porque confia que Deus sempre traz o melhor no tempo certo. Confiança total, sabe?

E como nos lembra Deuteronômio 31,8: "É o Senhor quem marchará à tua frente, ele é quem estará contigo; não te deixará nem te abandonará".

Ela vive sem pressa e sem carência. Ela sabe que o seu tempo de solteirice não é um castigo, mas uma fase incrível de amadurecimento, aprofundamento na fé e crescimento pessoal. Enquanto muitas por aí estão correndo atrás de validação e atenção, ela atrai. Enquanto algumas estão mendigando amor, ela transborda amor-próprio.

Porque, minha amiga, uma mulher que se ama de verdade, que é emocionalmente independente e confia em Deus, não precisa de ninguém para ser completa – ela já é inteira.

E, por isso, ela é irresistível.

Você deve estar pensando: "Adrielle, eu? Irresistível? Tá brincando! Eu mal consigo ser independente, quanto mais essa mulher poderosa que você está descrevendo!".

Mas, gata, deixa eu lhe contar uma coisa: o seu primeiro passo já foi dado! Você comprou este livro porque deseja mudança. Até agora, você pode até não ter ativado seu modo irresistível, mas, a partir deste momento, você *decide* ser!

Então, aperte o *play* porque a aula vai começar! E quer saber o mais legal? Não sou só eu que vou lhe ensinar, mas mulheres que também tiveram suas lutas, enfrentaram guerras interiores e se tornaram tão irresistíveis que foram parar na Bíblia!

Vamos aprender com quem deu certo?

Então, gata, pegue sua água, seu café ou seu chá de camomila (porque a coisa vai esquentar) e "bora" aprender com as mulheres que foram mestras na arte de ser irresistíveis!

ESTER – A MULHER QUE CONQUISTOU UM REI COM SABEDORIA E CORAGEM

Você já ouviu aquele ditado: "Beleza abre portas, mas caráter é o que as mantém abertas"? Pois bem, Ester não apenas abriu a porta do palácio do rei, mas também entrou e dominou o ambiente com inteligência, estratégia e fé.

Você já imaginou o que passou na cabeça de Ester quando foi levada para o palácio?

Ela não era uma princesa criada no luxo, nem uma mulher acostumada com os olhares da realeza. Ester era uma menina simples, órfã, criada pelo primo Mardoqueu, vivendo uma vida discreta entre seu povo. E, de repente, se viu arrancada da sua rotina, do seu lar, das pessoas que amava, para ser levada a um ambiente completamente desconhecido.

Imagine o turbilhão de emoções! Medo? Com certeza. Insegurança? Sem dúvida.

E pior: ela não fazia ideia do que a esperava.

Não sabia se seria escolhida, não sabia o que aconteceria com ela dali para a frente. Seu futuro era incerto.

Ela podia ter se entregado ao medo, se lamentado, reclamado por estar longe de casa... Mas o que ela fez? Transformou aquele tempo de espera em um tempo de *preparação*. Ester entendeu que o seu deserto era um campo de treinamento.

Durante um ano, ela passou por um intenso processo de cuidado e transformação. Não apenas físico, mas também mental e espiritual.

Sim, um ano inteiro de preparação antes de ao menos ter a chance de ver o rei!

Ela passou por tratamentos de beleza, foi ensinada sobre etiqueta, costumes da realeza, comportamento, e, mais do que isso, aprendeu a enxergar o próprio potencial.

E aqui está o ponto-chave: Ester não era a única mulher bonita ali.

Pelo contrário, ela estava cercada de mulheres igualmente bonitas, todas treinadas para conquistar um rei. Mas, então, o que fez com que ela fosse escolhida?

Sua postura. Sua maturidade. Sua fé e humildade.

Enquanto outras podiam estar focadas apenas na aparência, Ester aproveitou aquele tempo para se tornar a melhor versão de si mesma. Ela não se desesperou, não tentou forçar nada, não se comparou com as outras.

Ela apenas se permitiu ser cuidada, se cuidar e se preparar para o seu momento de brilhar.

E, quando chegou a hora, ela transbordou.

"Ester agradava a todos os que a viam" (Est 2,15).

Isso significa que não foi só sua beleza que encantou, mas também a sua essência. Ela carregava uma luz diferente. Ela foi uma mulher que soube esperar o tempo certo, que não deixou o deserto roubar sua identidade, mas usou esse tempo para crescer. E, quando finalmente se encontrou diante do rei, não precisou implorar, forçar ou chamar a atenção. Ela simplesmente *era*.

E isso é o verdadeiro segredo de uma mulher irresistível.

Agora me diga: você vai usar seu tempo de espera para se lamentar ou para se preparar?

RUTE - A MULHER QUE ENCANTOU BOAZ COM SUA LEALDADE

Se há uma mulher que teve todos os motivos para desistir e ainda assim continuou firme, essa mulher foi Rute.

Ela era moabita, uma estrangeira em Israel. E, quando ficou viúva, poderia ter voltado para sua terra, para o conforto do que lhe era familiar. Ela não tinha mais obrigações com a família do marido, não havia ninguém que esperasse algo dela. No entanto, em vez de seguir pelo caminho mais fácil, Rute escolheu permanecer ao lado de Noemi, sua sogra. E não foi só ficar por ficar. Ela se responsabilizou por Noemi.

Rute enxergou *valor* em uma mulher que já não tinha nada a oferecer, além de sua companhia, devido a sua idade avançada. Enquanto muitas a abandonariam sem culpa, Rute decidiu ficar. Porque uma mulher irresistível não é apenas forte, sábia e linda; é também uma mulher de valor. Ela não foi egoísta.

Sim, uma mulher irresistível sabe impor limites, mas também sabe quando e para quem se doar. Ela reconhece que seu coração não foi feito apenas para receber, mas também para transbordar.

"Para onde quer que fores, irei eu; onde quer vivas, viverei eu. O teu povo será o meu povo, o teu Deus será o meu Deus" (Rt 1,16).

Isso é compromisso. Isso é caráter. Isso é uma mulher que sabe que lealdade não é fraqueza, mas força. E foi essa mesma força que a fez seguir em frente.

Sem dinheiro, sem *status*, sem ninguém para sustentá-la, ela foi para a lavoura colher espigas.

Ela trabalhou duro sob o sol escaldante, dobrando o corpo para juntar grãos que caíam no chão. Enquanto outras mulheres poderiam se sentir humilhadas naquela posição, Rute viu ali uma oportunidade. Ela sabia que, mais importante do que onde estava, era como estava.

E sabe o que é ainda mais incrível? Ela não se descuidava.

Não era porque estava no campo que ela se entregava ao desleixo. Rute se cuidava, se mantinha arrumada, carregava consigo uma postura de dignidade e confiança. E isso fez toda diferença.

O fracasso não a impediu de sonhar. Ela não olhou para sua viuvez como um fim definitivo. Não ficou presa ao passado, mas seguiu acreditando no amor e nas promessas de Deus.

E foi exatamente essa combinação de força, resiliência, lealdade e feminilidade que chamou a atenção de Boaz, um homem nobre e respeitado. Rute não precisou forçar um encontro, se insinuar ou implorar por atenção. Boaz a notou porque sua essência brilhava.

"O Senhor te pague pelo que fizeste, e possas receber plena recompensa do Senhor, Deus de Israel, sob cujas asas vieste te abrigar" (Rt 2,12).

Rute não estava ali apenas para buscar um marido. Ela estava construindo uma nova história.

E foi exatamente isso que a tornou irresistível.

Porque uma mulher irresistível não é aquela que precisa correr atrás, mas aquela que sabe o seu valor e atrai aquilo que está alinhado com sua essência.

REBECA – A MULHER QUE FOI ENCONTRADA ENQUANTO SERVIA

Se há uma coisa que faz uma mulher brilhar sem precisar gritar por atenção é a sua disposição em servir. E, quando falamos de servir, não estamos falando de se anular ou se submeter de qualquer jeito. Estamos falando de uma postura de generosidade, leveza e alegria.

E ninguém melhor para nos ensinar isso do que Rebeca.

Agora, imagine essa cena: um homem viaja quilômetros, cansado, com a missão de encontrar uma esposa para o filho do seu senhor. Mas como ele vai saber quem é a mulher certa? Ele não pede sinais baseados em beleza ou *status*. Ele pede um sinal de atitude. Ele pede a Deus que a mulher certa seja aquela que, ao vê-lo, ofereça água não só para ele, mas também para os seus camelos.

E então aparece Rebeca, com a talha nos ombros, indo pegar água, cumprindo com excelência os afazeres da casa. Rebeca não apenas servia, mas também servia com alegria. A Bíblia nos diz que ela cantava, e sua beleza exalava através do seu canto.

Ela não sabia que sua vida estava prestes a mudar. Não estava preocupada em ser notada. Mas já era uma mulher preparada.

Uma mulher irresistível é antecipada e empática. Ela não esperou o servo pedir água, mas ofereceu porque percebeu o quanto ele estava cansado.

Ela serviu com alegria, sem reclamação, não apenas ao servo, mas também a todos os camelos que ali estavam, com diligência e atenção.

Agora, pausa para um detalhe importante: um camelo pode beber até cem litros de água depois de uma longa viagem. E o servo de Abraão não tinha só um camelo...

Ou seja, Rebeca não fez o mínimo. Ela foi além. Ela era uma mulher que enxergava além do óbvio.

E sabe o que isso nos ensina?

Uma mulher irresistível não fica sentada esperando que as coisas aconteçam. Ela age. Ela se prepara antes de ser escolhida. Ela não espera um marido para começar a viver, mas já está vivendo. Ela não adia sua preparação para quando o relacionamento chegar, mas já está se tornando a mulher que Deus a criou para ser.

Rebeca era fascinante por sua alegria, por servir sem peso, sem amargura.

Ela tinha gentileza, educação e empatia – tudo o que torna uma mulher irresistível e elegante.

Ela tinha presença, brilho.

E foi assim, simplesmente sendo quem era, que foi encontrada.

Quando o servo percebeu sua atitude, não teve dúvidas. Ele sabia que aquela mulher era a resposta da oração.

E o mais lindo disso? Quando chegou o momento de decidir se seguiria para ser a nora de Abraão, a esposa de Isaac, Rebeca não hesitou.

Ela sabia que aquele momento era fruto de suas orações e ações. "Chamaram Rebeca e lhe perguntaram: 'Queres ir com este homem?'. E ela respondeu: 'Quero'" (Gn 24,58).

Sem medo, sem insegurança, sem joguinhos.

Ela sabia que estava preparada e que Deus estava à sua frente.

Uma mulher irresistível não espera o esposo chegar, mas já se antecipa em sua preparação *até que ele venha. Ela vive, serve e se fortalece até ser encontrada*.

ANA – A FÉ QUE ATRAIU O PROPÓSITO DIVINO

Ana era uma mulher que vivia em um momento de grande dor e humilhação, pois não conseguia ter filhos, algo extremamente valorizado na sua cultura. Ela orou com um coração sincero e, ao ser provocada por sua rival, Penina, que zombava dela por sua infertilidade, Ana não se desesperou, mas se voltou ainda mais para Deus, pedindo com fé que ele realizasse seu desejo.

Ela não ficava esperando que algo acontecesse sem agir. Ela foi até o templo, com o coração quebrantado, e fez um voto a Deus, entregando sua petição com toda a sua alma: "Se me concederes um filho homem, eu o consagrarei ao Senhor por todos os dias de sua vida" (1Sm 1,11). Deus ouviu a oração de Ana e a abençoou com Samuel, um homem de grande propósito na história do povo de Israel.

Agora, o que torna Ana irresistível?

A fé inabalável de Ana foi algo que a fez ser notada por Deus, e, por isso, ela foi encontrada por ele de maneira única. Ela não se entregou ao desespero nem ao desânimo, mas se manteve firme na promessa, mesmo sem saber como seria o resultado. Sua fé, sua paciência e seu coração humilde a tornaram irresistível.

Ana não esperava passivamente, mas confiava no tempo de Deus e não se importava com as críticas e as zombarias de sua rival. Ela sabia que o melhor momento seria o de Deus. Sua postura foi de rendição, confiança e, acima de tudo, de uma mulher que não se define pelas circunstâncias, mas por sua fé, determinação e entrega.

O que aprendemos com Ana?

Uma mulher irresistível é aquela que, mesmo no sofrimento, mantém sua fé firme, não se rende à pressão e sabe que Deus está no controle de tudo. Ela não busca atenção, mas se torna atraente pela sua confiança inabalável em Deus, por sua paciência e pelo propósito que ele tem para sua vida. Ela não precisa se desesperar para ser notada; ao contrário, sua fé e atitude atraem a graça e a misericórdia de Deus, que a encontra no tempo certo.

Essa confiança de Ana fez com que ela fosse "encontrada" por um propósito muito maior do que ela imaginava, pois Samuel se tornou um dos maiores profetas de Israel.

ABIGAIL - A MULHER QUE CONQUISTOU O CORAÇÃO DE DAVI COM INTELIGÊNCIA E GRAÇA

Ah, Abigail! A mulher que, mesmo em meio a um casamento complicado com um homem insensato, soube como virar o jogo. Vamos combinar que não era fácil ser casada com Nabal, um homem cabeça-dura e cheio de orgulho. Mas sabe o que Abigail fez? Ela não gritou, não se desesperou, não se descontrolou. Ela soube ser inteligente e feminina até nos momentos mais difíceis.

Quando Davi, cheio de raiva, estava prestes a destruir Nabal, foi Abigail quem entrou em cena. Ela não foi lá brigar, não. Não! Ela foi com sabedoria e sutileza, e soube usar as palavras certas para desarmar a situação. Enquanto outras poderiam ter gritado e se envolvido em uma briga feia, Abigail simplesmente agiu com a calma e a inteligência de quem sabe o valor do diálogo e da paz. Ela não precisou ser grossa para se fazer ouvir; muito pelo contrário, ela foi suave, mas firme.

Ela chegou diante de Davi e, com respeito, disse: "Perdoa a culpa da tua serva! Então fará o Senhor a meu senhor uma casa duradoura, porque o meu senhor trava os combates do Senhor" (1Sm 25,28).

E, assim, com muito cuidado e empatia, Abigail conseguiu desviar uma crise enorme e abriu o caminho para que Davi visse nela o que ela realmente era: uma mulher de sabedoria e inteligência emocional. E adivinha o que aconteceu? Após a morte de Nabal, Davi a tomou como esposa! Porque, o que Abigail demonstrou naquele momento, não foi apenas ser uma mulher inteligente, mas uma mulher irresistível que soube resolver uma situação difícil sem perder sua feminilidade.

A lição que aprendemos com Abigail é clara: não importa o que tenha acontecido no passado. Não é porque algo deu errado uma vez que vai dar errado sempre. Deus dá novas oportunidades, e ela soube aproveitá-las de maneira única. Mulher irresistível não briga para chamar a atenção, mas sabe ser estratégica, usar a inteligência e nunca perde a classe.

Abigail mostrou que não precisamos ser grosseiras ou descontroladas para sermos ouvidas, e que a gentileza e a sutileza atraem mais do que a agressividade. E, no fim, ela foi recompensada com uma nova chance, um novo começo, e o coração de um rei.

MARIA – A MULHER MAIS IRRESISTÍVEL DA HISTÓRIA

Maravilhosa, segura essa: a mulher mais irresistível de todas não foi uma rainha, não foi uma princesa cercada de luxo, nem precisou de um grande plano de sedução. Ela foi simplesmente Maria, a escolhida para ser a mãe do Salvador. E se há algo que a história dela nos ensina é que uma mulher irresistível é aquela que está tão alinhada com Deus que ele a coloca no centro dos seus planos.

Agora, vamos pensar aqui: Maria era jovem, estava noiva de José (ou seja, praticamente casada), já se preparando para ser esposa. Ela estava ali, vivendo sua vidinha tranquila, sonhando com o casamento, quando, de repente, um anjo aparece e solta a maior revelação da história: "Você vai ser mãe do Filho de Deus".

Pausa dramática – não sei o que eu faria nesse momento, afinal, os exegetas dizem que ela tinha por volta de 14 para 15 anos. Meu Deus, uma adolescente! Mas vamos lá. Imagine isso acontecendo com você. Um anjo aparece e fala que você vai engravidar sem nem tocar no seu noivo. *Panic, mode on!* Só que Maria, em vez de pirar, chorar ou sair correndo, desesperada, simplesmente respondeu com a maior maturidade e serenidade do mundo: "Eis aqui a serva do Senhor. Seja-me feito segundo a tua palavra" (Lc 1,38).

Ela não fez drama, não questionou mil vezes, não exigiu explicações. Ela simplesmente confiou. E, acredite, *confiança é irresistível*!

Agora, pense pelo lado de José. Ele podia ter se revoltado, ter exposto Maria, ter feito um escândalo, mas não. Ele a rejeitou em silêncio, quis protegê-la. E por quê? Porque Maria já era tão madura, tão doce, tão equilibrada que, mesmo sem entender a situação, José nutria um amor e uma admiração profundos por ela.

Sabe o que isso nos ensina? Que uma mulher irresistível não precisa provar nada para ninguém. Sua essência fala por si. Maria não precisou gritar que era inocente. Sua vida, seu caráter e sua graça eram tão autênticos que José, mesmo confuso, escolheu cuidar dela.

E aqui está o grande segredo: Maria já vinha se preparando para ser esposa de José, mas Deus a fez esposa do Espírito Santo. Ela era tão responsável, tão dedicada, tão fiel que Deus a escolheu para a maior missão de todas.

Maria não era só bonita, mas também forte, madura, graciosa e cheia de fé. Ela nos ensina que uma mulher irresistível é aquela que não precisa ser perfeita, mas que sabe se posicionar diante da vida com confiança e doçura ao mesmo tempo.

O mais lindo é que ela não perdeu sua feminilidade no meio da responsabilidade. Maria foi mãe, esposa, serva, rainha. Ela foi tudo o que Deus sonhou para ela ser.

Então, se há um exemplo de mulher irresistível para seguirmos é o dela. Prepare-se, confie e viva com graça. Porque, quando você vive assim, Deus mesmo a coloca no centro da missão mais linda da sua vida.

Confesso que, depois de tantas mulheres irresistíveis, fiquei até sem fôlego! Mas, ao mesmo tempo, estou mais motivada e decidida do que nunca a me tornar, dia após dia, essa mulher cheia de graça, força e confiança. E você, como está se sentindo agora?

Perceba que algo dentro de você despertou, não é?

Como se houvesse uma força nova, uma certeza de que, sim, é possível. Porque é!

Sendo assim, o que essas mulheres nos ensinam sobre ser irresistível?

Todas elas tinham algo em comum: sabiam seu valor e confiavam em Deus.

- Ester – Inteligente e estratégica, soube esperar o momento certo para agir e não teve medo de se preparar.
- Rute – Fiel e digna de confiança, construiu seu valor através do trabalho, da lealdade e da perseverança.
- Rebeca – Alegre e serva, viveu sua vida com propósito, sem esperar ser escolhida para então começar a brilhar.
- Ana – Persistente e cheia de fé, não se entregou ao desespero, mas transformou sua dor em oração e colheu um milagre.

- Abigail – Equilibrada e perspicaz, soube lidar com uma situação difícil sem perder sua doçura e sua elegância.
- Maria – A mulher mais irresistível de todas, pela sua graça, obediência e maturidade, foi escolhida por Deus para a maior missão da humanidade.

Cada uma dessas mulheres se tornou irresistível não porque buscava atenção, mas porque carregava algo dentro de si que as tornava únicas.

Agora, preste atenção nisso: uma mulher irresistível não quer se encher, ela apenas transborda, porque tem amor de sobra dentro dela. O segredo está na paz, na fé que sustenta suas decisões e na confiança inabalável em Deus.

E é exatamente por isso que essa mulher é irresistível. Porque, enquanto o mundo ensina que estar acompanhada é sinônimo de felicidade, ela descobre que estar bem consigo mesma é a verdadeira conquista. Ela não se desespera para preencher vazios com presenças que não acrescentam. Não busca afeto em lugares rasos nem se entrega a qualquer um apenas para não se sentir sozinha. Ela aprendeu que a companhia errada é muito mais solitária do que a solidão.

Enquanto tantas vivem tentando chamar a atenção, moldando-se ao que acham que os outros querem, essa mulher *é*. Sua essência, sua luz, seu equilíbrio e sua paz são magnéticos.

Mas não se engane: isso não significa que ela não tenha medos, inseguranças ou dias difíceis. O que a diferencia é a forma como enfrenta tudo isso. Ela não se entrega ao desespero, à carência ou à pressa. Quando sente que algo está doendo, ela não busca distrações vazias, não tapa buracos emocionais com relações passageiras, não se ilude com falsas promessas.

Ela se recolhe, se fortalece, e transforma seu tempo de espera em um tempo de reavaliação e crescimento.

Sabe por quê? Porque essa mulher entendeu algo que muitas ainda não perceberam: o tempo de solteirice não é uma maldição, é uma bênção.

Ela não vê esse período como uma sentença de solidão, mas como um tempo precioso para se conhecer, se desenvolver, construir sua identidade e, acima de tudo, aprofundar seu relacionamento com Deus.

E, enquanto tantas se perdem em relações vazias por medo de ficarem sozinhas, essa mulher escolhe esperar pelo que vale a pena. Mas espera vivendo, construindo, evoluindo. Ela é como um jardim bem cuidado: não precisa implorar para que as borboletas venham, pois sua essência naturalmente as atrai.

Ela cuida de si, do seu corpo, da sua mente, do seu coração. Não porque quer agradar alguém, mas porque se ama. E essa autovalorização se reflete em sua postura. Ela não aceita qualquer coisa, não se contenta com o mínimo, não abre mão do seu valor para caber na vida de alguém.

Ela sabe que, no tempo certo, ela vai orar e Deus confirmará para sua vida alguém que admire sua essência, que veja sua luz e que esteja pronto para caminhar ao seu lado.

Mas, até lá, ela não fica parada!

Ela estuda, trabalha, constrói sua independência emocional e financeira. Aprende a se cuidar, a se respeitar, a dizer "não" para o que não faz bem. Ela se cerca de pessoas que agregam, que inspiram, que somam. E, acima de tudo, ela se cerca da presença de Deus, porque sabe que somente nele está sua verdadeira identidade. Essa mulher entendeu que sua felicidade não depende de um relacionamento. Ela sabe que pode ser plenamente feliz sozinha, mas decide se preparar: se Deus quiser lhe enviar alguém, ela estará pronta, e, assim, será para acrescentar, não para preencher um vazio.

Porque, quando um homem chega à vida de uma mulher assim, ele não encontra alguém desesperada para ser amada. Ele encontra alguém que já transborda.

E uma mulher que transborda não aceita migalhas.

Ela tem uma confiança serena, uma paz que não é abalada por perguntas como "quando ele vai chegar?" ou "por que fulana já casou e eu não?". Ela não compara sua história com a de ninguém, porque sabe que Deus escreve capítulos diferentes para cada uma.

E, mesmo que em alguns momentos o silêncio pareça longo demais, mesmo que o coração aperte, mesmo que a espera doa um pouco, ela se mantém firme.

Porque essa mulher já entendeu que Deus nunca chega atrasado.

E, por isso, ela descansa.

Ela vive, se alegra, se prepara. E, no tempo certo, sem precisar correr atrás, sem implorar, sem se anular, ela será encontrada. Mas, até lá, ela se torna cada vez mais forte, cada vez mais plena, cada vez mais... irresistível.

Uma mulher irresistível não tem medo de caminhar sozinha. Ela se sente confortável na sua própria companhia, vai ao cinema sozinha, se senta em uma cafeteria com um bom livro e encontra alegria até nas coisas simples do dia a dia. Ela é capaz de se conectar com os outros com facilidade, fazendo amizade com o garçom, sorrindo para as pessoas ao seu redor, sem precisar de companhia para se sentir completa. Ela se diverte com seus amigos, mas também com ela mesma, porque aprendeu a se valorizar e a aproveitar a própria companhia. A mulher irresistível é apaixonante, e seu sorriso, sua leveza e sua alegria têm o poder de cativar todos ao seu redor. Ela entende que conquistar é uma arte que deve ser cultivada a cada dia. Conquiste o lixeiro da sua rua com sua empatia, conquiste sua vizinha com um bolo quentinho, conquiste o mundo com seu brilho e sua presença.

Rute escolheu o caminho da lealdade, mesmo diante da dor da perda, mostrando que a verdadeira fidelidade vai além das circunstâncias. Assim é a mulher que caminha sozinha: suas escolhas não vêm do medo ou da carência, mas de uma fé inabalável naquele que guia seus passos. Ela pode estar fisicamente sozinha, mas nunca está desamparada espiritualmente, porque sabe que a presença de Deus é mais do que suficiente para preenchê-la.

Nos momentos de silêncio, ela encontra força e paz no Senhor, entendendo que cada etapa da sua jornada foi preparada por ele. Sua confiança não está nas pessoas ao seu redor, mas em um relacionamento profundo e constante consigo mesma. Ela sabe que o valor das relações não está na quantidade, mas na qualidade. Por isso, não busca preencher sua vida com companhias superficiais. Ela prefere a solidão a se envolver em vínculos que não acrescentem à sua essência ou que desviem seu olhar do propósito de Deus para ela.

A paz que ela encontra ao caminhar sozinha não é uma solidão amarga, mas uma confiança plena de que sua identidade e valor não dependem da aprovação dos outros. Ela entende que sua força, sua paz e seu propósito vêm de Deus, e, por isso, caminha com firmeza, sem medo da *solitude*. Longe de ser um fardo, o silêncio se torna um refúgio, no qual sua alma se acalma e sua sensibilidade espiritual se torna ainda mais aguçada.

Uma mulher barulhenta não é irresistível, ela se torna um incômodo. A mulher, para o homem, é um símbolo de paz, beleza e graciosidade. Perceba: uma mulher que anda pesada, carregando um peso emocional, transmite uma energia densa. Mas uma mulher que sorri e caminha leve parece flutuar, e isso atrai todos os olhares. Sua leveza é um reflexo da paz interior que ela carrega, e isso é, sem dúvida, um magnetismo poderoso.

A mulher que aprende a ouvir a voz de Deus descobre uma paz que vai além de qualquer circunstância. Ela não está em busca da aprovação dos outros, porque já encontrou a segurança de que precisa na presença divina. Mesmo quando o mundo não entende suas escolhas, ela descansa tranquila, sabendo que Deus a compreende completamente. Sua confiança se alicerça na promessa de que, apesar da incerteza do caminho, ele nunca a abandona.

"Confia no Senhor de todo o teu coração e não te apoies em teu próprio juízo. Pensa nele em tuas caminhadas e ele há de aplanar as tuas veredas" (Pr 3,5-6).

Essa verdade ressoa em seu ser, lembrando-a de que sua jornada não é guiada por respostas imediatas, mas pela fé no tempo perfeito de Deus. A mulher que vive com essa compreensão não se abala pelas adversidades, pois sabe que cada desafio é uma oportunidade para Deus revelar seu propósito de forma ainda mais grandiosa. Ela se mantém firme, sabendo que, no final, tudo faz parte de um plano maior, traçado pelo Criador.

A mulher irresistível entende que viver com propósito e identidade vai muito além de agradar os outros ou atender às expectativas alheias. Sua vida não é orientada pela necessidade de aceitação, mas pelo chamado divino que ecoa em seu coração. Quando ela escolhe seguir a vontade de Deus, mesmo que isso a leve por caminhos pouco compreendidos ou até impopulares, ela está exercendo uma confiança profunda na providência divina. Sua vida se torna uma expressão pura de fé e confiança, e essa é a verdadeira irresistibilidade.

A mulher irresistível sorri, porque ela carrega dentro de si sonhos, um futuro brilhante e promessas de Deus. Ela não anda olhando para o chão, pois tem a clareza de seu propósito e da direção que Deus traçou para ela. Ela olha nos olhos, com confiança e determinação, pois compreende o seu valor e a grandiosidade do plano que está sendo revelado em sua vida.

Só é possível ser irresistível quando se tem essa consciência interior, quando se sabe quem se é e qual a missão. Ela encontra a verdadeira liberdade ao viver conforme seu propósito, confiando que a direção divina será sempre fiel e perfeita, mesmo que o caminho às vezes pareça solitário.

A mulher que anda sozinha, mas sempre confiando em Deus, não se curva à necessidade de validação ou aprovação dos outros. Ela tem a certeza de que sua identidade e valor vêm exclusivamente do Criador, e é essa certeza que a mantém firme, mesmo diante de críticas ou incompreensões. Enquanto o mundo tenta moldá-la pelos padrões efêmeros da sociedade, ela escolhe seguir o que Deus revelou em seu coração, sem medo de ser quem é.

A história de Ester é um belo testemunho dessa confiança inabalável. Em um momento de grandes desafios, ela teve a coragem de arriscar tudo por um propósito que transcendia sua própria existência. Ela sabia que a direção de Deus para sua vida era mais importante do que qualquer opinião humana. Da mesma forma, a mulher que caminha com Deus tem a força de seguir a vontade dele, mesmo quando os outros não entendem ou desaprovam suas escolhas.

Mas essa confiança não significa apenas agir com determinação, mas também envolve rendição à soberania divina. A mulher que confia plenamente em Deus aprende que não se trata de controlar tudo ao seu redor, mas de se entregar ao único que conhece o fim desde o princípio. E essa rendição não é sinal de fraqueza, mas de profunda sabedoria. Ela entende que, ao permitir que Deus seja o líder de sua caminhada, experimenta uma paz que nenhuma tentativa de controle humano poderia proporcionar.

Em resumo: a mulher irresistível sorri com a alma, não caminha apressada, mas com leveza, como quem sabe o que quer e não tem pressa para chegar. Ela sabe como se vestir com elegância, sem precisar se expor ou gritar por atenção. Sua roupa fala sobre quem ela é, sem precisar de palavras. E a discrição? Ah, ela é mestra nisso. Não é que seja tímida, mas sabe o momento certo de brilhar e o momento de se retirar, sempre com graça e respeito pelos outros. Sua presença é como uma brisa suave que traz paz, mas também força. Ela sabe onde colocar limites, sabe quando dizer "não" sem culpa e entende que a ausência de alguns momentos só a torna mais desejada. Ela é focada no que realmente importa, organizando seu tempo, suas decisões e seus sonhos com uma clareza que só quem confia em Deus pode ter. A mulher irresistível não está sempre disponível, mas, sempre que aparece, deixa uma marca. Ela sabe fazer falta, e é esse mistério, essa energia, que faz com que todos que cruzam seu caminho sintam que sua vida se tornou melhor por tê-la conhecido.

Portanto, chega de conversa e vamos, no próximo capítulo, partir para a ação! Porque, no fim das contas, conhecimento sem prática não se transforma em sabedoria – vira só conteúdo acumulado. Vamos, juntas, portanto, fazer a diferença, porque na prática é onde a mágica acontece!

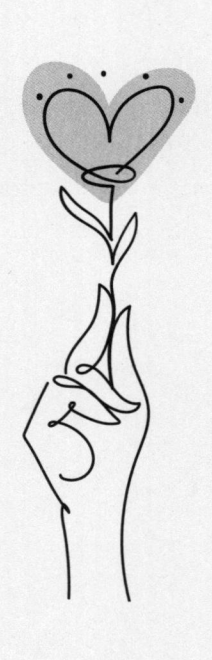

5
COMO SER IRRESISTÍVEL NA PRÁTICA

Maravilhosa, agora é hora de praticar!
Você já mergulhou em tantas verdades poderosas sobre ser uma mulher irresistível aos olhos de Deus, e agora é o momento de transformar tudo isso em ação. Eu estou superempolgada para fazer esse caminho com você! Vamos juntas transformar essa sabedoria em algo vivo, algo que transborde para a sua vida.

Então, respire fundo, pegue sua bebida preferida e venha comigo – agora é a hora de cuidar de você de verdade, de dentro para fora, com alegria e propósito!

CAFÉ CONSIGO MESMA: O ENCONTRO MAIS IMPORTANTE DO SEU DIA – VOCÊ E VOCÊ MESMA!

Minha querida, quando foi a última vez que você saiu para tomar um café sozinha e realmente se permitiu aproveitar o momento? Se a sua resposta foi "não lembro", é hora de mudar isso já! Sabe, não é sobre o café, o lugar ou as pessoas ao redor – é sobre você. É sobre se dar esse espaço para respirar, relaxar e apenas ser.

Escolha um lugar bonito, confortável, e peça sua bebida favorita, aquela que lhe aquece a alma. Leve um livro que a inspire, seu diário de orações, ou simplesmente deixe sua mente flutuar enquanto observa o movimento ao seu redor. Esse momento é mais que um simples café – é um encontro com você mesma e com Deus. Ao fazer isso, vai perceber o quão essencial é estar bem consigo mesma, e como esse simples ato é um lembrete de que sua alegria não vem das pessoas ou das circunstâncias, mas de dentro de você, da paz que Deus lhe dá.

Ah, e não se esqueça de se deliciar com o sabor dessa pausa, com a leveza desse tempo que você está dedicando para se conhecer e se fortalecer. Isso vai alimentar sua alma, e vai perceber como essa prática simples tem o poder de renovar suas energias e a deixar mais cheia de vida!

CAMINHADA NO PARQUE: UM RESPIRO PARA A ALMA E PARA O CORPO

Nada como sentir o sol aquecendo a pele e o vento bagunçando os cabelos, não é? E a natureza... Ah, ela tem esse poder de nos dar paz instantânea! Então, se jogue nessa caminhada no parque, sozinha, com tempo para você. Não leve fones de ouvido, nem tenha pressa de chegar a lugar nenhum. Deixe a tranquilidade da natureza entrar nos seus ouvidos, e, enquanto caminha, olhe ao redor, veja as pessoas, observe o movimento da vida.

Saia do mundo virtual, pois a vida real está acontecendo e você está perdendo! A oportunidade está no próximo passo, ali, bem diante de você. A vida não está só na sua tela, no seu círculo imediato – ela está acontecendo ali, no parque, nas ruas, nas pessoas ao seu redor. Não fique focada apenas nos próprios passos, mas se permita ver quem está ao seu redor. Um olhar discreto, mas atento. Olhe nos olhos das pessoas, um olhar rápido e gentil, sem encarar, apenas reconhecendo a beleza da diversidade humana. Isso também é ser irresistível! Você não precisa esperar que o *"boy* de Jesus" apareça do nada, se você não se permite ser vista. Então, ao caminhar, entre em contato com o mundo ao seu redor, se conecte com ele.

E, enquanto tudo isso acontece, aproveite para orar, agradecer e refletir sobre a bênção de estar onde você está, respirando, vivendo, com seu propósito em mente. Essa caminhada não é apenas para o corpo, mas também para a alma. E, olhe, ao cuidar de si, você também se abre para o que Deus tem preparado, que pode estar bem diante dos seus olhos.

REFINANDO SEU GUARDA-ROUPA: VISTA-SE COMO A MULHER INCRÍVEL QUE VOCÊ É

Diga adeus à bagunça e às peças que não representam mais a mulher que você está se tornando! Tire um tempo para organizar seu guarda-roupa e manter apenas aquilo que a faça se sentir linda, elegante e confiante.

Agora, um recado importante: pare de separar "roupa velha" para ficar em casa! Quem disse que estar em casa significa estar desarrumada? Você merece se sentir bonita todos os dias, independentemente de ter alguém para ver ou não. Afinal, a primeira pessoa que deve se admirar no espelho é você mesma!

Ficar em casa não é desculpa para vestir roupas desbotadas e sem graça. Separe peças confortáveis, sim, mas que a façam se sentir feminina, arrumada e bem cuidada. Use um vestido leve, um conjunto bonito, um robe elegante. Você não precisa de uma ocasião especial para se sentir linda – o simples fato de ser você já é motivo suficiente!

Escolha roupas que reflitam sua identidade e o valor que Deus colocou em você. Um vestido delicado, um *look* de alfaiataria que realce suas curvas, acessórios que a façam brilhar... Se vista como a filha do Rei que você é!

E, se estiver precisando de uma ajudinha extra para encontrar peças que realmente falem com seu estilo, que tal buscar uma consultora de imagem? Ela pode ajudá-la a refinar seu guarda-roupa sem precisar gastar muito, escolhendo peças que a representem de verdade e tragam mais leveza à sua vida!

DORMIR BONITA: PORQUE VOCÊ MERECE SE SENTIR ESPECIAL SEMPRE

Minha linda, já parou para pensar que a primeira pessoa que você vê ao acordar é você mesma? Então, por que não se presentear com um momento especial também ao se deitar? O que você escolhe para vestir ao dormir pode impactar diretamente na forma como se sente consigo mesma. Criar um ritual noturno de beleza e bem-estar não é só sobre vaidade, mas também sobre como se valorizar e cuidar de si, e isso se reflete em tudo na sua vida.

E aqui vai um recado direto, sem rodeios, porque você sabe que eu sou a amiga que fala a verdade: chega de dormir com aquela roupa íntima feia e aquele pijama desleixado que já perdeu até a cor original! Não, querida! Sua intimidade é sagrada, e você merece o melhor. Jogue fora aquela *lingerie* que já não tem mais nem forma, e também aquelas roupas de dormir que já não fazem nem sentido. Você é uma mulher incrível e precisa se lembrar disso até no momento mais íntimo do dia – ao se deitar!

O que você veste para dormir não é para agradar ninguém, mas para você mesma. E é justamente isso que torna tudo mais especial! Escolha uma camisola bonita, um pijama confortável e elegante, uma *lingerie* delicada... Algo que a faça se sentir poderosa, sensual e tranquila, como se o próprio universo conspirasse a seu favor para que tenha o descanso merecido!

E não pense que isso é só sobre luxo ou vaidade excessiva, ok? Não estamos falando de exibição ou aparência para os outros. Estamos falando de você se dar o respeito e o carinho que merece. Quando você escolhe algo bonito para dormir, está se dizendo, no fundo: "Eu mereço me sentir maravilhosa, até no momento em que estou sozinha, quando ninguém está olhando". Não é apenas sobre como você se vê, mas sobre como se valoriza. Você é filha do Rei, e tudo em você, até seus momentos mais privados, deve refletir essa verdade.

Da próxima vez que for escolher o que vestir para dormir, lembre-se disso: você merece o melhor! E, se quiser, por que não se permitir um capricho de vez em quando? Imagine acordar sentindo-se linda, porque escolheu se tratar com o carinho que merece na hora de descansar! Eu lhe garanto: esse ritual de autovalorização vai deixá-la mais leve, feliz e com muito mais energia para brilhar no dia seguinte!

CRIANDO UM CANTINHO DE ORAÇÃO: SEU REFÚGIO ESPIRITUAL DENTRO DE CASA

Minha querida, que tal ter um espaço só seu para aqueles momentos em que seu coração anseia por silêncio, paz e a doce presença de Deus? Não precisa ser nada extravagante, mas deve ser um lugar que, assim que você olhar, sua alma sinta um abraço; um refúgio dentro do seu lar, um pedacinho do céu onde possa se desligar do mundo e se conectar com o Pai.

Pode ser um cantinho no seu quarto, uma poltrona aconchegante ao lado da janela ou até um espaço simples com uma mesinha, sua Bíblia aberta, um caderno de orações e uma vela perfumada que a envolva em uma atmosfera de calma e espiritualidade. Se quiser, acrescente uma imagem ou um crucifixo, algo que a ajude a lembrar que esse é um espaço sagrado dentro do seu dia a dia.

E aqui vai um segredo: esse lugar vai se tornar seu refúgio. Sempre que o mundo parecer barulhento demais, sempre que seu coração estiver inquieto ou quando sentir vontade de apenas agradecer, vá até ali, sente-se, respire fundo e permita que sua alma descanse nos braços de Deus.

Esse não será apenas um cantinho da sua casa, mas um cantinho da sua alma. O lugar onde você aprenderá a confiar, a se fortalecer, a silenciar as dúvidas e a ouvir a voz daquele que a ama infinitamente. Que privilégio ter um espaço assim, não é? Então, prepare esse cantinho com carinho, porque Deus já está esperando para encontrá-la lá!

DESENVOLVENDO UM *HOBBY* QUE FAÇA SEU CORAÇÃO VIBRAR

Maravilhosa, quando foi a última vez que fez algo só por prazer, sem nenhuma cobrança, sem metas, sem a necessidade de ser "produtiva"? Muitas vezes, nos envolvemos tanto com as responsabilidades do dia a dia que nos esquecemos de nos presentear com momentos de leveza e criatividade. Mas aqui vai um segredo: uma mulher irresistível é aquela que se permite explorar, se encantar e se divertir!

E se, em vez de apenas admirar quem toca piano, você tentasse aprender? E se, em vez de suspirar vendo vídeos de dança, você se arriscasse em uma aula? Ou quem sabe testar aquela receita que sempre achou bonita no Instagram, pintar um quadro mesmo sem ser artista, começar a escrever sem a obrigação de ser perfeita? A vida não é só sobre obrigações, mas também sobre descobertas e pequenas alegrias.

E olhe, não vale aquela desculpa: "Ah, mas eu não levo jeito pra isso". Ninguém nasce sabendo! O importante não é o resultado, mas o processo – aquele friozinho na barriga ao tentar algo novo, a risada gostosa quando algo dá errado e a satisfação quando, de repente, você percebe que está melhorando.

Lembre-se: desafios não são ameaças, são oportunidades de crescimento. A mulher irresistível não teme o desconhecido, mas confia que Deus caminha ao seu lado e que toda experiência pode trazer um aprendizado valioso. Então, que tal sair da rotina e dar uma chance a algo novo? Pode ser que, no meio desse caminho, você descubra um talento adormecido ou simplesmente encontre um refúgio de felicidade no meio da correria da vida. Seja como for, vale a pena!

Então, "bora" começar? Escolha um *hobby* e mergulhe de cabeça!

PRATICANDO O SILÊNCIO E CULTIVANDO A PAZ INTERIOR

O mundo nunca esteve tão barulhento. São notificações sem fim, opiniões que ninguém pediu, cobranças disfarçadas de conselhos... É tanta informação que, quando percebemos, estamos esgotadas, sem nem saber direito o porquê. Mas aqui está um segredo precioso: a mulher irresistível não se deixa levar por esse turbilhão. Ela entende que o silêncio não é um vazio incômodo, mas um refúgio sagrado.

Estar só não significa solidão, significa presença. Significa ter coragem de se ouvir, de mergulhar dentro da própria alma sem medo do que vai encontrar. No silêncio, a mente desacelera, o coração se organiza e Deus fala de forma mais clara.

Que tal transformar isso em um hábito? Separe momentos para estar consigo mesma, sem distrações. Pode ser uma caminhada tranquila, um café saboreado devagar, alguns minutos respirando fundo antes de dormir, um banho tomado sem pressa ou aquele tempinho especial de oração. No início, pode parecer desconfortável, mas, com o tempo, você vai perceber que essa paz silenciosa se torna indispensável.

A mulher irresistível não precisa de ruído constante para se sentir viva. Ela encontra força na quietude, porque sabe que a voz mais importante a ser ouvida não vem do mundo, mas de dentro dela – e, acima de tudo, de Deus.

ESCREVA UMA CARTA DE GRATIDÃO, AUTOPERDÃO E VISÃO DE FUTURO

Minha querida, quando foi a última vez que você se escreveu uma carta cheia de amor? Não uma lista de tarefas ou cobranças, mas uma carta sincera, vinda do fundo do coração, como se estivesse falando com a sua melhor amiga? Pois hoje é o dia de fazer isso!

Pegue um papel bonito, um caderno especial ou simplesmente algo onde possa colocar suas palavras com carinho. Acenda uma vela, faça um chá, crie um ambiente acolhedor... Esse é um momento só seu. Escrever para si mesma é um ato poderoso – um encontro íntimo entre quem você é hoje e a mulher maravilhosa que deseja se tornar.

- Primeiro, expresse gratidão. Olhe para trás e reconheça o quanto você já caminhou. Agradeça a Deus pelos aprendizados, pelas pessoas que passaram pela sua vida e até mesmo pelos desafios que a tornaram mais forte. Acolha sua história com carinho, sem julgamentos. Tudo que viveu, bom ou ruim, fez de você a mulher que é hoje.
- Depois, pratique o autoperdão. Sim, minha linda, essa parte é essencial. Pegue aqueles erros que ainda pesam no seu coração, aqueles momentos que você revira na cabeça, pensando: "Eu poderia ter feito diferente", e olhe para eles com compreensão. O que aprendeu? Como essas falhas moldaram uma versão mais sábia de você? Lembre-se: Deus já a perdoou.

Agora, você precisa fazer o mesmo. Segurar o peso do passado só a impede de avançar. Liberte-se!

- Por fim, sonhe. Onde quer estar nos próximos três anos? O que deseja conquistar? Como imagina a mulher que você está se tornando? Seja ousada, mas também realista ao traçar passos concretos para chegar lá. Pequenas ações diárias fazem uma grande diferença ao longo do tempo.

E aqui vai um detalhe especial: quando terminar essa carta, guarde-a em um lugar seguro. Leia-a sempre que precisar lembrar-se da sua força, da sua jornada e da visão linda que Deus colocou no seu coração. E, quem sabe... da próxima vez que abrir essa carta, você já terá realizado muito mais do que imaginava?

A mulher irresistível é aquela que sabe de onde veio, aceita sua história e avança com coragem para o futuro. Então escreva, sonhe e confie – o melhor ainda está por vir!

CRIANDO UM AMBIENTE ACONCHEGANTE AO SEU REDOR

Minha linda, já percebeu como estar em um ambiente bonito e organizado muda completamente o nosso humor? A sua casa é o seu refúgio, o seu santuário particular, o lugar onde você recarrega as energias e se reconecta consigo mesma. Por isso, transforme esse espaço em uma verdadeira extensão da mulher incrível que você é!

Comece eliminando tudo o que não a representa mais: objetos quebrados, roupas que não usa há anos, lembranças que trazem mais peso do que alegria... Tchau, obrigada, próximo! Sua casa deve ter espaço apenas para aquilo que soma, que a faça sorrir e que reflita a sua essência.

Agora, vamos deixar tudo mais aconchegante? Pequenos detalhes fazem toda diferença: uma manta fofa no sofá, uma vela perfumada, flores frescas na mesa... E que tal colocar uma *playlist* tranquila enquanto organiza seu cantinho? Isso transforma qualquer faxina em um momento de autocuidado.

E aqui vai um segredo: sua casa deve contar a sua história. Fotos das suas conquistas, bilhetinhos inspiradores, objetos que lhe tragam boas lembranças... Tudo isso fortalece sua identidade e a lembra, todos os dias, do quão longe já chegou.

Ah, e o quarto? Se esse é o seu lugar de descanso e renovação, faça dele um verdadeiro templo de paz. Nada de acumular bagunça! Aposte em roupas de cama que a façam se sentir em um hotel cinco estrelas, uma iluminação aconchegante e um cheirinho gostoso para embalar seus sonhos. Você merece dormir e acordar se sentindo uma rainha!

Criar um ambiente harmonioso não é só questão de decoração, mas é um ato de amor-próprio. Uma casa que transmite paz e bem-estar se torna um escudo contra a negatividade do mundo lá fora. Então cuide do seu espaço com carinho, porque ele também cuida de você.

CUIDANDO DA APARÊNCIA COM CARINHO E MODERAÇÃO

Minha querida, cuidar de si mesma vai muito além da estética: é um ato de amor, respeito e gratidão pelo templo que Deus lhe deu. Então, que tal transformar seus momentos de autocuidado em verdadeiros rituais de bem-estar?

Comece pelo banho. Nada de entrar no chuveiro no modo automático! Sinta a água escorrendo pela pele como um abraço renovador, deixando o dia pesado ir ralo abaixo. Use um sabonete cheiroso, faça aquela esfoliação gostosa e sinta o carinho desse momento só seu. Ao sair, passe um creme hidratante, cuide do seu cabelo, invista em pequenos gestos que reforcem o quanto você merece ser bem tratada.

Agora, vamos falar sobre beleza sem exageros. Assim como Deus cuida dos mínimos detalhes da criação, você também pode cuidar dos detalhes que realçam sua essência. Isso não significa seguir padrões inalcançáveis ou viver refém de maquiagem e procedimentos. Pelo contrário! Significa conhecer e valorizar sua identidade única, aquele brilho especial que só você tem.

E aqui vai um conselho de amiga: pare de se olhar no espelho procurando defeitos. Comece a enxergar suas qualidades, o que a torna especial. Seus olhos? Seu sorriso? O jeito que sua expressão muda quando você fala sobre algo que ama? Isso sim é beleza real!

Mas, se há algo que pode ajudá-la a realçar ainda mais sua beleza natural, por que não aprender? Que tal investir em um *curso de automaquiagem*? Você pode descobrir técnicas simples para valorizar seus traços, encontrar os produtos certos para sua pele e, de quebra, aumentar sua autoestima. Afinal, saber realçar o que já tem de lindo é uma forma de carinho consigo mesma. E o melhor? Não precisa gastar fortunas nem parecer outra pessoa – o objetivo é que se sinta ainda mais bonita sendo você mesma!

Cuidar-se porque você se ama, e não porque precisa da validação de alguém: esse é o segredo. Quando se sente bem consigo mesma, isso transborda! A verdadeira beleza vem da confiança, da paz interior e da certeza de que você é maravilhosa do jeito que Deus a criou.

Agora que tem todas essas práticas em mãos, que tal colocar em ação? Escolha um desses hábitos e comece hoje mesmo. Pequenos passos diários criam transformações gigantescas. E lembre-se: você já é irresistível, só precisa se enxergar assim!

Você é única, você é especial, você é incrível!

MODE
irresistível
ON

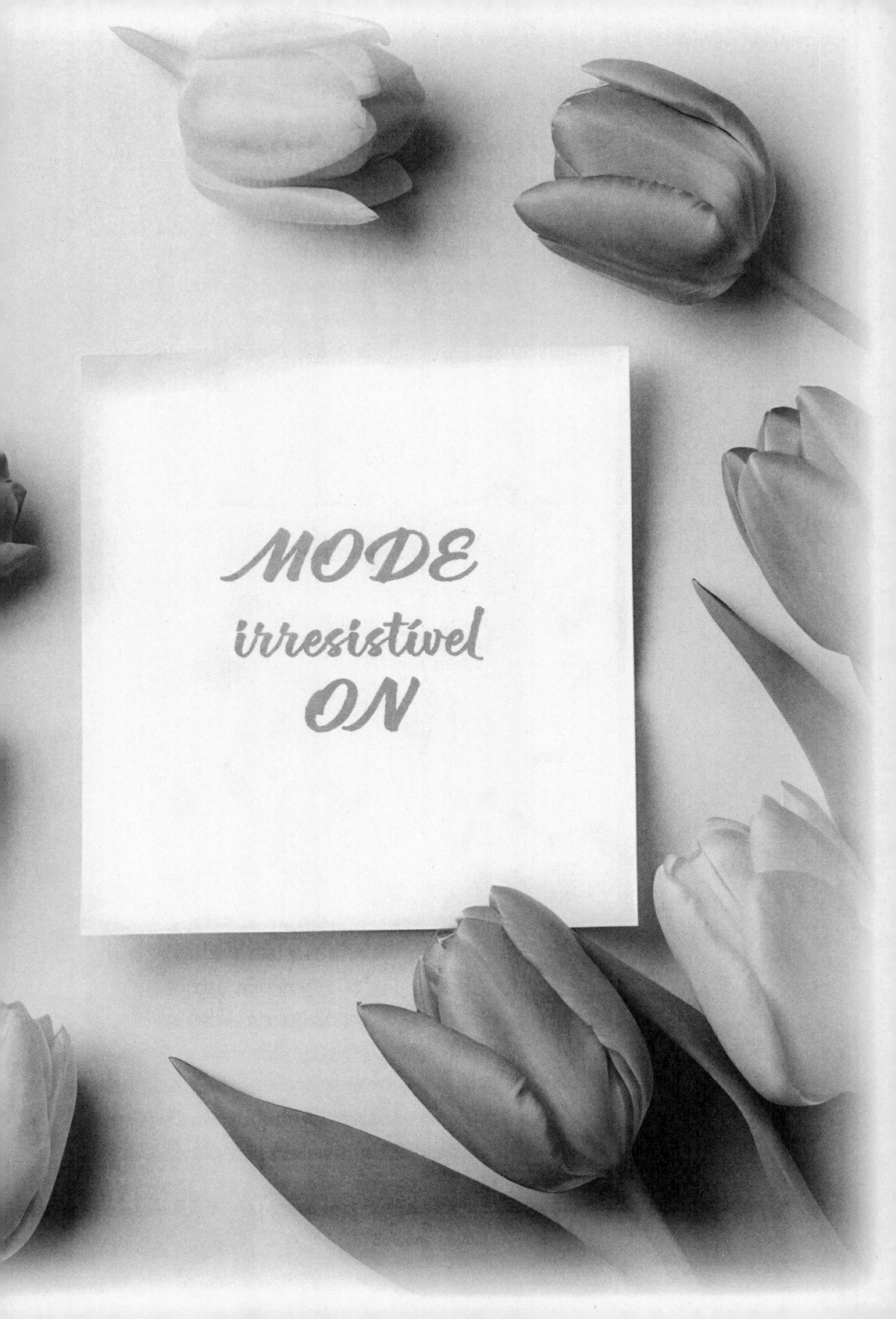

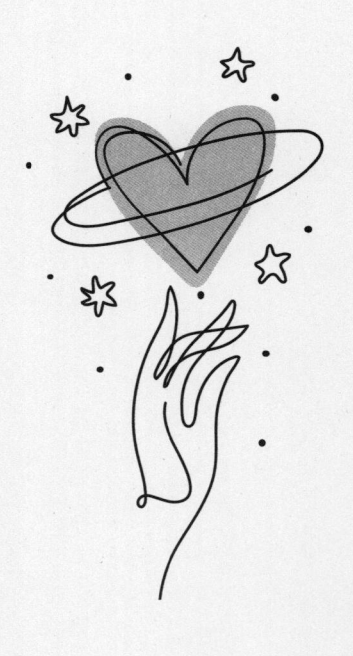

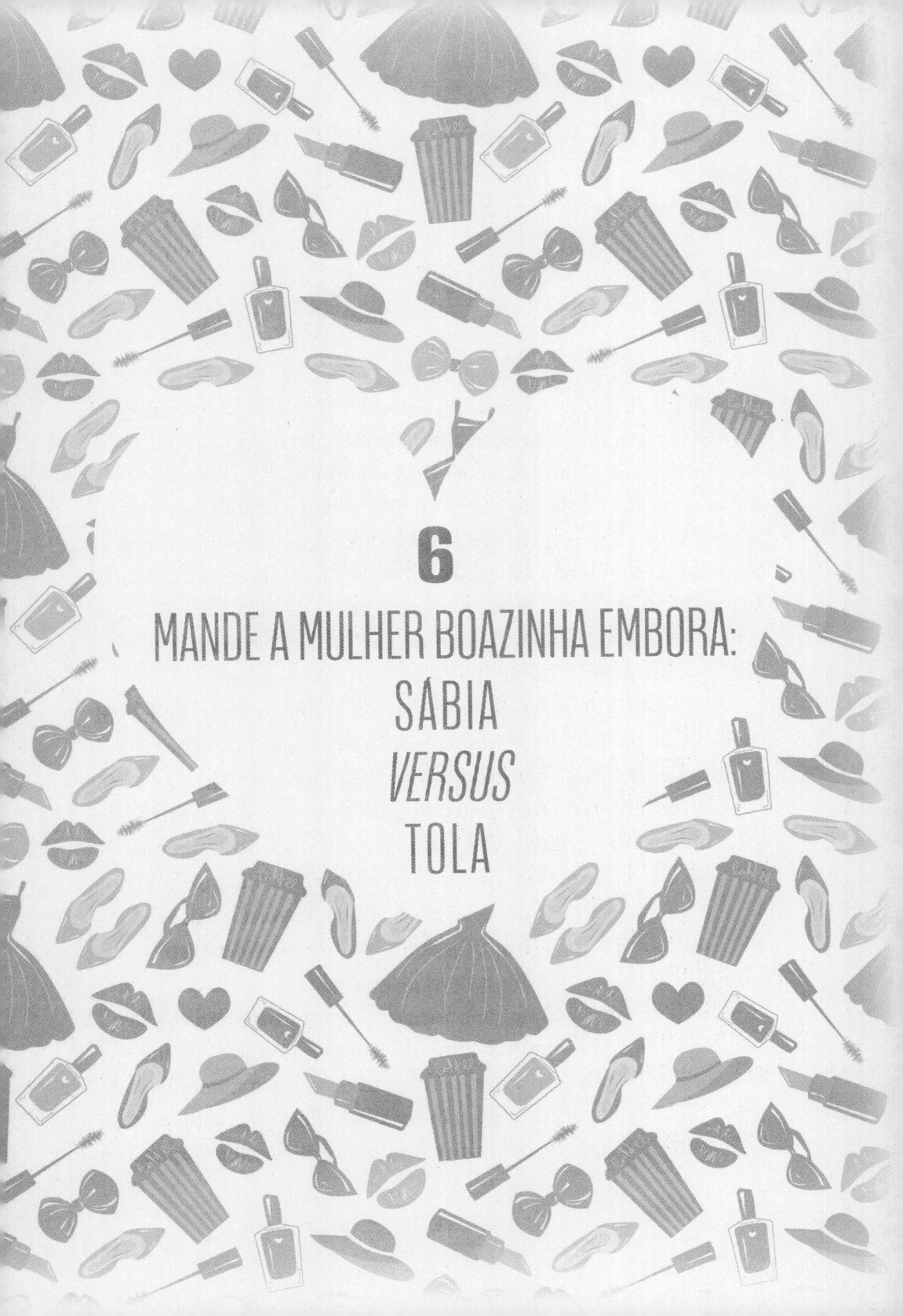

6
MANDE A MULHER BOAZINHA EMBORA: SÁBIA *VERSUS* TOLA

Agora que ligamos o modo irresistível, existem algumas características que precisamos abandonar para deixarmos de ser tolas e nos tornarmos a mulher sábia de Provérbios 31. Quantas vezes você já se pegou tentando ser a mulher perfeita, aquela que nunca desagrada, que sempre resolve tudo e que carrega nos ombros responsabilidades que não são suas? Talvez você tenha se acostumado a se moldar ao que os outros esperam de você, acreditando que isso a faz mais amada, mais aceita e mais digna. Mas ser "boazinha" demais pode ser uma grande armadilha.

Ser bondosa é maravilhoso, mas ser uma mulher que vive refém dos próprios vícios emocionais é algo que nos aprisiona e nos impede de fazer boas escolhas nos relacionamentos. Quantas vezes você deixou passar sinais de alerta porque não queria parecer "chata" ou "exigente"? Quantas vezes aceitou migalhas de atenção e afeto porque queria ser compreensiva e paciente? O problema é que, ao agir assim, você não está construindo um relacionamento maduro, mas sim reforçando padrões de dependência e desequilíbrio.

A mulher sábia é atraente porque sabe se posicionar e não carrega pesos que não lhe pertencem. Ela compreende seu papel e sua identidade, sabendo ser filha na hora certa, sem assumir papéis de apego emocional exagerado com os pais. Ela é independente e emocionalmente inteligente, compreendendo que amor não é sinônimo de dependência e que seu valor não está atrelado à necessidade de ser essencial para todos.

Essa mulher não tem medo do "não", pois entende que a recusa não define sua identidade. Ela também não teme errar, pois sabe que cada erro traz um aprendizado valioso. Ao contrário da "boazinha", que transforma cada frustração em uma casca dura, impedindo-se de viver por medo da rejeição, a mulher sábia acolhe suas experiências e as usa para crescer.

Já a mulher "boazinha" é cheia de vícios emocionais que a impedem de fazer escolhas acertadas. Suas emoções e reações têm sido o norte de tudo aquilo que faz, e isso é perigoso. Se queremos ser mulheres que escolhem e também se permitem ser escolhidas, precisamos desenvolver a racionalidade em nossas reações, equilibrando emoção e razão para tomar decisões mais assertivas.

Por isso, hoje eu a convido a mandar essa "boazinha" embora! Vamos juntas entender os seis vícios emocionais que nos mantêm presas e aprender como nos libertar de cada um deles.

O VÍCIO DA APROVAÇÃO

A "boazinha" busca agradar a todos. Vive em constante busca por aprovação, tem medo de desagradar e sofre quando percebe que não é suficiente para todos. O problema disso? É desgastante! Nunca será possível agradar a todos, e, mais do que isso, essa necessidade constante de validação faz com que você perca sua autenticidade.

Quando buscamos aprovação excessiva, colocamo-nos em uma posição vulnerável emocionalmente, permitindo que os outros ditem nossas escolhas e nosso valor. Aceitamos relações que não nos fazem bem apenas para evitar o julgamento alheio. Mas qual o preço disso? A perda de si mesma.

Como se libertar?

Primeiro, é essencial compreender que o seu valor não está na opinião dos outros, mas naquilo que você é e no que constrói para si mesma. Comece a dizer "não" de maneira gradual. No início, isso pode soar estranho, mas, acredite, logo sentirá a satisfação e o orgulho de si mesma.

O equilíbrio é o ponto-chave! O seu "não" não precisa justificar-se ou ter um porquê. Caso contrário, você pode se tornar uma pessoa amarga e difícil de lidar.

Faça o seu "sim" ser precioso, seletivo, e dado na hora certa, pelos motivos certos e para as pessoas certas. Por exemplo, imagine um funcionário contratado para uma função específica, mas que se sente pressionado a ajudar a todos e acaba acumulando tarefas extras para agradar. No final, ele acaba negligenciando suas responsabilidades originais e se tornando ineficiente.

Portanto, pratique a autonomia emocional. Tome decisões baseadas no que é melhor para você, não apenas no que fará com que os outros a aceitem. A verdadeira segurança vem de dentro. Quanto mais você confia em quem é e no que deseja, menos precisará de validação externa.

Liberte-se dessa prisão e comece a se priorizar.

O VÍCIO DE RESOLVER TUDO

A "boazinha" sente que precisa dar conta de tudo. Ela se responsabiliza pelos problemas dos outros, carrega fardos que não são seus e se desespera quando algo foge do controle. Se você se encaixa aqui, é importante lembrar: você não é Deus!

Por mais que sua intenção seja boa, assumir responsabilidades alheias pode ser um peso insustentável. Você não pode salvar todo mundo, e essa necessidade de resolver tudo pode levá-la à exaustão, à frustração e até mesmo ao ressentimento. Além disso, quando assume o que não lhe cabe, impede que o outro amadureça e aprenda com as próprias experiências.

Como se libertar?

Aprenda a diferenciar ajudar de assumir o problema do outro. Existem situações em que podemos apoiar, aconselhar ou incentivar, mas cada pessoa tem a própria jornada e precisa lidar com as consequências de suas escolhas.

Pratique o desapego emocional. Nem tudo está sob seu controle – e está tudo bem! Comece delegando pequenas coisas, confiando mais nos outros e entendendo que nem sempre as coisas sairão do jeito que você gostaria.

Soltar o que não é seu não significa ser indiferente, mas sim cuidar de si mesma e respeitar os limites do que realmente lhe pertence. Sua paz vale mais do que o desejo de consertar o mundo.

O VÍCIO DA CULPA

A culpa é uma das correntes mais pesadas que a "boazinha" carrega. Se algo dá errado, ela se culpa. Se não consegue atender a todas as expectativas, se culpa. Se precisa dizer "não", a culpa aparece. Ela sente culpa até por descansar, por tirar um tempo para si, por se priorizar. É como se sempre devesse estar fazendo algo pelos outros para se sentir digna de amor e reconhecimento.

Mas preste atenção: culpa não é sinônimo de responsabilidade! Carregar o peso do mundo nos ombros não a torna mais amorosa, mas apenas mais cansada e sobrecarregada. Sim, precisamos reconhecer nossos erros e aprender com eles, mas isso não significa viver se punindo por tudo.

Jesus já nos libertou do peso excessivo que não devemos carregar. Quando nos apegamos à culpa, nos esquecemos da graça e do perdão que Deus nos oferece. Descansar, cuidar de si mesma e estabelecer limites não é egoísmo, mas sim maturidade e autocompaixão.

Como se libertar?

Entenda que errar faz parte da caminhada e que você não precisa ser perfeita para ser digna de amor e respeito. Ao invés de se afundar na culpa, pergunte-se: "O que eu posso aprender com isso?" e "Como posso agir diferente da próxima vez?". Transforme a culpa em crescimento, não em autopunição.

Além disso, lembre-se de que um "não" necessário não faz de você uma pessoa ruim. Colocar-se como prioridade em alguns momentos não é luxo, é necessidade. Você não pode dar o seu melhor para os outros se estiver exausta e emocionalmente esgotada.

Liberte-se dessa prisão emocional e abrace a leveza de viver sem a necessidade constante de se culpar. Descansar também é parte da missão. Deus a chama para a liberdade, não para o fardo da autossabotagem.

O VÍCIO DA PERFEIÇÃO E DO CONTROLE

A "boazinha" quer que tudo saia perfeito. Ela acredita que, se controlar cada detalhe, poderá evitar sofrimentos, falhas e frustrações. Mas a verdade é que o perfeccionismo é uma prisão.

Essa busca constante pela perfeição a impede de agir, a faz perder tempo e energia com detalhes irrelevantes e a torna ansiosa. Além disso, quanto mais você tenta controlar tudo, mais frustrada se sente quando as coisas não saem como esperado.

O problema do perfeccionismo é que ele parte da ilusão de que o controle traz segurança. Mas a vida é feita de imprevistos, e tentar evitar qualquer erro ou decepção só a leva ao esgotamento.

Como se libertar?

Aceite que você faz o seu melhor, mas que Deus está no controle. Isso não significa ser displicente ou não buscar a excelência, mas sim entender que algumas coisas fogem do seu alcance e está tudo bem.

Aprenda a agir mesmo sem sentir que tudo está "perfeito". Feito é melhor que perfeito. A perfeição paralisa, enquanto a ação transforma.

Soltar o controle não é sinônimo de fraqueza, mas de confiança. Confiança em Deus, no seu processo e na sua capacidade de lidar com os desafios da vida sem a necessidade de garantir que tudo saia exatamente como imaginou.

O VÍCIO DO FAZER

A "boazinha" acha que precisa estar sempre ocupada, sempre produzindo. Mas o problema vai além da simples necessidade de estar ativa: ela acostumou a ser amada pela sua utilidade, e não por quem é.

Desde cedo, ela aprendeu que, para receber carinho, reconhecimento e aceitação, precisava fazer algo: ser prestativa, ser a amiga que resolve tudo, ser a que está sempre pronta para ajudar. Com o tempo, ela internalizou a crença de que só merece amor quando está servindo de alguma forma. E é aí que mora o perigo.

Na tentativa de ser "importante" para os outros, a boazinha vira arroz de festa. Ela quer estar presente em tudo, se oferecer para tudo, participar de tudo, porque sente que, se não estiver ativa e disponível, será esquecida. No fundo, o que ela realmente teme não é o ócio, mas a rejeição.

Só que essa lógica é cruel. Quem a ama de verdade, ama pelo que você é – não pelo que faz. Se você sente que precisa estar sempre provando seu valor por meio de ações, tarefas e favores, então há algo desalinhado dentro de você.

Preste muita atenção: seu valor não está na sua produtividade!

Vivemos em uma sociedade que glorifica a correria, mas Deus nos ensina que o descanso também é sagrado. Ele mesmo, após a criação, descansou (Gn 2,2). Quando ignoramos essa necessidade, acabamos exaustas, sobrecarregadas e sem tempo para o que realmente importa. Parar não é perder tempo. Saber a hora de parar é sinal de maturidade.

Como se libertar?

Aprenda a fazer *falta*.

Aprenda a equilibrar ação e pausa. Trabalhar, servir e realizar são importantes, mas não podem definir sua identidade. Sua identidade está em quem você é em Deus, não na sua agenda lotada.

Permita-se descansar sem culpa. Respeite seus limites, reconheça que não precisa fazer tudo sozinha e que nem tudo precisa ser feito agora, nem por você. O mundo não vai desmoronar se você tirar um tempo para respirar.

Agora que já reconheceu esses vícios emocionais, talvez esteja pensando: "Tá, mas, Adrielle... o que esses meus comportamentos têm a ver com escolher certo? O que isso impacta no relacionamento que estou iniciando? Ou até mesmo na minha dificuldade de atrair um relacionamento de valor?".

Calma, amiga! Eu sei que, à primeira vista, pode parecer que uma coisa não tem nada a ver com a outra. Mas segure na minha mão e venha comigo, porque você vai se surpreender com o quanto esses vícios podem estar sabotando suas escolhas, afastando homens de valor e minando seus relacionamentos antes mesmo de começarem.

COMO ESSES VÍCIOS ATRAPALHAM SEUS RELACIONAMENTOS PRESENTES E FUTUROS?

Agora, imagine a cena: você finalmente encontra o seu *"boy* de Jesus"! Ele é maduro, inteligente, lindo, um homem de caráter e fé, com os valores que você sempre priorizou. Parece até um sonho! Mas… e se você entrar nessa relação carregando esses seis vícios emocionais? Será que esse relacionamento vai florescer ou se tornar um campo minado emocional?

A verdade é que esses padrões não apenas dificultam a escolha de um bom relacionamento, como também desgastam a relação quando ela acontece. E, muitas vezes, sem perceber, você mesma pode estar afastando os homens de valor antes mesmo que as coisas comecem. Quer entender por quê? Vamos lá!

O vício da aprovação: quando o medo de desagradar a faz perder a autenticidade

Durante a fase da conquista, um homem maduro não busca uma mulher que diz "sim" para tudo. Pelo contrário! Ele quer uma parceira que tenha opinião própria, que saiba o que quer e que tenha coragem de se posicionar. Mas, se você sofre com o vício da aprovação, acaba se moldando para agradar.

Você diz que ama futebol só porque ele gosta. Você ri das piadas sem graça para não parecer mal-humorada. Você evita expressar discordância para não correr o risco de afastá-lo. E sabe o que acontece? Você perde sua autenticidade.

Os homens percebem isso rápido! E um homem de alto valor não quer uma mulher que vive na sombra dele, mas sim alguém que seja inteira, segura de si e que tenha a própria personalidade. Se você entra em um relacionamento tentando desesperadamente ser "a perfeita", não atrai... cansa.

O vício de resolver tudo: quando você vira a "mãezona" do namorado

Esse é um erro clássico! Você quer tanto ser prestativa, mostrar que se importa, que acaba assumindo um papel que não deveria. Você o lembra das coisas que ele precisa fazer, resolve problemas por ele, organiza a vida dele... e, sem perceber, vira uma espécie de mãezona.

E, vamos combinar, nenhum homem quer namorar a própria mãe! Se você assume responsabilidades que não são suas, sufoca, tira o espaço dele de agir e, pior, cria um relacionamento em que ele se acomoda e você se sobrecarrega. O resultado? Você se sente exausta e não recebe reciprocidade.

Relacionamento saudável é parceria, não adoção!

O vício da culpa: quando você se sente errada até por ser amada

O vício da culpa faz com que você sinta que nunca está fazendo o suficiente. Se ele a trata bem, você se pergunta: "Será que eu mereço isso?". Se ele faz algo por você, você sente que precisa retribuir imediatamente para não ficar "devendo". Você até sente culpa por estar feliz, como se precisasse justificar sua alegria.

E sabe o que acontece? Esse peso emocional constante cansa o outro. Um homem seguro quer uma mulher que saiba receber amor sem sentir que precisa compensar. Se você se sente culpada por se priorizar, por descansar, por dizer "não", a relação vira um ciclo de desgaste emocional.

O vício da perfeição e do controle: quando você exige demais e nunca está satisfeita

A boazinha perfeccionista quer um relacionamento perfeito, sem erros, sem falhas, sem conflitos. Ela quer ter controle sobre tudo: o que ele faz, como ele age, como ele responde às mensagens, como ele expressa amor... e, no fim, o relacionamento vira uma pressão constante.

Só que homens de alto valor não querem viver sob vigilância! Se você tenta controlar tudo para evitar frustrações, sufoca o relacionamento. E, ironicamente, quanto mais você tenta garantir que tudo saia como idealizou, mais distante da felicidade real fica.

Relacionamentos não são roteiros perfeitos. São jornadas vivas, com erros, ajustes e aprendizados. Quando você solta o controle e confia, o amor flui de forma muito mais natural e leve.

O vício do fazer: quando você está sempre ocupada e esquece de viver o amor

Se você acha que precisa estar sempre ocupada, sempre produzindo, sempre resolvendo algo, como vai ter tempo para um relacionamento saudável? Um homem de alto valor não quer competir com a sua agenda lotada. Ele quer alguém que tenha espaço emocional para se conectar, para viver momentos leves, para construir intimidade.

Se você não sabe parar, desacelerar e aproveitar o presente, sua relação vira um eterno *checklist*. Você sempre sente que precisa fazer algo a mais antes de realmente se permitir curtir a relação. E, quando você percebe, *o amor ficou em segundo plano*.

E NO TEMPO DO FLERTE? O PERIGO DE SER "DISPONÍVEL DEMAIS"

Esses vícios não atrapalham apenas dentro do relacionamento – eles já afastam os homens antes mesmo de a relação começar!

No tempo do flerte, a boazinha se mostra sempre disponível. Se ele chama, ela vai. Se ele manda mensagem, ela responde em segundos. Se ele demora para responder, ela já se preocupa em não ter agradado. Ela está sempre ali, acessível demais.

Mas a verdade é que os homens valorizam aquilo que percebem como especial e único. Se você está sempre 100% disponível, sem limites, sem pausas, sem se priorizar, ele pode perder o interesse. Não porque os homens gostam de "joguinhos", mas porque eles se encantam por mulheres que têm vida própria, que sabem se valorizar e que não estão desesperadas por atenção.

E AGORA?
COMO SE LIBERTAR DESSES VÍCIOS
E ATRAIR O AMOR CERTO?

O primeiro passo é tomar consciência. Perceber como esses padrões aparecem no seu dia a dia e como impactam seus relacionamentos. Depois, é preciso agir para mudar, combatendo essas crenças com a verdade da Palavra de Deus, com autoconhecimento e com uma nova postura diante da vida e do amor.

Você não precisa ser a boazinha que agrada a todos, que resolve tudo, que nunca erra, que nunca descansa. Você pode ser uma mulher forte, equilibrada, autêntica e confiante – e isso atrai o amor certo e constrói um relacionamento sólido e saudável.

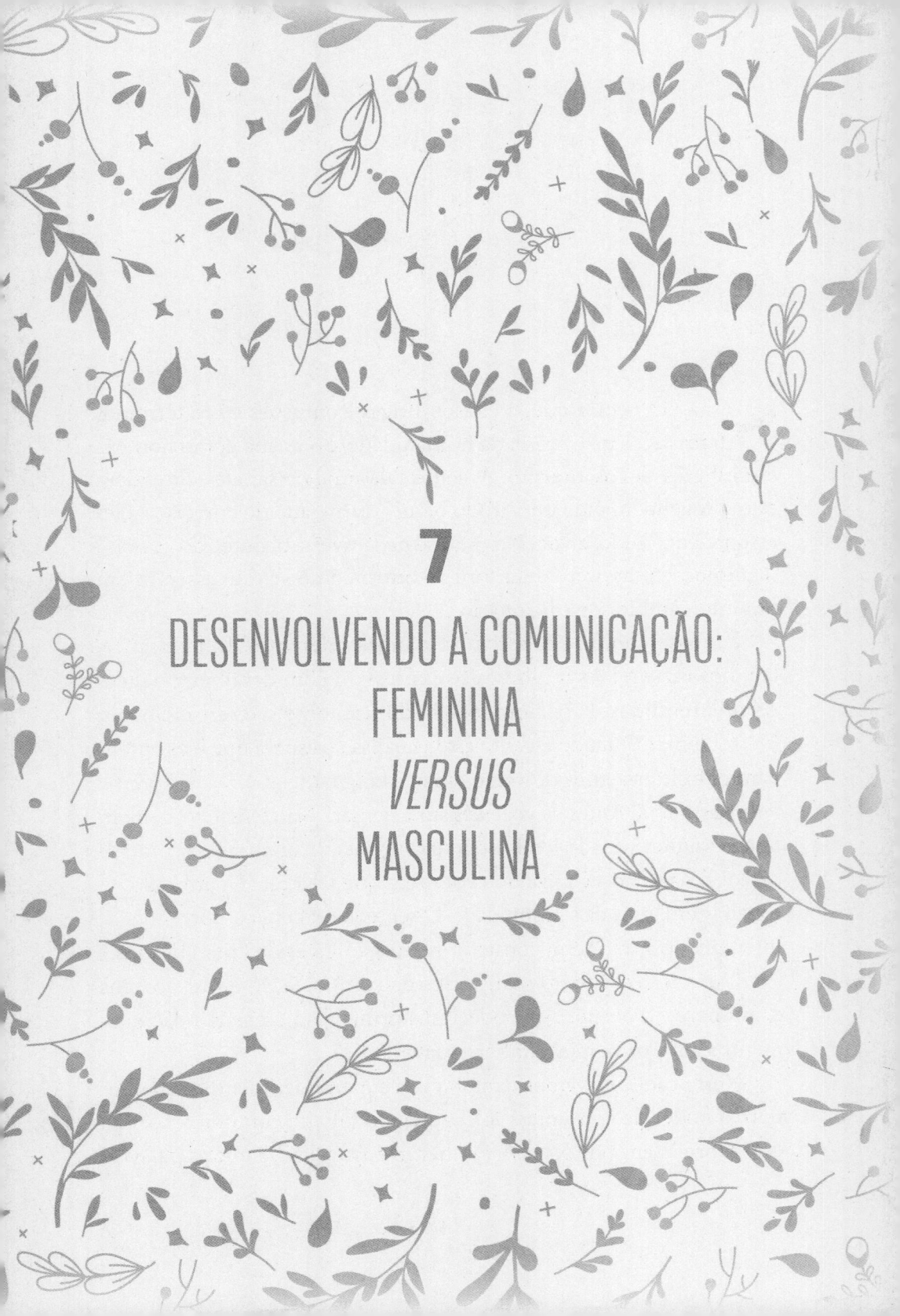

7
DESENVOLVENDO A COMUNICAÇÃO: FEMININA *VERSUS* MASCULINA

Se há uma coisa que já causou brigas, confusões e até términos dramáticos na história da humanidade, é a forma como homens e mulheres se comunicam. A gente fala uma coisa, eles entendem outra. A gente manda um: "Tudo bem?", carregado de emoção, e eles respondem: "Tudo, e você?", como se nada tivesse acontecido. E assim seguimos, tentando traduzir um ao outro como se estivéssemos em um intercâmbio sem dicionário.

É quase como se falássemos idiomas diferentes. E, na prática, falamos mesmo! As mulheres se expressam com detalhes, nuances e subentendidos. Já os homens são diretos, objetivos e funcionais. O problema? Quando a gente esquece disso e espera que eles entendam entrelinhas, tons de voz e olhares enigmáticos.

Mas calma! Antes de você desistir e pensar: "Não tem jeito, homem nunca vai me entender", saiba que, sim, é possível alinhar essa comunicação! E não, não significa que você tem que falar igual a um robô ou ele virar um guru da sensibilidade. O segredo está em compreender as diferenças e aprender a construir pontes ao invés de criar abismos.

Que tal desvendar os mistérios da comunicação entre homens e mulheres? Porque isso pode transformar não só seus relacionamentos amorosos, mas também sua vida!

Neste capítulo, vamos explorar um superpoder que toda mulher tem: o poder da comunicação! E, quando falo de comunicação, não é só sobre falar bonito, tá? A mulher irresistível sabe que as palavras têm o poder de curar, inspirar, edificar e, se não tiver cuidado, até de destruir. Elas são como um feitiço – você pode usá-las para construir ou para derrubar.

Saber se expressar com elegância, assertividade e amor é uma verdadeira arte. E, quando você domina essa arte, as conexões que cria se tornam mais profundas, sinceras e... mágicas!

A comunicação não se resume apenas ao que a gente fala. Claro, as palavras têm poder, mas também o tem como falamos, como ouvimos, como expressamos os sentimentos e, principalmente, como nos fazemos entender. Imagine uma mulher que sabe equilibrar tudo isso? Ela entra em um ambiente e a presença dela marca território. Seu posicionamento inspira respeito, sua voz ecoa com autoridade, mas ao mesmo tempo tem aquela suavidade que faz todo mundo querer ouvir mais. Ela sabe que a comunicação é uma chave para abrir portas para relações mais verdadeiras e duradouras.

Mas, antes de mergulharmos no conteúdo, deixe eu lhe fazer uma pergunta... O que é, de fato, comunicação?

A palavra comunicação tem raízes profundas! Ela vem do grego, e "diálogo" significa "através, por meio de" (*diá*) e "palavra" (*logos*). Ou seja, comunicação é sempre uma troca que implica mais de uma pessoa e que ocorre por meio de palavras. Não existe comunicação sem comprometimento mútuo. Você fala, ele ouve, ele fala, você ouve. É uma via de mão dupla, tipo aquele bate-papo de amigas que dura horas, em que todo mundo aprende e compartilha.

Agora, a grande chave para que essa troca aconteça de verdade é a humildade.

Sem humildade, não há diálogo. Se nos fechamos em nossa própria visão sem abrir espaço para ouvir o outro, não há troca, apenas monólogos. A comunicação só acontece quando há esse intercâmbio genuíno de realidades, quando cada um compartilha sua perspectiva e juntos encontram um ponto de conexão. Essa interseção entre visões diferentes é o que possibilita o verdadeiro entendimento e a construção de relações sólidas.

Então, vamos para a parte que realmente vai fazer toda diferença para a sua compreensão da comunicação: existem diferenças entre a comunicação feminina e a masculina? A resposta é sim! E essas diferenças não são apenas sutis, mas sim muito profundas e marcantes. Elas nascem da própria intenção por trás da comunicação, ou seja, do propósito que move cada um de nós ao nos expressarmos.

O que define se uma comunicação será mais feminina ou masculina está diretamente ligado a essa intenção, ao que realmente está por trás das palavras e dos gestos. Quando falamos de características masculinas e femininas na comunicação, não estamos tratando de homem e mulher, mas de aspectos psíquicos que qualquer pessoa pode manifestar, independentemente do seu gênero biológico.

Homens podem expressar aspectos mais suaves, assim como mulheres podem exprimir características mais fortes. E isso é uma grande revelação para quem ainda está preso aos rótulos tradicionais. A comunicação masculina está associada a qualidades como objetividade, direção, lógica e ação. Já a comunicação feminina tem a ver com empatia, sensibilidade, intuição e cuidado. Porém, o que é realmente fascinante é que ambos os sexos, ao amadurecerem emocionalmente, conseguem integrar essas qualidades de maneira equilibrada e harmônica.

Quando um homem amadurece emocionalmente, ele consegue acessar seu lado mais suave sem perder sua essência assertiva. Ele se torna mais empático, mais atento aos sentimentos dos outros, mais conectado com sua intuição, sem que isso o faça perder a virilidade ou a capacidade de agir de forma objetiva e assertiva. Da mesma forma, uma mulher madura consegue acessar sua comunicação mais assertiva quando necessário, sem deixar de ser feminina. Ela se torna mais estratégica, mais focada, mais determinada, e, ao mesmo tempo, mantém sua capacidade de acolher, nutrir e se conectar emocionalmente.

Esse equilíbrio de qualidades é o que nos torna seres humanos completos, mais seguros de quem somos, mais sábios nas nossas decisões e mais alinhados com nossa essência.

Eu sempre falo sobre isso nas minhas aulas porque, muitas vezes, as pessoas confundem essas ideias. Algumas se incomodam ou se sentem desafiadas, mas a verdade é que compreender essa dinâmica nos torna mais inteligentes emocionalmente. Entender quando é hora de ser mais analítica, mais prática, ou quando é preciso se conectar com o coração, é um grande passo para o crescimento pessoal e relacional.

Infelizmente, há quem reaja de forma agressiva a esse tema, até mesmo com ataques, sem perceber que, na verdade, estão projetando as próprias inseguranças. Já reparou como algumas pessoas, ao discordarem de algo, acabam usando um tom ríspido, quase defensivo, como se estivessem em uma batalha verbal? Isso acontece porque muitas vezes essas reações vêm de um desequilíbrio emocional. Quando nossa comunicação mais assertiva e suave não está em harmonia, pode haver uma grande tensão interna, o que acaba se refletindo na forma de se comunicar com os outros.

Agora, o que é realmente transformador nesse processo é quando conseguimos perceber essas diferenças de comunicação e aprender a usá-las de forma consciente. E não é uma questão de ser mais feminina ou mais assertiva, mas de ser inteira. Quando você consegue acessar sua assertividade com sabedoria e sua suavidade com fluidez, torna-se uma mulher muito mais poderosa e assertiva. E, ao se comunicar dessa forma, você transmite uma autenticidade que é impossível de ignorar.

Com isso, se você começar a observar o seu comportamento e a dinâmica da comunicação entre você e os outros, vai perceber que há momentos em que você pode se permitir ser mais empática e intuitiva, e outros em que pode ser mais direta e objetiva. Esse é o equilíbrio que nos leva a nos comunicar de forma mais eficaz, envolvente e, acima de tudo, genuína.

Por isso, compreender a complementaridade entre a comunicação masculina e feminina é tão essencial. Quando entendemos que cada uma tem sua função e propósito, conseguimos equilibrar melhor nossa forma de nos expressar e, consequentemente, nos tornamos mais sábias, assertivas e encantadoras na nossa comunicação.

Portanto, vamos mergulhar um pouco mais fundo nesse assunto e entender como podemos usar a comunicação feminina a nosso favor. Afinal, elegância na comunicação vai muito além de falar bem – é sobre transmitir a mensagem certa da forma certa.

Você já reparou como algumas pessoas reagem com tanta intensidade quando ouvem algo que as incomoda? Isso acontece porque, muitas vezes, a verdade que toca em nós pode ser desconfortável. Às vezes, não estamos prontas para enfrentá-la e, em vez de refletir, reagimos com resistência.

Quando falo sobre traços femininos e masculinos, não estou dizendo que ser sensível ou doce seja algo negativo – pelo contrário!

Em outras palavras, quando agimos a partir de desequilíbrios internos, estamos, na verdade, reagindo de maneira imatura, sem verdadeira consciência de nós mesmas. E é aqui que entra algo essencial: só pessoas maduras conseguem se comunicar de forma verdadeira e eficaz. Relacionamentos saudáveis exigem um nível de maturidade emocional que, por sua vez, só acontece quando estamos seguras de quem somos. Isso é o que chamamos de "autoestima verdadeira". Quando estou centrada em mim mesma, quando sei quem sou e me sinto segura com minha identidade, consigo me abrir para entender o outro de forma genuína.

Agora, voltando à nossa reflexão sobre a comunicação masculina e feminina, tudo se resume a um ponto central: intenção e propósito. Quando nossa comunicação está alinhada com essas duas forças, ela se torna muito mais eficaz, envolvente e cheia de verdade.

A comunicação masculina tem um propósito muito claro: conquistar, resolver, desbravar. Ela é direta e objetiva, sempre com um foco no resultado. Imagine a cena clássica de um comando militar.

Em uma situação de guerra, a comunicação precisa ser rápida, sem rodeios e sem se envolver emocionalmente. Cada palavra é crucial, e segundos podem fazer toda diferença entre a vida e a morte. Não há tempo para explicações longas, apenas decisões rápidas e eficazes.

Homens, de maneira geral, tendem a se expressar dessa forma mais pragmática, lógica e estratégica. Eles não estão preocupados com "como a outra pessoa se sente" ao receber a mensagem, mas com a eficácia da comunicação. Eles querem saber: "A mensagem foi clara? O objetivo foi atingido?". Não há muito espaço para delicadezas ou emoção. É tudo sobre resolver e conquistar.

Entretanto, a comunicação feminina é bem diferente. Ela tem um propósito mais voltado para a conexão, o acolhimento e a profundidade emocional. As mulheres, por natureza, se expressam com o desejo de criar laços, entender o outro e gerar significado nas palavras. Ao contrário da comunicação masculina, que busca resultados diretos, a comunicação feminina busca algo mais sutil, mas igualmente poderoso: o impacto emocional e a construção de vínculos.

Já parou para pensar que não dá para ser Sol e Lua ao mesmo tempo? A mesma lógica vale para as formas de comunicação masculina e feminina. Não dá para ser totalmente masculino e feminino ao mesmo tempo. Essas duas formas de comunicação não competem entre si, mas se alternam, se complementam e se equilibram de maneira muito harmoniosa. Elas são como diferentes tons de uma mesma melodia: cada uma tem seu momento e sua importância.

A comunicação masculina é prática e objetiva, com foco no "o quê". Ela é clara, direta e, muitas vezes, sem espaço para sentimentos. Já a comunicação feminina foca mais no "como" e no "porquê", e está ligada à criação de um ambiente em que as emoções podem ser expressas e compreendidas, sem pressa, com mais espaço para o acolhimento. E não pense que uma forma de comunicação é mais forte do que a outra. Elas são diferentes, sim, mas ambas são extremamente poderosas à sua maneira.

Então, vamos pegar um exemplo clássico para ilustrar: o comando militar. Esse tipo de comunicação é um verdadeiro retrato da comunicação masculina. Não há espaço para rodeios. O que precisa ser feito é dito de forma clara, objetiva e sem apelações emocionais. As ordens são dadas e o foco é garantir que sejam cumpridas de forma eficiente. Isso é comunicação masculina na sua essência – sem "frufru", sem rodeios, sem questionamentos.

"Você não pode usar o celular no trabalho", "Você não pode fumar em nenhum espaço da empresa", "Se você não seguir as regras, está fora": estas são ordens diretas, que não deixam espaço para negociação; não há "por quê" nem "como", mas apenas o que precisa ser feito. A comunicação masculina nesse contexto é o que eu chamo de "ponto de chegada". O foco é o resultado, sem desvios, sem emoções que possam atrapalhar.

Sendo assim, vamos contrastar com a comunicação feminina. Como ela funciona? Ah, a comunicação feminina é tão diferente – e, ao mesmo tempo, tão poderosa! Ela não impõe, atrai. Não força, envolve. Ela não faz exigências, cria espaço para que a outra pessoa se sinta confortável a fim de entrar em sintonia. A comunicação feminina não é sobre ser dura, mas sobre ser acolhedora. E é exatamente por isso que ela é tão poderosa.

Muitas de nós, mulheres, crescemos com a ideia de que ser feminina é ser frágil, que ser doce demais significa ser vulnerável. Mas isso não poderia estar mais errado. O feminino, quando bem usado, é uma das forças mais poderosas que existem, atraindo com uma leveza e suavidade que, muitas vezes, os outros nem conseguem perceber, mas, no fundo, é irrefreável.

Agora, me diga: quem você acha que é mais poderoso?

1. Alguém que luta, luta, luta, se desgasta e conquista algo com um esforço imenso, mas chega lá; ou

2. Alguém que, sem muito esforço aparente, atrai tudo o que deseja, apenas sendo ele mesmo e se expressando com autenticidade.

Quem você acha que é mais poderoso? O primeiro ou o segundo? A resposta é óbvia, não é? O segundo. Porque, no fundo, o verdadeiro poder não está em forçar a barra, mas em ser tão confiante, tão genuína, que aquilo que você deseja vem até você com uma naturalidade impressionante. Quando você sabe quem é, quando você tem segurança na sua identidade, a comunicação se torna uma ferramenta irresistível.

Isso é o que a comunicação feminina faz: ela atrai, envolve, cria conexões profundas e duradouras. E, se você ainda tem dúvidas sobre a força do feminino, é só olhar para o impacto que uma mulher segura de si tem no mundo à sua volta. Não há nada mais poderoso do que uma mulher que sabe usar sua comunicação de forma autêntica e verdadeira.

O feminino não precisa lutar para conquistar. O segredo está em permitir que o feminino flua, mas é aí que muitas mulheres se deparam com desafios. O movimento feminino exige algo diferente daquilo que estamos acostumadas a ver e a praticar. Enquanto o masculino muitas vezes se manifesta em força, controle e ação, o feminino pede algo mais profundo: confiança, entrega, permissão. Não se trata de fazer, mas de ser. E o problema é que, muitas vezes, não fomos ensinadas a praticar isso com confiança.

Voltando à comunicação: o que define a comunicação feminina? Quais são os seus propósitos, suas intenções mais profundas?

A comunicação masculina, como já vimos, está muito voltada para a conquista, para alcançar resultados concretos, para resolver desafios diretos e, em muitos casos, para desbravar territórios desconhecidos. Já a comunicação feminina tem outros propósitos, igualmente poderosos, mas mais sutis e muitas vezes invisíveis. A sua natureza é criar, unir, curar, buscando estabelecer vínculos profundos, promover a harmonia, ser um canal de troca emocional. Vamos olhar para esses propósitos com mais atenção:

1. *Criar alianças* – Mulheres são naturalmente conectadoras. Sua comunicação tem o poder de criar laços profundos, construir redes de apoio e fortalecer vínculos de forma que não se trata apenas de ter alguém ao seu lado, mas de cultivar uma harmonia verdadeira. Elas buscam sempre criar espaços nos quais todos possam se sentir incluídos, compreendidos e respeitados.
2. *Resolver conflitos* – A comunicação feminina é uma das maiores aliadas na resolução de conflitos. Ela sabe como dissolver tensões, suavizar diferenças e trazer compreensão mútua. Ao invés de tentar vencer uma discussão, o foco é na resolução, na paz. Com uma abordagem empática e paciente, a comunicação feminina pode transformar confrontos em momentos de aprendizado e crescimento.
3. *Ensinar e aprender* – Ao contrário de uma comunicação autoritária, que impõe uma visão de cima para baixo, a comunicação feminina envolve uma troca genuína. Grandes mestres, terapeutas, filósofos e líderes que dominam essa habilidade não apenas ensinam, mas também criam experiências que envolvem profundamente quem os escuta. A comunicação feminina inspira reflexão, transformação e crescimento. É através dela que as ideias se tornam mais acessíveis, mais humanas.
4. *Gerar empatia* – A empatia é um dos maiores dons da comunicação feminina. Ela vai além da simples compreensão intelectual; é uma compreensão emocional que nos permite realmente sentir o que o outro está passando, sem julgamentos. A comunicação feminina abre espaço para que possamos entrar no mundo do outro, absorver suas emoções e, ao mesmo tempo, compartilhar as nossas próprias emoções.

5. *Nutrir e acolher* – O feminino tem essa capacidade única de acolher e nutrir, criando um ambiente seguro em que as pessoas possam ser vistas como realmente são, com suas qualidades e vulnerabilidades. O feminino não julga, mas compreende e cuida, oferecendo apoio sem esperar algo em troca. Essa qualidade não se limita a um gênero, mas está ao alcance de qualquer um que esteja disposto a praticar a escuta atenta e o cuidado genuíno.

E o que é o mais maravilhoso de tudo isso? Homens e mulheres podem acessar essa forma de comunicação. Sim, a comunicação feminina não está presa ao gênero. Quando um homem, por exemplo, se coloca na posição de ouvir, de entender e de se conectar com empatia, ele também está manifestando essa capacidade. Não é uma questão de ser homem ou mulher, mas de como cada um pode acessar essas qualidades profundas de comunicação.

Vamos dar um exemplo para ilustrar: imagine um diplomata brasileiro que vá trabalhar no Irã. Ele não pode simplesmente chegar lá e esperar que sua comunicação seja bem-sucedida com a abordagem que usaria em casa. Ele precisa se abrir para a cultura local, aprender a língua, entender as nuances emocionais e sociais dali. Para ser eficaz, tem de integrar a cultura iraniana dentro da própria forma de se comunicar. Ele precisa se tornar um pouco iraniano, não no sentido literal, mas no sentido de compreender o outro com profundidade, de se conectar com ele de maneira genuína e respeitosa. Isso é, na essência, a comunicação feminina em ação.

O mesmo acontece com grandes professores, filósofos, psicólogos e mentores. Quando lemos um livro e sentimos que estamos tendo um verdadeiro diálogo com o autor, isso não é apenas uma troca de palavras, mas uma experiência emocional. O autor consegue nos envolver de tal forma que sentimos como se estivéssemos dentro de suas reflexões, vivendo suas ideias. Esse tipo de comunicação não impõe uma visão; ela convida, envolve e transforma.

A comunicação feminina tem uma suavidade que é sua grande força. Ela não é agressiva, mas profundamente envolvente. Ela cria pontes, gera entendimento, transforma corações. Ela não é sobre ser fraca, é sobre ser profunda. É sobre ser irresistível não pela força, mas pela capacidade de se conectar e de se permitir ser vulnerável, de cuidar e de ser cuidada. E essa é uma força que pode mudar tudo.

Essa comunicação feminina, quando bem aplicada, é capaz de transformar o ambiente ao seu redor. Ela é como a água que, com o tempo, molda as pedras. Ela pode ser suave, mas sua profundidade e sua capacidade de transformação são imensuráveis.

A comunicação feminina é suave e envolvente. Ela tem a capacidade de trazer leveza, serenidade e tranquilidade para aqueles que estão próximos dela. Quando falamos de uma "mulher elegante e irresistível", estamos nos referindo a uma mulher que irradia calma, que não precisa fazer esforço para ser notada, porque sua presença transmite segurança e acolhimento. Uma das virtudes mais desejadas pelos homens é, sem dúvida, a tranquilidade. E essa tranquilidade não se refere a uma passividade ou fraqueza, mas a uma confiança profunda em si mesma, que se reflete na maneira como se comunica e como lida com o mundo ao seu redor.

No entanto, o mundo em que estamos inseridos muitas vezes valoriza o oposto da suavidade. O mundo masculino, que não está relacionado apenas aos homens, mas aos aspectos mais racionais, agressivos e competitivos da comunicação, é um mundo de combate. Seja no trabalho, nos negócios, seja em qualquer outro ambiente competitivo, essa dinâmica está presente. O que prevalece é a disputa, o confronto, a busca pela conquista. A suavidade não tem espaço nesse tipo de comunicação.

Imagine uma reunião de diretoria, por exemplo, em que as estratégias são desenhadas, as decisões difíceis são tomadas e a pressão está a mil.

A comunicação nesse tipo de ambiente é direta, firme e muitas vezes dura. Ali, o que importa é a eficácia, os resultados, a capacidade de tomar decisões rápidas e de se impor. Não há espaço para delicadezas ou hesitações. Isso reflete a comunicação masculina em sua forma mais clara.

O mesmo pode ser dito sobre o mundo dos esportes, em que o que importa é a *performance*, a força física, a velocidade, a técnica. Ele celebra a superação, o esforço e a conquista. A comunicação nesse espaço tende a ser igualmente direta, clara e voltada para resultados tangíveis. O foco é no objetivo, não no processo de construção.

No entanto, quando as mulheres aprendem a dominar essas formas de comunicação, elas conseguem transitar com mais facilidade nesses ambientes tipicamente masculinos, como o corporativo ou o esportivo. Da mesma forma, os homens que conseguem integrar aspectos mais suaves, empáticos e acolhedores em sua comunicação se tornam mais aptos a transitar por ambientes considerados mais femininos, como no cuidado com a família ou até em contextos terapêuticos.

Mas a verdadeira essência da comunicação feminina vai além da competição e da conquista. Ela está em algo mais fundamental: a criação de segurança. A comunicação feminina é como um abrigo, um lugar seguro onde as pessoas podem se expressar, serem ouvidas e compreendidas sem medo de julgamento. Ela busca criar espaços de acolhimento e estabilidade, em que as emoções podem ser compartilhadas sem medo de represálias.

Enquanto a comunicação masculina se posiciona ante o conflito, buscando resolver desafios e conquistar através da força e da ação, a comunicação feminina age de uma forma diferente. Ela não encara o conflito, mas trabalha para dissolvê-lo. Ela busca trazer a paz, criar harmonia e promover a compreensão. A comunicação feminina não se perde na batalha, mas encontra a solução no entendimento, no diálogo e no acolhimento.

Por isso, homens e mulheres precisam aprender a equilibrar esses aspectos de suas personalidades e formas de comunicação. Quando ambos sabem acessar a profundidade de suas capacidades comunicativas, o resultado é um equilíbrio harmonioso entre ação e receptividade, entre firmeza e suavidade.

O que caracteriza um homem maduro? Ele é alguém que soube desenvolver e integrar esses aspectos de maneira equilibrada, sem perder sua masculinidade, mas ao mesmo tempo sabendo acessar sua vulnerabilidade, sensibilidade e capacidade de acolhimento. Ele sabe quando ser firme e quando ser suave.

E o que é uma *mulher elegante e irresistível*? Ela é uma mulher profundamente feminina que aprendeu a acessar os aspectos masculinos da comunicação – como a assertividade, a clareza e a ação – de forma equilibrada e inteligente, sem perder sua essência suave e acolhedora. Ela não precisa abrir mão de sua feminilidade para ser forte. Pelo contrário, sua força está exatamente em sua capacidade de ser quem ela é, com confiança e segurança.

Quando compreendemos essa dinâmica, vemos que a comunicação vai muito além das relações pessoais. Ela é a força que sustenta a sociedade, que constrói os alicerces das nossas interações e das instituições que formam o tecido social.

A comunicação é o que impede que as guerras aconteçam. Ela é o que educa as futuras gerações, é o que cria amizades e fortalece laços. A comunicação estrutura as comunidades e dá forma às relações. Ela é, na verdade, o alicerce que sustenta nossa civilização.

E, dentro de todas essas instituições, há uma entre as mais essenciais: o matrimônio. O matrimônio é uma expressão profunda da comunicação feminina, pois foi criado para proporcionar segurança, para ser um espaço no qual os desafios da vida são enfrentados juntos, mas em que também se encontram a estabilidade e o cuidado mútuos.

A comunicação masculina também tem um papel essencial, especialmente em momentos de crise coletiva, em que a necessidade de firmeza e clareza é primordial. Em tempos de desafios morais ou situações que exigem liderança, é a comunicação masculina que dá a direção.

Mas, quando se trata de resolver o que foi quebrado, de restaurar a paz e o entendimento, a comunicação feminina é a chave para a cura.

Sabe aquele momento em que uma pessoa toma o microfone e você sente que até o ar na sala ficou mais pesado? Pois é, isso é o que Winston Churchill fez durante a Segunda Guerra Mundial. Sua voz ecoava nas rádios da BBC não só para os britânicos, mas para o mundo inteiro, transmitindo uma mensagem de força e determinação inabaláveis.

Com suas palavras, ele declarou que os britânicos lutariam em todos os lugares: nas ruas, nos campos, nas esquinas, nas colinas, nas trincheiras, e que jamais se renderiam. Ele deixou claro que Hitler não teria um único britânico para governar, pois todos lutariam até o último suspiro.

Naquele momento, Churchill usou uma comunicação potente – uma comunicação que inspirava coragem, resistência e um combate feroz ao que é injusto. O contexto pedia exatamente isso. A Segunda Guerra Mundial foi uma época em que a liberdade das nações estava sendo ameaçada, e a liderança britânica teve que agir com firmeza. Hitler usava a força para tentar impor sua vontade ao mundo, subjugando países como França, Espanha, Itália e Polônia. Mas ele não conseguiu vencer a Inglaterra. Encontrou dificuldades ao tentar invadir a Rússia, e, quando o Japão atacou Pearl Harbor, os Estados Unidos saíram da neutralidade e se uniram aos britânicos, franceses e espanhóis.

A virada da guerra aconteceu quando a comunicação de Churchill inspirou resistência e, somada ao ataque a Pearl Harbor, mobilizou os Estados Unidos a tomarem partido. Essa decisão mudou o rumo da história.

Isso nos ensina uma coisa superimportante: cada tipo de comunicação tem sua hora e seu lugar. E não, não é que uma seja melhor que a outra, mas o contexto faz toda a diferença.

Antes da guerra, a comunicação suave e acolhedora era o que deveria predominar – aquela comunicação que busca entender, construir pontes, manter a paz.

Agora, depois de a guerra ter começado, o papo era outro. A comunicação teve que ser forte, direta, sem deixar espaço para dúvidas. E sabe o que mais? Esse tipo de comunicação também tem sua magia, mas tem o momento certo de ser usada.

Mas voltando para o nosso dia a dia: como podemos aplicar essa comunicação mais suave na vida real?

Acredite, ela é poderosíssima quando o cenário é seguro, quando as pessoas se sentem à vontade para se abrir e ser vulneráveis. É aí que a comunicação feminina brilha!

Onde ela faz total sentido?

- Nos nossos relacionamentos mais íntimos, em que o afeto, a empatia e a compreensão reinam.
- Quando estamos ensinando, porque a verdadeira aprendizagem vem da escuta ativa, do acolhimento.
- Quando buscamos nos conectar, quando queremos construir pontes e criar harmonia no nosso círculo.
- Em situações delicadas que pedem uma abordagem mais suave, de quem sabe lidar com as emoções.

Mas aqui vai a chave de ouro: essa comunicação mais suave não serve em qualquer lugar!

Se você tenta usar uma comunicação suave com alguém que tem comportamentos abusivos, manipuladores ou tóxicos, você não será respeitada – será invadida e desrespeitada.

A comunicação suave precisa de um ambiente seguro para ser eficaz.

Então, se você está em um relacionamento com alguém que só sabe a colocar para baixo, que só tem comportamentos pesados, tóxicos ou manipuladores, não é aí que a comunicação suave vai florescer. Nessas horas, a conversa precisa ser mais firme, mais direta, sem deixar brecha para que alguém passe por cima de você.

E qual a diferença?

A comunicação masculina é severa, firme, sem rodeios. Ela estabelece limites, impõe respeito e protege o espaço pessoal.

A comunicação feminina é suave, envolvente e acolhedora, e se permite ser vulnerável porque está em um ambiente que respeita essa vulnerabilidade.

A mulher elegante e irresistível sabe quando usar cada uma dessas linguagens: ela é profundamente feminina, mas não ingênua; é suave, mas não frágil; é acolhedora, mas sabe se proteger quando necessário.

Quero recordar a história de Abigail, em 1 Samuel 25: era uma mulher elegante e irresistível, com uma comunicação acertada e sábia.

Havia um homem chamado Nabal, um rico e poderoso proprietário de terras em Carmelo. Ele era conhecido por sua rudeza e falta de caráter, especialmente em relação àqueles que o ajudavam. Durante uma viagem, Davi e seus homens haviam protegido as terras de Nabal, evitando que bandidos as atacassem, mas, ao pedirem uma ajuda em troca, Nabal os ignorou e os desprezou. Isso enfureceu Davi, e ele decidiu ir até a casa de Nabal para se vingar.

Foi nesse momento tenso que Abigail, a esposa de Nabal, entrou em cena. Ela soubera da atitude rude de seu marido e das intenções de Davi, então, com sabedoria e coragem, ela escolheu agir.

COMUNICAÇÃO FEMININA – SABEDORIA E DIPLOMACIA

Primeiro, Abigail usou sua comunicação feminina de maneira suave e acolhedora. Ela preparou uma grande oferta de comida e foi ao encontro de Davi. Quando a viu, Davi estava furioso, pronto para atacar. Abigail, com sabedoria, se prostrou diante dele e, com humildade, pediu que ele não tomasse uma decisão precipitada. Ela se apresentou como responsável pela situação, dizendo:

> Que meu senhor não dê importância a esse indivíduo à toa, a esse Nabal [...]. E quando o Senhor Deus tiver feito ao meu senhor tudo o que lhe prometeu de bom, e lhe tiver estabelecido como chefe sobre Israel, então que isto não lhe seja um pesar, nem para meu senhor um remorso de consciência o fato de derramar sangue inutilmente (1Sm 25,25.30-31).

Ela usou sua comunicação feminina para suavizar a situação, reconhecendo a autoridade de Davi e pedindo sua compaixão, ao mesmo tempo que apresentava uma solução – um presente em troca do perdão. Essa atitude delicada e respeitosa tocou o coração de Davi e, por um momento, ele se acalmou.

COMUNICAÇÃO MASCULINA – DEFENDENDO SUA FAMÍLIA

No entanto, quando Abigail se deparou com o fato de que Nabal havia se comportado de forma irresponsável e rude, ela sabia que precisava assumir uma postura firme para proteger sua casa. Em vez de fugir da situação, ela se manteve assertiva e forte, defendendo seu ponto de vista com clareza e firmeza. Ela não hesitou em se aproximar de Davi, sabendo que sua comunicação tinha o poder de impedir um grande desastre.

Quando Davi ouviu suas palavras, reconheceu a sabedoria em sua ação e percebeu que a intervenção de Abigail era divina. Ela não apenas salvou a vida de sua família, mas também impediu a violência e ofereceu uma visão de reconciliação e paz.

Davi ficou impressionado com a maneira como Abigail soubera usar sua comunicação feminina para apaziguar a situação e também sua comunicação masculina para agir com firmeza no momento certo, reconhecendo quando não deveria ceder à raiva.

O RESULTADO: A VITÓRIA DA SABEDORIA

Ao final, Davi agradeceu a Abigail por sua coragem e sabedoria, dizendo: "Bendito seja o teu discernimento, e bendita sejas tu mesma, que me impediste hoje de derramar sangue, e de fazer justiça pelas próprias mãos!" (1Sm 25,33).

Abigail não apenas salvou sua família, mas também trouxe uma mensagem de paz e sabedoria a um momento de grande tensão. Sua habilidade de transitar entre uma comunicação suave e acolhedora e uma comunicação firme e assertiva foi o que fez toda diferença.

E O FINAL: UMA HISTÓRIA DE AMOR E SABEDORIA

Após a morte de Nabal, a história de Abigail não termina com tristeza, mas com uma grande virada. Davi, impressionado com sua coragem, sabedoria e elegância, pediu a mão de Abigail em casamento. Ele a tomou como esposa, reconhecendo em Abigail não apenas a mulher que salvou sua vida e sua família, mas também a mulher que possuía uma força silenciosa, capaz de transformar uma possível tragédia em um novo começo.

Assim, Abigail, com sua comunicação elegante e poderosa, não só evitou um grande desastre, mas se tornou irresistível a Davi. Ela não apenas salvou sua família, mas também conquistou uma posição de honra e amor, mostrando que a verdadeira força feminina está em saber quando ser suave e acolhedora, e quando ser firme e impor limites. Ela nos ensina que, quando uma mulher sabe usar sua comunicação com sabedoria, não apenas evita tragédias, mas também abre portas para novos começos e grandes vitórias.

Em ambientes nos quais a demonstração de afeto não é vista como uma fraqueza, mas como uma expressão da verdade, a comunicação feminina se torna poderosa. Ela não é vista como vulnerabilidade, mas como algo essencial para o fortalecimento dos laços. Já em ambientes hostis, relacionamentos tóxicos ou corrompidos, em que a verdade, o respeito e o diálogo não são praticados, a comunicação precisa ser mais firme e assertiva. Nesses contextos, é a comunicação masculina que se faz necessária para estabelecer limites e garantir proteção.

Porém, quando estamos em relacionamentos seguros e estáveis, em que há verdade, respeito e diálogo, a comunicação feminina é a chave para criar intimidade e profundidade. Tanto homens quanto mulheres podem utilizar essa comunicação, pois ela tem o poder de gerar conexões reais e genuínas.

Muitas pessoas ainda têm dificuldade em entender o que significa vulnerabilidade, e é por isso que, ao falarmos sobre esse conceito, é importante deixar claro que a vulnerabilidade é um dos maiores poderes femininos. Para aqueles que ainda não conhecem, faço uma recomendação especial: o áudio livro O *poder da vulnerabilidade*, da doutora Brené Brown[1]. Ela é uma socióloga e neurocientista que, inicialmente cética, descobriu o imenso poder da vulnerabilidade através de suas pesquisas científicas. Esse seu livro, originalmente publicado em inglês, se tornou um *best-seller* mundial.

A vulnerabilidade, conforme explica Brené, é uma característica que só deve ser utilizada em ambientes seguros. Ela não é uma fraqueza, mas sim uma porta de entrada para a conexão genuína. Em um relacionamento saudável, em que há confiança e segurança, a vulnerabilidade é acolhida e valorizada. Quando estamos em um relacionamento seguro, seja com o cônjuge, o namorado ou a esposa, podemos expressar nossos sentimentos de forma sincera e verdadeira.

---

1. Cf. https://sextante.com.br/products/o-poder-da-vulnerabilidade, acesso em 15 abril 2025.

Por exemplo, se algo que a pessoa fez nos deixou felizes, podemos utilizar a comunicação feminina para expressar isso de maneira que promova intimidade. Uma frase simples como: "Meu amor, quando você faz isso, eu me sinto tão feliz e cuidada, me sinto especial para você", cria um vínculo emocional profundo e verdadeiro. Essa é a beleza da comunicação feminina: ela gera empatia e compreensão mútuas.

Ao contrário disso, se algo que o cônjuge fez nos deixou tristes ou "despriorizadas", podemos usar a comunicação vulnerável para expressar nossa dor, mas sempre com respeito. Um exemplo disso seria: "Amor, quando você faz isso ou aquilo, me sinto triste, sinto que não sou uma prioridade para você, e isso me machuca. Essa é a minha percepção, e posso estar errada, mas é assim que me sinto". Essa forma de comunicação é genuína e honesta, e não pode ser debatida ou invalidada, pois estamos apenas compartilhando o que sentimos.

O grande segredo dessa abordagem é que estamos falando principalmente sobre nós mesmos, sobre nossas emoções e sentimentos, e não sobre acusações. Dessa forma, não há espaço para discussões ou defesas, pois o que estamos expressando é uma realidade emocional. Se a outra pessoa for verdadeira e autêntica, ela reconhecerá esse sentimento e, com sensibilidade, buscará compreender e responder de forma construtiva.

Quando uma mulher se comunica de forma vulnerável e verdadeira, um homem que está na energia masculina autêntica sente o instinto de proteção ser ativado. Ele não se sente atacado, mas sim convidado a resolver algo que está ao seu alcance. Isso acontece porque, dentro de cada um de nós, existe um lado instintivo – o que Freud chamou de ID –, composto de impulsos e instintos naturais. Quando uma mulher usa a comunicação feminina com um homem, ela desperta nele o desejo genuíno de cuidar e proteger.

Mas atenção: mais uma vez vou reforçar, essa comunicação funciona quando há verdade e segurança emocional. Se o relacionamento for tóxico ou se o homem não estiver na energia masculina madura, essa abordagem pode não surtir efeito. É por isso que a comunicação feminina deve ser usada com sabedoria e em ambientes nos quais existe espaço para essa troca.

E aqui entra um ponto muito interessante: a comunicação feminina tem um poder especial quando utilizada por uma mulher, assim como a comunicação masculina tem um impacto maior quando vinda de um homem. Ambos podem usar as duas formas de comunicação, mas há algo natural na forma como cada um acessa esses estilos e responde a eles.

Agora, um detalhe fundamental: amiga leitora, homens não são bons ouvintes para desabafos emocionais. Eles têm uma tendência natural de querer resolver o problema, oferecer soluções, buscar uma saída prática. Então, se você precisa apenas ser ouvida, é melhor conversar com uma amiga, sua mãe ou alguém que consiga acolher esse momento sem sentir a necessidade de encontrar uma resposta imediata.

Dito isso, quando você realmente precisa conversar com o seu parceiro sobre algo que a afetou, é essencial usar a comunicação feminina de forma estratégica. Vou lhe dar um exemplo prático.

Imagine um casal que está junto há algum tempo. Eles vão a uma festa e, ao longo da noite, o namorado passa muito tempo conversando com os amigos e quase não interage com a namorada. Ela se sente de lado, mas, ao invés de reagir impulsivamente ou discutir no calor do momento, espera a ocasião adequada para conversar. No dia seguinte, em um ambiente tranquilo, diz: "Amor, posso te falar uma coisa que é importante para mim?".

Essa simples pergunta faz toda diferença. Quando você pede permissão, o homem se dispõe a ouvir com atenção. Se ele estiver ocupado, pode dizer: "Me dá só um minuto para eu terminar isso aqui e já te escuto". Quando ele para ouvir você, a atenção é total.

Então, com calma, ela continua: "Ontem, na festa, percebi que você passou a maior parte do tempo com seus amigos. Eu entendo que vocês se conhecem há anos e que você estava feliz de vê-los, mas eu me senti um pouco de lado. Senti falta de compartilhar esse momento com você".

Veja como ela fala sobre seus sentimentos sem acusar ou criticar. Isso evita que o homem se coloque na defensiva. Em vez disso, ele vai ouvir e pensar: "Poxa, eu não tinha percebido isso". E é muito provável que responda algo como: "Amor, nem percebi que fiz isso! Na próxima vez, me lembra, entra na roda comigo".

E então ela pode continuar: "Eu não quero ser invasiva ou parecer chata, mas ficaria muito feliz se, quando estivermos com seus amigos, você me trouxesse para a conversa. Isso faria eu me sentir parte do momento também".

Com essa abordagem, ela ativa o desejo dele de protegê-la emocionalmente e mostra claramente como ele pode agir para que se sinta valorizada. E o mais importante: como a conversa foi conduzida com leveza, ele não sente que está sendo cobrado ou criticado, mas sim que pode fazer algo para tornar a relação mais harmoniosa.

Então, ele responde: "Tá bom, amor. Na próxima vez que estivermos em um grupo, faço questão de te trazer para a conversa, independentemente de quem estiver lá. Você fica satisfeita assim?".

E ela finaliza: "Fico muito satisfeita!".

Na próxima vez que forem a uma festa, é muito provável que ele se lembre da conversa. Mas, caso esqueça, ela pode lembrá-lo com carinho: "Amor, você lembra daquilo que conversamos? Você pode fazer hoje o que me prometeu?".

Se ele for um homem honrado e verdadeiro, vai cumprir o que disse e fará questão de trazê-la para a roda de conversa. E aí a comunicação feminina terá dado frutos, porque foi conduzida com suavidade e respeito, ativando nele o instinto de proteção e fortalecimento do vínculo.

Esse é o verdadeiro poder da comunicação feminina: em vez de gerar conflitos, constrói pontes. Em vez de afastar, aproxima. E, quando usada com sabedoria, transforma profundamente a relação.

Quando você usa a comunicação feminina da maneira certa, ativa gatilhos profundos no homem – instintos naturais que fazem parte da essência masculina. Claro, nada é cem por cento infalível, porque existem homens imaturos, inseguros ou que estão presos em uma masculinidade infantil, reagindo com drama e vitimismo. Mas, para um homem maduro, que já resolveu suas questões emocionais e não depende mais de "papai e mamãe", esse tipo de abordagem tem um efeito poderoso. Por quê?

Porque, quando uma mulher se comunica dessa forma, a crítica que ela faz não soa como um ataque, mas sim como um convite para que ele se torne um homem ainda melhor. Ele acredita que pode resolver um problema real e, ao fazer isso, se sente mais homem. Isso o motiva, desafia, e o vínculo entre vocês se fortalece.

A comunicação feminina bem aplicada faz o homem se sentir ainda mais masculino, e, como consequência, você se sente mais segura e protegida ao lado dele.

Agora, qual é o maior erro que pode acontecer nesse processo?

O erro clássico é fazer o oposto: criticar, dar ordens, tentar controlar ou exigir uma mudança imediata. Um erro muito comum das mulheres é, quando percebem que o homem está se afastando, oferecer ainda mais afeto, achando que isso vai trazê-lo de volta. Mas, na maioria das vezes, isso faz com que ele se afaste ainda mais rápido.

Esses são exemplos de uma comunicação masculina desequilibrada – e sim, a mulher também pode cair nessa armadilha.

Cada mulher tem dentro de si uma energia masculina inconsciente. Quando ela perde a consciência e é tomada por essa energia, ela entra no que chamo de "masculino sombra". O psicólogo Carl Jung chamava isso de *animus*, que é o reservatório de impulsos masculinos dentro da psique feminina. Quando uma mulher age sob essa influência, sem equilíbrio, ela acaba se comunicando de maneira mais agressiva, combativa e impositiva. Isso gera atrito, conflitos e até pequenas "guerras" dentro do relacionamento.

Se isso acontecer – e um dia vai acontecer, porque somos humanas –, a solução não é insistir no embate. A melhor estratégia é se afastar um pouco, dar um tempo para que a emoção baixe e, depois, retomar o diálogo com comunicação feminina.

E como fazer isso?

Em vez de continuar o conflito, você pode "rebobinar a fita" e voltar ao último momento construtivo da conversa. Como se dissesse, sem palavras: "Vamos começar de novo a partir daqui". Isso é perdão na prática. Você não fica remoendo o erro, mas retoma o relacionamento de um ponto em que a conexão ainda estava forte. E, a partir desse lugar, recomeça a conversa com suavidade e sabedoria.

Agora, uma pergunta interessante: os homens também podem usar a comunicação feminina?

Sim! E, na verdade, muitos já a usam no ambiente profissional. Diplomatas, advogados, vendedores de sucesso, professores e consultores sabem que a forma como falam pode abrir portas e conquistar a confiança das pessoas. Eles sabem que a comunicação suave e estratégica pode ser mais eficaz do que uma abordagem direta e combativa.

Nos relacionamentos pessoais, os homens também podem usar a comunicação feminina, mas com um efeito diferente. Isso porque as mulheres não possuem os mesmos gatilhos instintivos que os homens, como caça, território e proteção. Mas elas têm um forte instinto de segurança.

Quando um homem equilibra sua comunicação masculina com toques de comunicação feminina – demonstrando empatia, coerência e liderança emocional –, ele faz com que a mulher ao seu lado relaxe. Ela se sente protegida e segura, e, quando isso acontece, ela se permite ser feminina. E é por isso que eu sempre digo: *feminilidade é uma permissão*.

E para você que ainda não tem um parceiro ou que tem um parceiro, mas sente que ele não expressa sua energia masculina de forma equilibrada, saiba que também é possível fazer esse processo de desarme. Muitas mulheres perguntam: "Adrielle, dá para fazer isso?". Sim, dá! Mas o primeiro passo não está no outro – está em você.

Antes de qualquer coisa, você foca em Deus. Quando volta o seu olhar para ele, encontra a verdadeira segurança espiritual. A certeza de que Deus é amor, de que ele a ama incondicionalmente, todos os dias, sem que precise fazer nada para merecer esse amor, faz você relaxar. Você se sente verdadeiramente amada e, por isso, se sente segura.

E essa sensação de ser amada por Deus muda tudo. Porque, quando você tem essa consciência, você começa a cuidar de si não por obrigação, não porque alguém mandou, mas porque você honra o amor que Deus tem por você. Quantas vezes uma mulher, quando ouve: "Você precisa se cuidar", pensa: "Mas para quê? Eu não valho nada, eu sou um desastre, eu não mereço".

Contudo, quando entende que Deus a ama exatamente como ela é, com todos os defeitos e fragilidades, então, torna-se muito mais difícil de fugir do autocuidado e do amor-próprio. Passa a dizer para si mesma: "Eu me amo porque Deus me ama", "Eu cuido de mim porque Deus me ama", "Eu cuido do meu corpo porque Deus me ama". E, quando isso acontece, a transformação espiritual começa.

O homem também pode viver essa transformação, mas a didática masculina é diferente – para ele, o caminho está na honra. Já a mulher, quando pratica esse processo, torna sua vida uma verdadeira sinfonia, e tudo parece fluir.

Ela entra em um estado de sintonia com Deus, e as coisas simplesmente começam a acontecer a favor dela. A mulher elegante e irresistível atrai resultados sem esforço excessivo. Se ela quer trabalhar, aparecem clientes. Se seu foco é cuidar dos filhos, aparecem oportunidades e recursos para isso. Se ela está estudando, os melhores professores e livros surgem no caminho. Se precisa de tempo para si, as condições se ajustam.

E por quê?

Porque a mulher madura se torna um reflexo do sagrado na Terra. Ela vive para Deus e, por isso, a criação de Deus se alinha para servi-la. Isso não significa que é passiva ou acomodada – pelo contrário! A verdadeira mulher irresistível e elegante é cheia de energia, vitalidade, inteligência e propósito.

Se ela é solteira, muitos pretendentes surgem. Mas ela não aceita qualquer um. Ela não quer nada que perturbe a paz que construiu com Deus. E essa paz se torna a sua maior riqueza. O que não respeita essa paz, ela simplesmente rejeita.

E aqui está um ponto essencial: a mulher madura não confunde simpatia com permissividade.

A mulher simpática tenta agradar a todos e, sem perceber, acaba permitindo que pessoas tóxicas entrem em sua vida. Já a mulher empática observa, sente, analisa e percebe: "Isso aqui não é bom para mim, e o melhor é me afastar".

Mas a mulher elegante vai além. Ela simplesmente diz: "Não, obrigada. Tchau".

Ela sabe ser firme sem perder a doçura. Ela domina sua energia masculina quando necessário, mas sem deixar de ser feminina. Esse é o grande desafio para muitas mulheres: elas sabem ser fortes, mas será que sabem voltar ao feminino depois?

E, quando falamos dos homens, eles também podem usar a comunicação feminina, mas com um efeito diferente. Como já expliquei antes, as mulheres não possuem os mesmos gatilhos instintivos de proteção, caça e território que os homens têm. No entanto, elas possuem um forte instinto de segurança.

Por isso, um homem que equilibra sua comunicação masculina com doses estratégicas de comunicação feminina – sem perder sua essência masculina – se torna um líder natural. Ele transmite confiança, segurança e empatia.

Mas atenção: para que essa comunicação funcione bem nos homens, ela precisa ser usada no momento certo. Primeiro, ele aprende a dominar sua força, sua fúria e sua honra. Depois, pode incorporar nuances mais sutis sem se feminilizar.

Por isso, digo que a comunicação feminina, quando bem aplicada, serve tanto para homens quanto para mulheres maduras.

No fim das contas, o que constrói um relacionamento sólido não é um jogo de poder, mas sim: verdade, respeito e diálogo.

Em resumo, vou lhe entregar *quatro passos da comunicação feminina*:

A prática da comunicação feminina se baseia na sutileza, na vulnerabilidade e na construção de um diálogo verdadeiro. Para aplicá-la, siga estes quatro passos:

1. *Expresse seus sentimentos com amor* – Fale sobre sua realidade interior de maneira amorosa e sincera. Em vez de atacar ou criticar, diga como você se sente diante de determinada situação. Exemplo: "Eu me sinto deixada de lado quando estamos em uma roda de conversa e você não me inclui".
2. *Explique o gatilho comportamental* – Identifique e explique qual atitude do seu parceiro despertou esses sentimentos em você. Seja clara, mas sem acusação. O objetivo não é culpar, mas criar consciência. Exemplo: "Quando você não me chama para participar, sinto que estou deslocada, e isso me entristece".

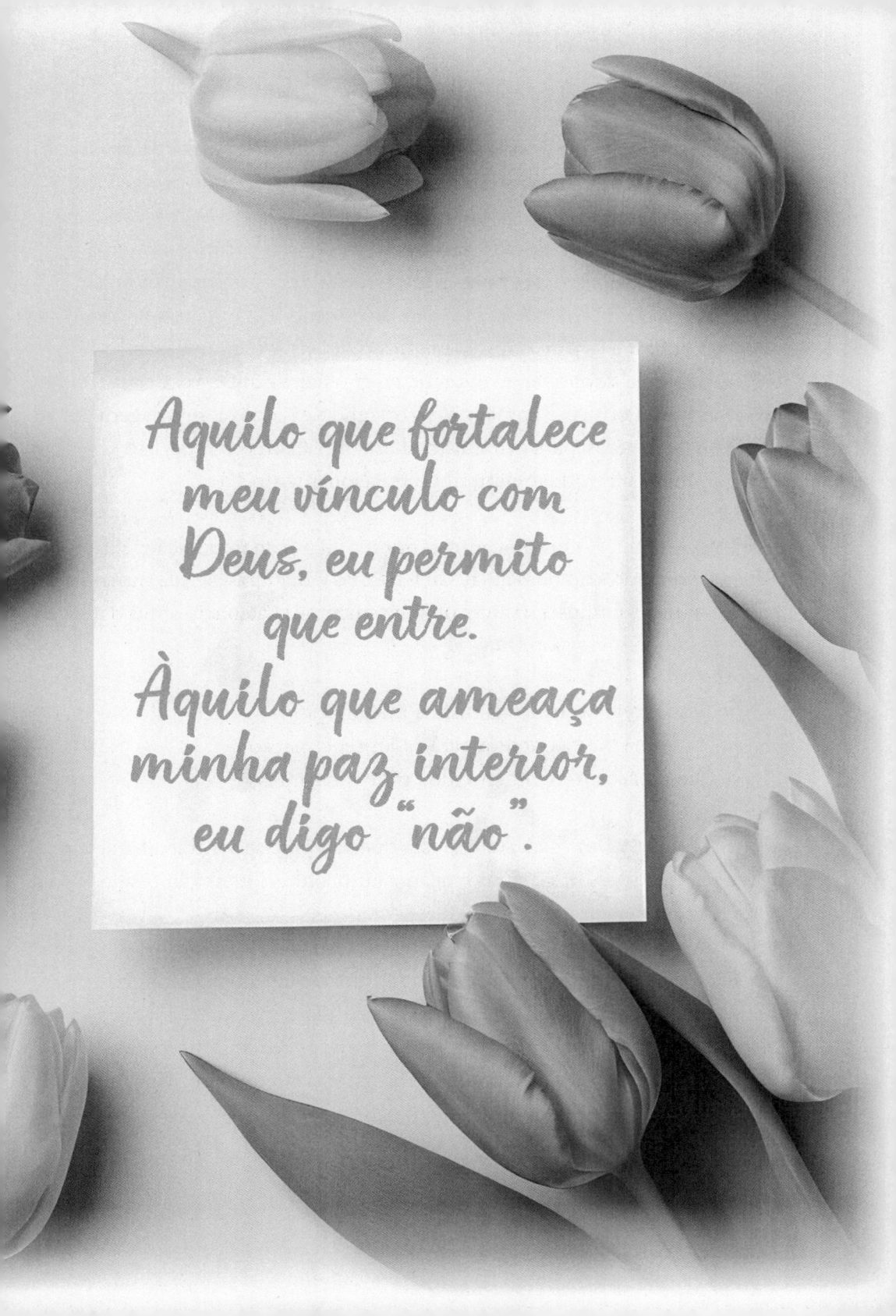

Aquilo que fortalece meu vínculo com Deus, eu permito que entre.
Àquilo que ameaça minha paz interior, eu digo "não".

3. *Seja vulnerável e evite comandos* – Evite criticar, exigir ou dar ordens. A comunicação feminina ativa o instinto de proteção no homem, permitindo que ele compreenda sua necessidade sem se sentir atacado. Exemplo: "Quero me sentir mais conectada com você nesses momentos. Será que da próxima vez você pode me trazer para a conversa?".
4. *Pratique com constância e naturalidade* – A comunicação feminina deve ser algo autêntico e gradual. Se antes você usava muita crítica e comando, vá trazendo essa nova abordagem aos poucos, para evitar estranhamento. Com o tempo, isso se torna um reflexo natural do relacionamento.

Importante! A comunicação feminina não é manipulação. Ela funciona quando suas demandas são legítimas e maduras. Se sua questão for baseada em inseguranças ou pensamentos irracionais, antes de trazê-la para o diálogo, reflita:

- Isso é real ou fruto da minha imaginação?
- Há uma base concreta para essa preocupação?
- Meu parceiro realmente deu motivos para isso?

Se a resposta for "não", talvez essa questão precise ser trabalhada primeiro dentro de você, com oração e autoconhecimento, antes de ser levada ao relacionamento.

Homens e mulheres maduros e elegantes constroem intimidade por meio da troca sincera e do respeito mútuo. Quando a mulher se comunica de forma vulnerável e verdadeira, o homem que a ama se sente naturalmente inclinado a protegê-la e a atendê-la. E é nesse espaço de respeito e entrega que nasce um relacionamento maduro e feliz.

8

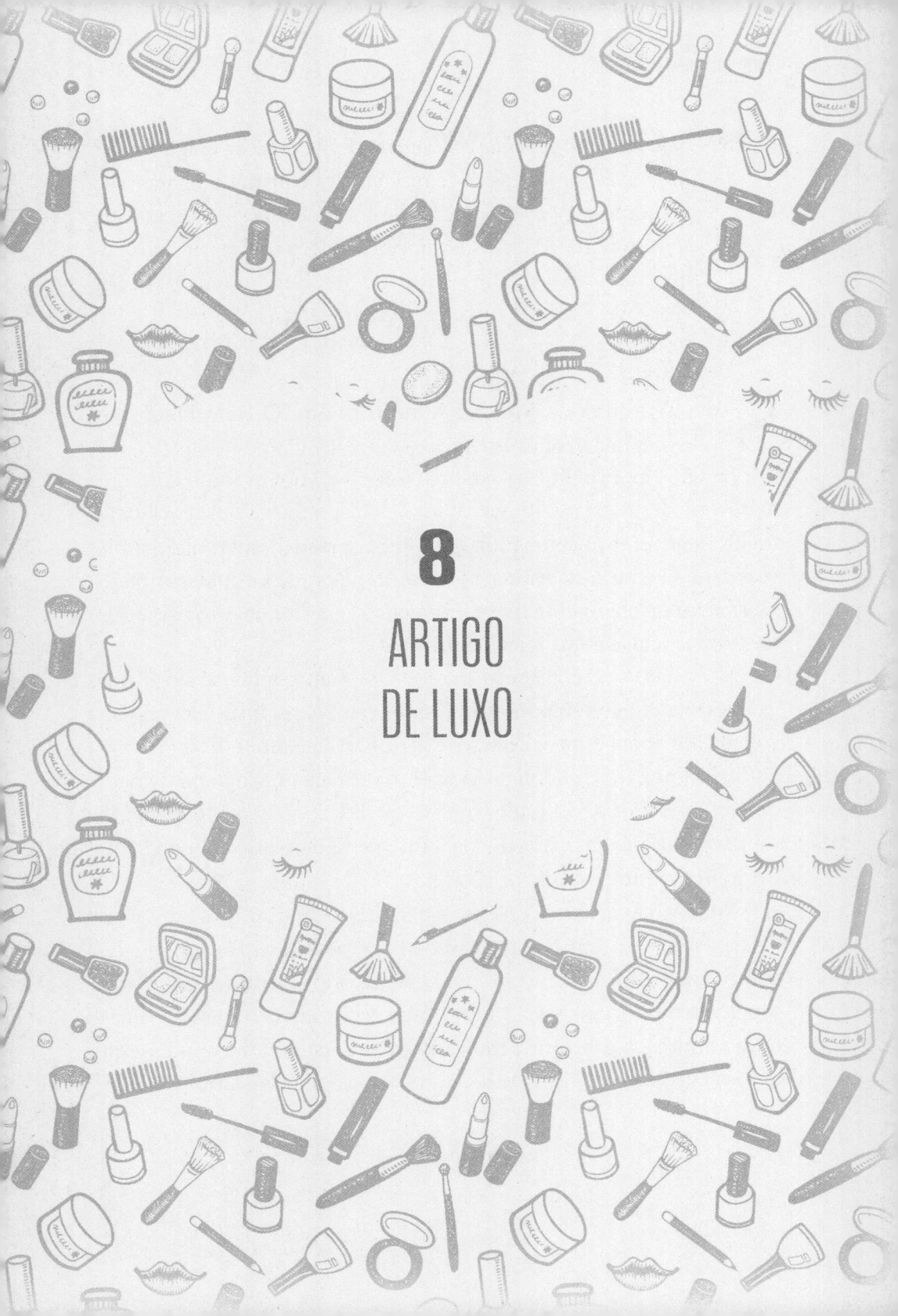

ARTIGO DE LUXO

Santa Teresinha do Menino Jesus afirmou: "O bom Deus não pode inspirar desejos irrealizáveis".

Imagine que você entre em uma loja e veja um produto com um aviso em destaque: "Últimas unidades disponíveis!". Automaticamente, seu cérebro aciona um gatilho poderoso, despertando ainda mais o desejo por aquele item. Isso acontece porque a escassez aumenta o valor percebido. Esse mesmo princípio se aplica em diversas áreas da vida – inclusive nos relacionamentos.

Mas por que os homens parecem se sentir mais atraídos por mulheres que não estão sempre disponíveis? A resposta está na psicologia. Grandes especialistas, como Robert Cialdini e Bob Proctor, já explicaram esse fenômeno. A mente humana é programada para desejar aquilo que não pode ter com facilidade. E isso não é apenas uma teoria abstrata, mas um conceito profundamente enraizado no comportamento humano.

No livro *As armas da persuasão*, Robert Cialdini[1] explica que a lei da escassez é um dos princípios mais poderosos da influência. Sempre que algo se torna raro ou menos acessível, automaticamente o percebemos como mais valioso. Nos relacionamentos, essa dinâmica se manifesta de forma muito intensa. Quando uma mulher está sempre disponível, responde de imediato, cancela compromissos

---

1. CIALDINI, R. B., *As armas da persuasão*, Rio de Janeiro, Sextante, 2012.

por um homem ou demonstra um interesse incondicional, ela perde esse fator da escassez. O homem, sem qualquer esforço, sente que ela está ali o tempo todo, e essa sensação de conforto excessivo pode levar ao desinteresse.

Além disso, semelhante atrai semelhante. Se uma mulher se coloca em uma posição de carência, sua postura transmite essa mensagem, afastando justamente aquilo que deseja. Por outro lado, quando se posiciona como uma mulher de alto valor, que cuida da própria vida, se sente completa e não precisa da validação constante de um homem, o efeito é o oposto. Essa energia transmite autoconfiança – um dos traços mais magnéticos em qualquer relação.

Vale lembrar que o distanciamento estratégico não significa jogar ou manipular. Pelo contrário, trata-se de demonstrar autossuficiência emocional. Os homens, por instinto, se sentem mais atraídos por desafios e por aquilo que não está sempre ao alcance das mãos. A mulher que entende essa dinâmica e se posiciona como alguém plena e independente se torna naturalmente irresistível.

Esse é o segredo que será revelado ao longo deste capítulo. A verdadeira atração não nasce do desespero, da necessidade ou da obsessão por alguém. Surge da segurança, da autenticidade e da capacidade de ser completa por si mesma. Os homens não são naturalmente atraídos por mulheres que demonstram carência, mas sim por aquelas que exalam um magnetismo próprio, uma presença que diz, sem precisar de palavras: "Em Deus eu me basto".

Mas o que realmente define uma mulher de alto valor? E por que sua independência emocional é um fator tão determinante na atração?

No mundo dos relacionamentos, uma das maiores armadilhas é acreditar que o outro é responsável pela nossa felicidade. Essa mentalidade cria dependência emocional – e a dependência é um dos fatores que mais afastam um homem. Quando uma mulher precisa constantemente da validação de alguém, ela transmite, mesmo sem perceber, a mensagem de que não se sente completa sozinha. Isso gera uma dinâmica desequilibrada, em que a relação deixa de ser um encontro entre dois seres plenos para se tornar um vínculo de necessidade e medo.

Em contrapartida, uma mulher autossuficiente emocionalmente compreende que sua felicidade não depende de ninguém além dela mesma. Essa consciência a torna naturalmente mais atraente, porque seu magnetismo não vem do medo ou da insegurança, mas da liberdade, da confiança e da plenitude.

Homens são instintivamente atraídos por aquilo que é valioso e único. Quando uma mulher se posiciona como alguém que não precisa desesperadamente de um relacionamento, mas que escolhe estar nele por vontade própria, ela se diferencia da maioria. Seu valor não está atrelado à presença de um homem, e isso gera um efeito psicológico poderoso: o desejo de conquistá-la.

A *carência* se manifesta de diversas formas:

- Sentir-se incompleta sem um parceiro;
- Querer agradar o tempo todo para evitar conflitos;
- Demonstrar medo excessivo de perder alguém;
- Precisar constantemente da validação do outro para se sentir segura.

Já o *magnetismo pessoal* é exatamente o oposto:

- Confiar no próprio valor, independentemente da opinião alheia;
- Ter uma vida própria, com interesses, metas e paixões;
- Ser uma companhia agradável, sem perder sua individualidade;
- Saber equilibrar entrega e mistério, sem precisar implorar por atenção.

Atraímos aquilo que transbordamos. Se uma mulher se enxerga como alguém incompleta, sem valor próprio, suas atitudes inevitavelmente refletirão essa crença. Ela acabará atraindo homens que confirmam essa percepção, muitas vezes se envolvendo em relacionamentos desgastantes, em que precisa se esforçar excessivamente para ser amada.

Por outro lado, quando uma mulher pratica o autoamor e cultiva uma autoestima elevada, tudo muda. Sua força se transforma, ela não aceita migalhas, não se sujeita a dinâmicas tóxicas e não teme ficar sozinha. Essa segurança é um ímã poderoso.

Pensamentos criam realidades. Se uma mulher deseja um relacionamento em que seja valorizada, respeitada e amada, primeiro precisa enxergar a si mesma dessa forma. Isso exige um trabalho interno contínuo, mas o resultado é transformador. Se você quer se tornar uma mulher de alto valor, comece pela mudança mais importante: a forma como você se vê.

A PROGRAMAÇÃO MENTAL MASCULINA

Agora, porém, vamos mergulhar em um aspecto fundamental da atração: *a programação mental masculina*. Você descobrirá como ela influencia os relacionamentos e por que os homens são naturalmente inclinados a buscar desafios.

A atração entre homens e mulheres não é apenas uma questão de sentimentos ou afinidade. Existe um fator ainda mais profundo, enraizado na biologia e na psicologia humana, que molda o comportamento masculino na conquista: o instinto de caçador.

Esse instinto faz parte da programação mental dos homens há milhares de anos e impacta diretamente a forma como percebem o valor de uma mulher. Mas o que isso significa na prática? Como esse mecanismo funciona? E por que os homens perdem o interesse quando algo está sempre disponível?

Para entender essa dinâmica, é essencial conhecer o funcionamento do cérebro instintivo masculino. Essa estrutura, uma das camadas mais primitivas do cérebro humano, é responsável por comportamentos automáticos, como sobrevivência, defesa, competição e, claro, caça.

Nos tempos antigos, o homem precisava caçar para sobreviver. Esse instinto não desapareceu – apenas foi redirecionado para outras áreas da vida, incluindo os relacionamentos. O cérebro masculino foi condicionado a valorizar aquilo que exige esforço e conquista.

Um exemplo claro disso é o homem da fazenda. Ele sabe que, para colher uma safra farta, precisa preparar a terra, plantar as sementes, regar e cuidar com paciência até que os frutos estejam prontos para ser colhidos. Ele valoriza o processo, porque entende o esforço envolvido. Se alguém simplesmente lhe entregasse uma colheita pronta, sem que tivesse trabalhado por ela, o impacto não seria o mesmo. O sabor da conquista vem do caminho percorrido, não apenas do resultado final.

Nos relacionamentos, essa lógica se repete. Aquilo que vem fácil demais raramente é valorizado. Esse mecanismo explica por que os homens tendem a sentir mais desejo por mulheres que representam algum nível de desafio. Quando tudo é entregue de imediato, sem resistência ou mistério, o instinto de caçador se desativa – e o interesse diminui drasticamente.

Por que os homens desvalorizam o que está sempre disponível? A resposta está na forma como o cérebro humano atribui valor às coisas. O que é raro e difícil de conquistar naturalmente desperta maior desejo. Em contrapartida, o que é excessivamente acessível perde o brilho.

Pense em um objeto de luxo: por que um anel de diamantes é mais valioso do que uma bijuteria? Além da qualidade do material, há um fator psicológico envolvido: a exclusividade. O mesmo acontece nos relacionamentos. Uma mulher que se entrega completamente, sem que o homem tenha feito nenhum esforço para conquistá-la, envia um sinal inconsciente de que seu valor é baixo. Isso não significa que ela não tenha valor real, mas que, pela sua atitude, o outro a percebe dessa forma.

Por outro lado, quando uma mulher se posiciona com firmeza, mantém sua independência e não está sempre disponível, ela ativa no homem o desejo de valorização. Ele sente que precisa se esforçar para conquistá-la e, consequentemente, começa a vê-la como alguém especial.

O CONCEITO DE ESFORÇO E RECOMPENSA

A mente masculina funciona com base no princípio de esforço e recompensa. Quanto mais um homem sente que precisa se esforçar para ganhar a atenção e o carinho de uma mulher, mais ele valoriza a relação. Isso não significa jogar jogos emocionais ou manipular, mas sim compreender a importância de manter uma dinâmica saudável de atração.

Algumas formas eficazes de aplicar esse conceito incluem:

- Criar pausas e espaços na interação, não respondendo imediatamente a todas as mensagens;
- Manter a própria rotina, permitindo que ele sinta sua falta;
- Manter o mistério, não revelando tudo sobre você de imediato, deixando que ele descubra sua essência ao longo do tempo;
- Valorizar sua individualidade, ter a própria vida, os próprios interesses e paixões, demonstrando que não precisa dele para se sentir completa;
- Não entregar tudo de uma vez; afeto, intimidade e comprometimento devem ser conquistados, não dados sem critério.

A mulher que entende esse mecanismo e o aplica de maneira autêntica se torna inesquecível. Ela não é carente, não corre atrás, não implora por atenção. Em vez disso, instiga o homem a investir nela, ativando nele o desejo genuíno de estar ao seu lado.

Esse é um dos grandes segredos da atração que poucos compreendem: a forma como você se posiciona na relação é o que define o quanto será valorizada.

Agora você vai entender como o "ser" feminina e o distanciamento estratégico podem potencializar ainda mais essa dinâmica, tornando-a naturalmente magnética e desejável. O verdadeiro magnetismo feminino não está em correr atrás, implorar por atenção ou tentar convencer um homem a valorizá-la, mas na capacidade de se posicionar como uma mulher de alto valor, mantendo sua energia em equilíbrio e sabendo quando se aproximar e quando se afastar.

Essa é a arte do distanciamento estratégico, uma ferramenta poderosa que gera desejo e mantém o interesse de forma natural e autêntica. Mas como se distanciar sem perder a conexão emocional? Como evitar que esse afastamento pareça desinteresse ou frieza? E qual é o papel do magnetismo emocional na atração romântica?

O QUE SIGNIFICA SE DISTANCIAR SEM PERDER A CONEXÃO?

O distanciamento estratégico não significa ignorar alguém deliberadamente ou praticar jogos emocionais. Muito pelo contrário: envolve um ajuste sutil na forma como você se posiciona na relação. Distanciar-se sem perder a conexão significa manter sua vida como prioridade, em vez de fazer do relacionamento o centro de tudo.

Continue investindo em si mesma: em seus objetivos, sua carreira, seus *hobbies* e amizades. Dose sua presença, não esteja sempre disponível imediatamente. Permita que a outra pessoa sinta sua ausência e perceba seu valor. Demonstre interesse, mas sem excessos. Mostre que você gosta da pessoa, mas sem fazer disso sua única fonte de felicidade. Crie momentos de pausa, dando espaço para que o outro venha até você, em vez de estar sempre tomando a iniciativa.

Quando uma mulher entende essa dinâmica, ela fortalece a conexão, em vez de enfraquecê-la. O homem percebe que precisa investir para estar ao lado dela, o que ativa seus instintos naturais de conquista. Esse distanciamento não apenas mantém o interesse, mas também torna a relação mais equilibrada e cheia de potencial.

Para elevar seu potencial de atração romântica, siga alguns princípios:

- *Evite agir pelo medo* – Se você teme perder alguém e age impulsivamente para garantir sua presença, sua postura se torna ansiosa e desesperada. Sinta-se completa sozinha, em vez de buscar um relacionamento para preencher vazios internos. Trabalhe sua felicidade de dentro para fora. Quanto mais estiver alinhada com sua autoestima e autovalorização, mais atrairá relações saudáveis e equilibradas. O segredo não está apenas no que você faz, mas na impressão que transmite enquanto faz – o equilíbrio entre mistério e entrega emocional.
- *Não seja fria* – Muitas mulheres acreditam que, para manter um homem interessado, precisam ser frias, inacessíveis ou jogar com a escassez extrema. Mas isso pode gerar um efeito contrário. Em vez de despertar atração, cria uma barreira emocional que afasta. O verdadeiro equilíbrio está entre mistério e entrega emocional. O mistério mantém o interesse vivo. Não se trata de esconder quem você é, mas de deixar espaço para que o outro queira descobrir mais sobre você.
- *Evite contar tudo de uma vez* – Permita que a relação se desenvolva com naturalidade. A entrega emocional, quando dosada,

cria uma conexão genuína. Isso significa estar presente nos momentos certos, demonstrar carinho, compartilhar sentimentos, mas sem abrir mão da sua independência emocional. Mulheres que sabem alternar entre esses dois polos se tornam altamente magnéticas. Elas não precisam forçar nada, pois sua presença se torna viciante; dão espaço para que o homem as procure, mas, quando estão presentes, fazem com que esse momento valha a pena. Ao dominar essa arte, você nunca mais precisará correr atrás de alguém, pois sua postura falará por você.

Se você deseja atrair um relacionamento saudável e significativo, o primeiro passo não é procurar alguém externamente, mas alinhar sua força interior. Isso significa mudar sua mentalidade, eliminar crenças limitantes.

COMO ELEVAR SEU MAGNETISMO EMOCIONAL PARA ATRAIR UM PARCEIRO QUE REALMENTE COMBINE COM VOCÊ?

Se você tem crenças negativas sobre o amor, inconscientemente atrairá experiências que confirmem essas crenças. Por exemplo, se acredita que homens bons são raros, seu subconsciente encontrará maneiras de reforçar essa ideia, atraindo pessoas indisponíveis ou desinteressadas. Se acredita que precisa se esforçar excessivamente para ser amada, acabará em relacionamentos em que sempre sente que está fazendo mais do que recebe. Por outro lado, quando você reprograma sua mente para acreditar que merece um amor saudável, respeitoso e feliz, sua energia muda e começa a atrair pessoas alinhadas com essa nova vibração. O seu mundo exterior é apenas um reflexo do seu mundo interior. Portanto, se deseja um relacionamento amoroso equilibrado e satisfatório, precisa primeiro cultivar esse equilíbrio dentro de você.

Como alinhar sua força interior para atrair um relacionamento saudável:

- 🍏 *Pratique o amor-próprio diariamente* – Pare de buscar validação externa. Quanto mais você se ama e se respeita, mais os outros farão o mesmo. Crie hábitos que elevem sua autoestima, como cuidar da sua saúde, investir no seu crescimento pessoal e se cercar de pessoas que a valorizam.
- 🍏 *Mude suas crenças sobre o amor* – Substitua pensamentos negativos, como "todo relacionamento acaba em sofrimento", por afirmações positivas, como "eu atraio um amor leve e feliz". Faça um exercício diário de gratidão pelos relacionamentos saudáveis que já existem na sua vida, mesmo que sejam de amizade ou familiares.
- 🍏 *Acredite que o amor não é escasso* – Existem inúmeras pessoas compatíveis com você, e, quando sua vida interior estiver alinhada, você as encontrará naturalmente.
- 🍏 *Não aja pelo medo da perda* – Relacionamentos baseados em insegurança e medo criam resistência e afastam a harmonia.
- 🍏 *Evite padrões de autossabotagem* – Se você tem o hábito de se envolver sempre com o mesmo tipo de pessoa e os relacionamentos não dão certo, pare e reflita. O problema pode estar nas crenças que você alimenta sobre si mesma e sobre o amor. Identifique padrões repetitivos e tome decisões conscientes para mudá-los.

O magnetismo entre duas pessoas não está apenas na aparência ou na personalidade, mas na força interior que cada uma emana. O que afasta um homem:

- Desespero e carência emocional;
- Medo constante de ser rejeitada ou abandonada;
- Tentativa de controlar a relação ou o comportamento do outro;
- Falta de propósito próprio e de identidade fora do relacionamento.

O que aproxima um homem:

- Segurança emocional e independência afetiva;
- Alegria genuína e leveza na convivência;
- Confiança na própria capacidade de ser feliz com ou sem um parceiro;
- Atitude de quem escolhe estar no relacionamento, e não de quem precisa dele para se sentir completa.

Quando você trabalha sua força interior e se coloca em sintonia com sua verdadeira essência, naturalmente atrairá um parceiro que compartilhe dos mesmos valores e visão de vida.

São João da Cruz já dizia: "A alma atrai aquilo que lhe é semelhante".

Se você deseja um relacionamento em que seja valorizada, primeiro precisa se valorizar internamente. O amor verdadeiro não é um jogo de controle ou manipulação, mas sim uma dança na qual cada pessoa se sente livre para ser quem é. Quando você se torna essa versão elevada de si mesma, vai encontrar o melhor do outro.

9
MENOS EMOCIONADA

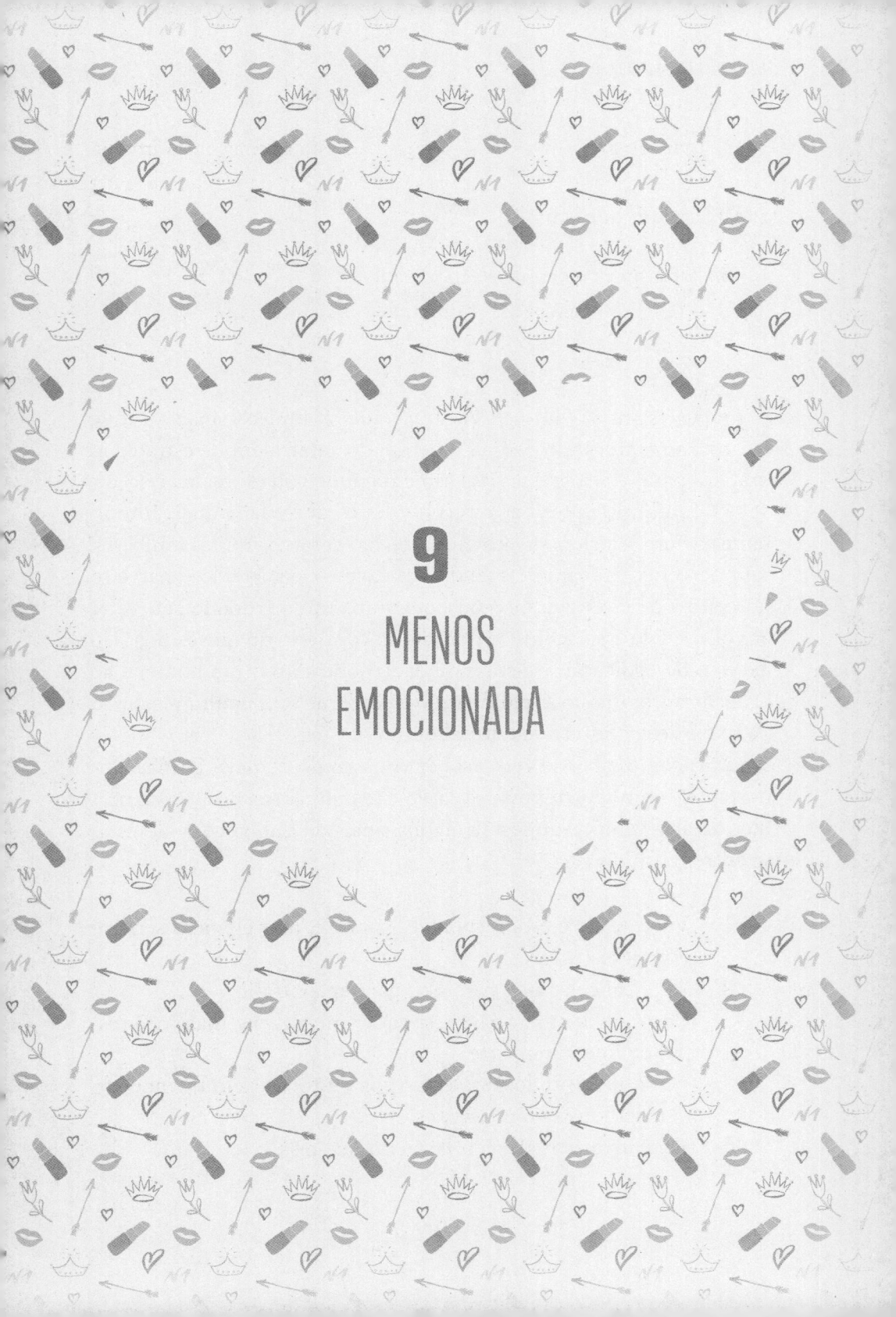

Prepare-se, maravilhosa! Você aprenderá aqui os sinais de que está se entregando demais e perdendo valor, além de estratégias práticas para reverter essa situação e recuperar sua força na relação.

O equilíbrio entre dar e receber é um dos pilares mais importantes de um relacionamento saudável. No entanto, muitas mulheres, sem perceber, acabam se doando em excesso, colocando o parceiro no centro de suas vidas e, consequentemente, perdendo seu valor aos olhos dele. Isso acontece porque, ao contrário do que se pensa, o excesso de dedicação e disponibilidade pode afastar um homem, ao invés de aproximá-lo. Quando tudo é entregue sem nenhum esforço da parte dele, o interesse natural diminui.

Mas como saber se você está se entregando demais? E, mais importante, como reverter essa situação e recuperar sua posição de mulher de alto valor? Aqui estão alguns sinais de que você pode estar se entregando demais:

1. Você sempre está disponível para ele, mas ele nem sempre está para você.
2. Você cancela compromissos para encontrá-lo.
3. Ele pode demorar para responder mensagens, mas você responde imediatamente.
4. Você faz de tudo para estar por perto, mesmo quando ele não demonstra o mesmo esforço.
5. Você investe mais na relação do que ele.

6. Você é quem toma todas as iniciativas: marca encontros, envia mensagens, faz surpresas.
7. Você sente que está sempre tentando agradá-lo, enquanto ele não faz o mesmo por você.
8. Você prioriza a relação acima da própria vida, colocando seus planos e sonhos em segundo plano.
9. Você muda sua rotina para se encaixar na dele.
10. Você sente que sua felicidade depende da presença dele.
11. Você tolera atitudes desrespeitosas por medo de perdê-lo.
12. Você ignora comportamentos que a magoam e aceita desculpas vagas.
13. Você se convence de que qualquer migalha de atenção é suficiente.

Esses comportamentos transmitem uma mensagem sutil ao homem: "Eu estou disposta a aceitar qualquer coisa para estar ao seu lado". Quando ele percebe isso, a atração diminui drasticamente.

A DIFERENÇA ENTRE SER ACESSÍVEL E SER EXCESSIVAMENTE DISPONÍVEL

Existe uma grande diferença entre ser uma mulher acessível e ser excessivamente disponível. Ser acessível significa que você se permite viver um relacionamento de forma leve, aberta e equilibrada. Você responde quando tem vontade, sai quando é conveniente para você e mantém sua vida normalmente, independentemente da presença do outro.

Ser excessivamente disponível, por outro lado, significa colocar o relacionamento acima de tudo. Você sente que precisa estar sempre presente, responde, aceita convites de última hora e coloca o outro como prioridade máxima. Homens não valorizam o que está sempre ao alcance das mãos. O mistério, a leveza e a energia feminina são elementos que mantêm o interesse vivo. Quando você se torna previsível e submissa à relação, o encanto se perde.

COMO EQUILIBRAR A RELAÇÃO E RECUPERAR SUA POSIÇÃO DE MULHER DE ALTO VALOR?

Se você percebeu que tem se doado em excesso e que isso afetou a dinâmica do seu relacionamento, não se preocupe! É possível reverter essa situação e recuperar a atração natural. Perceba o espaço e dê a chance de ele procurá-la. Foque em suas atividades, amigos e vida pessoal. Reafirme seu valor interno, lembrando-se sempre de que você é a prioridade em sua vida. Um relacionamento saudável não pode ser seu único foco, pois você deve ser sua própria fonte de felicidade e realização. Pratique o amor-próprio e invista em si mesma, seja fazendo cursos, mudando sua rotina ou explorando novos interesses. Quanto mais você cresce pessoalmente, mais valor emana. Deixe que ele tenha o prazer da conquista, permitindo que ele sinta a necessidade de reconquistar você. Quando ele percebe que tudo está garantido, perde o estímulo para investir na relação. Homens valorizam o que precisam conquistar, então, reaprenda a dizer "não". Pare de aceitar migalhas de atenção. Se ele não respeita seu tempo e não se esforça para estar com você, não corra atrás. Valorize-se e só aceite estar ao lado de alguém que também esteja disposto a se esforçar.

MUDE SEUS PENSAMENTOS

Troque pensamentos de escassez por pensamentos de abundância. Você não precisa implorar por amor, pois sabe que merece ser amada naturalmente. Quando uma mulher recupera sua essência e entende seu real valor, a dinâmica do relacionamento muda. O homem percebe que, para estar ao lado dela, ele precisa investir, respeitar e valorizar sua presença. E, se não estiver disposto a isso, então não era o homem certo para você.

O interesse de um homem não é mantido por táticas artificiais, mas pela forma como você se posiciona e vive sua vida. Algumas atitudes que fazem uma mulher ser irresistível naturalmente incluem:

1. *Não tente ser alguém que você não é para agradar* – Homens percebem rapidamente quando uma mulher está forçando uma personalidade. Quando você se aceita e se valoriza, transmite uma energia magnética e autoestima elevada.
2. *Evite depender da validação externa* – Se você depende de um homem para se sentir bem, ele perceberá e perderá o interesse. A verdadeira autoestima vem de dentro, da forma como você se enxerga e se trata.
3. *Evite revelar tudo sobre você rapidamente* – Deixe que ele descubra sua essência ao longo do tempo. Isso mantém o mistério ativo e faz com que ele queira saber mais sobre você.
4. *Crie uma vida rica e cheia de interesses próprios* – Seu mundo não deve girar em torno de um relacionamento. Quando você tem uma vida cheia de propósito, interesses e projetos próprios, transmite uma energia positiva e irresistível.
5. *Traga leveza para a relação* – Evite cobranças excessivas ou discussões desnecessárias. Relacionamentos saudáveis são construídos com base na energia positiva, e não na tensão constante.
6. *Tenha um propósito forte e vida independente* – Nada é mais atraente do que uma mulher que tem um propósito claro e uma vida plena. O maior erro que muitas cometem é colocar o relacionamento como a única fonte de felicidade, abandonando suas paixões e seus projetos pessoais. Quando você tem objetivos e sonhos próprios, transmite uma vibração inspiradora.

7. *Crie momentos de crescimento pessoal diariamente* – Leia, aprenda, desenvolva habilidades. Quanto mais você cresce internamente, mais interessante e magnética você se torna.

Quando você se posiciona como uma mulher de alto valor, autêntica e plena, o impacto é duradouro. Não há necessidade de joguinhos, pois a verdadeira atração vem do que você emana de dentro.

EXERCÍCIOS DE REPROGRAMAÇÃO MENTAL PARA SE TORNAR MAGNÉTICA

A maneira como você se enxerga tem um impacto profundo sobre como os outros a veem. Se deseja se tornar uma mulher inesquecível, o primeiro passo é transformar a sua mente. Aqui estão alguns exercícios simples e poderosos para elevar sua energia e despertar seu magnetismo natural.

Afirmações positivas diárias

Comece o dia com afirmações de poder. Diga para si mesma frases como: "Eu sou uma mulher poderosa e irresistível", "Eu sou suficiente exatamente como sou", "Homens incríveis se sentem atraídos pela minha energia autêntica". Repita estas palavras todos os dias, especialmente ao acordar e antes de dormir. Deixe que essas afirmações se tornem uma parte viva de sua rotina.

Visualização criativa

Feche os olhos e imagine a mulher que você deseja ser. Visualize-se confiante, segura, radiante e atraindo as melhores experiências amorosas. Sinta essa imagem em seu corpo e leve essa vibração positiva com você ao longo do dia. Ao visualizar, você está criando sua realidade e projetando essa energia para o mundo.

Prática do desapego emocional

Libere-se da necessidade de controlar o resultado de qualquer relacionamento. Lembre-se: você já é completa sozinha. O amor deve ser um bônus, e não uma necessidade. Ao soltar as expectativas e a ansiedade, você permite que a energia flua naturalmente e de forma equilibrada.

Exercício do espelho

Olhe-se no espelho todos os dias e reconheça a própria beleza e poder. Diga a si mesma: "Eu mereço o melhor", "Eu não aceito nada menos que isso". Ao fazer isso, você fortalece sua autoestima e se conecta com o seu valor genuíno. A mulher que se ama profundamente não precisa se preocupar em agradar ou ser aceita; ela já é magnética por ser quem é.

Agora, você está pronta para aplicar essas práticas de forma prática no seu dia a dia, transformando o seu interior e atraindo um relacionamento que realmente valha a pena. Se há algo que você precisa levar desse momento, é a certeza inabalável de que em Deus você é suficiente. Não há necessidade de provar seu valor a ninguém, porque ele já está dentro de você. O *amor certo sempre encontra aqueles que sabem se amar primeiro.*

Talvez, ao longo da sua vida, você tenha sido ensinada a ser perfeita, a agradar aos outros, a fazer de tudo para ser escolhida. Mas, hoje, quero que entenda algo profundamente: você não nasceu para ser escolhida, nasceu para escolher. Escolher a sua paz, escolher a sua felicidade, escolher um amor que a transborde, e não que a sugue. Você não está aqui para mendigar migalhas de atenção, para se dobrar em esforços desnecessários ou para aceitar menos do que merece.

Você está aqui para ser amada na mesma intensidade com que ama, respeitada na mesma medida com que respeita e valorizada pelo simples fato de ser quem é.

Eu sei que talvez você já tenha se doado demais, já tenha amado tanto a ponto de se esquecer de si mesma. Talvez tenha chorado em silêncio, sentindo que nunca é suficiente. Mas agora, neste instante, quero que você respire fundo e sinta uma verdade inegociável: você já é tudo o que precisa ser. A mulher que você quer ser, que sonha ser, já vive dentro de você. Ela não está distante, não é uma promessa para o futuro – ela é você, agora, neste momento, esperando para ser reconhecida.

Então pare. Pare de tentar convencer alguém a amá-la. Pare de se diminuir para caber na vida de alguém. Pare de insistir onde seu coração já sabe que não há reciprocidade. Quem quiser ficar ao seu lado, que aprenda a merecer sua presença. A mulher poderosa que habita em você está pronta para brilhar, pronta para ser admirada, desejada e respeitada. Mas, acima de tudo, está pronta para ser amada por você mesma.

Agora, diante de tudo isso, eu lhe faço um pedido: prometa que nunca mais se esquecerá do seu valor. Prometa que nunca mais aceitará um amor menor do que aquele que faz seu coração vibrar. Prometa que, a partir de hoje, você se tornará a mulher que sempre foi destinada a ser, porque o mundo precisa de você assim – inteira, livre, radiante e *magnética*.

10
SERÁ QUE TENHO PERMISSÃO?

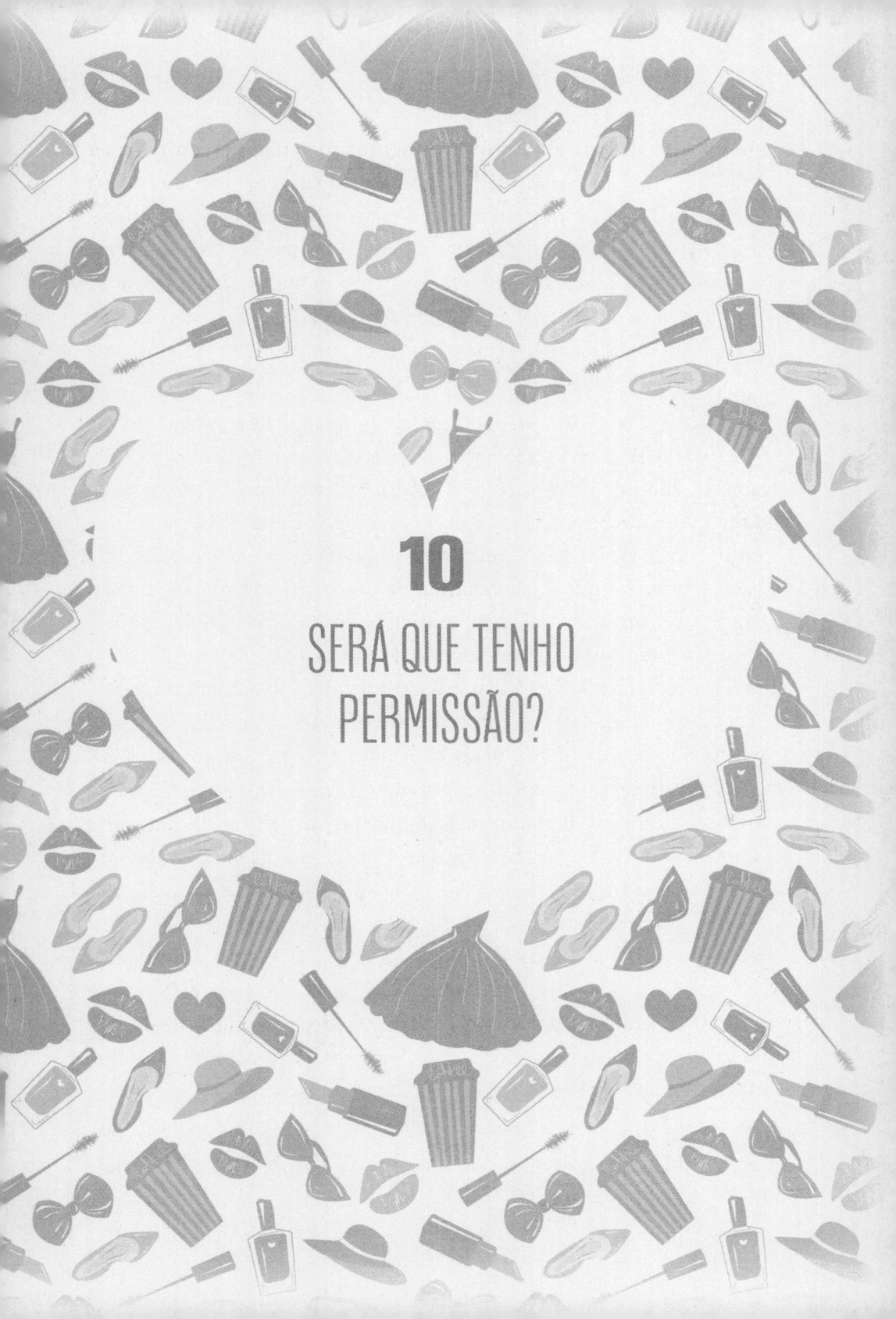

Agora que você já aprendeu que, para ter um relacionamento de valor, é essencial trabalhar a racionalidade e aumentar o próprio valor, eu lhe pergunto: será que você tem permissão? Como assim, Adrielle? O que é permissão? Pois é! Quero trazê-la para uma realidade psíquica que talvez você nunca tenha notado como tem lhe atrapalhado, e pode ser que seja exatamente por isso que sinta que sua vida está travada em todas as áreas, especialmente nos relacionamentos.

Então, vamos lá! O que seria a tal permissão?

Permissão é a autorização interna que você se dá para ser, fazer e ter aquilo que deseja. É como se houvesse uma "barreira invisível" dentro de você, moldada pelas crenças que absorveu ao longo da vida. Se, em algum momento, aprendeu que não pode querer mais, que precisa aceitar qualquer relação para ser valorizada, ou que pensar em si mesma é egoísmo, é provável que essa barreira a esteja impedindo de avançar.

Permissão está diretamente ligada às mensagens que você recebeu ao longo da sua vida. Pode ter vindo da sua família, que talvez sempre repetiu que "mulher tem que aceitar o que aparece" ou "casamento é assim mesmo, melhor do que ficar sozinha". Pode ter vindo da cultura ao seu redor, que ensinou que, se uma mulher sonha alto demais, ela está sendo exigente. Ou pode ter vindo de experiências passadas que a fizeram acreditar que o amor verdadeiro não existe para você.

E assim, sem perceber, você acaba se conformando com relacionamentos mornos, com homens que não a valorizam ou até mesmo com a ideia de que "melhor estar com alguém do que sozinha". Mas e se eu lhe dissesse que você tem permissão para querer mais?

Será que você tem permissão para viver um amor leve e verdadeiro? Talvez você responda: "Ah, eu acredito que sim". Mas será mesmo? Vamos entender melhor?

Muitas mulheres não conseguem construir um relacionamento saudável não porque lhes falte amor, beleza, inteligência ou qualquer outra coisa externa, mas porque, dentro de si, falta permissão. Falta permissão para acreditar que podem querer mais. Falta permissão para sair de um relacionamento morno, para recusar um homem que parece "bom demais para deixar ir", mas que não faz seu coração vibrar.

Quantas vezes você sentiu que algo não estava certo, mas continuou ali por medo de desapontar os outros? Talvez porque a família aprovava, talvez porque ele parecia um "bom partido", talvez porque você achava que não encontraria algo melhor. Mas e você? Já se perguntou se tem dado permissão a si mesma para viver um amor que a preencha de verdade?

O sentimento de que não temos permissão costuma vir de um ambiente que carrega regras e expectativas muito bem definidas. Pode ser sua família que sempre viu o casamento de uma forma engessada, pode ser seu grupo de amigas que normaliza comportamentos abusivos, pode ser a igreja que, mal interpretada, fez você acreditar que precisa aceitar qualquer relacionamento para ser uma mulher virtuosa.

Mas aqui está a verdade: você tem permissão para querer mais. Deus quer para você um amor que seja um reflexo do próprio amor dele: livre, generoso, fiel e verdadeiro. E, se você sente que algo está fora do lugar, que algo dentro de você pede por mais, talvez seja hora de dar a si mesma essa permissão. Permissão para dizer: "Eu mereço um amor de verdade", e agir como tal.

O que tem a impedido de se permitir viver o amor que Deus sonhou para você?

Pare. Pense.

Ao final deste capítulo, você fará um voto de compromisso com a sua permissão. Mas, antes, vamos compreender melhor o que isso significa em diferentes âmbitos da nossa vida.

Já parou para se perguntar se você realmente tem permissão para viver tudo aquilo que deseja? Permissão para ganhar dinheiro, para ter um relacionamento saudável, para viajar para onde quiser, para ser a primeira pessoa da sua família a quebrar padrões, para seguir um caminho que talvez pessoas importantes para você não aprovem?

Muitas vezes, o que nos impede de avançar não é a falta de habilidade, dinheiro ou competência, mas sim a falta de permissão. Uma permissão interna, que nos autorize a ir além do que foi estabelecido pelas estruturas ao nosso redor.

COMO A FALTA DE PERMISSÃO NOS AFETA

Às vezes, temos aquela sensação de que não temos permissão para agir de certa forma, não é? Como se estivéssemos prestes a fazer algo errado, ou ultrapassar algum limite invisível. Esse sentimento aparece especialmente quando estamos inseridos em ambientes com valores muito bem definidos – e isso está presente em tudo ao nosso redor: na nossa família, no trabalho, nas amizades, na comunidade em que vivemos. Esses lugares têm as próprias "regras", que podem ser explícitas ou não. Algumas são ditadas em voz alta, outras são passadas no olhar, no jeito de agir, na expectativa das pessoas. Mas o fato é que essas normas determinam o que é aceito, o que é esperado e, claro, o que não é.

Agora, imagine o seguinte: você tem uma ideia, um desejo, algo que quer muito fazer, mas que não se encaixa nesses padrões.

A princípio, parece que você está quebrando alguma regra, ou que vai gerar algum tipo de desconforto, como se todo mundo ao seu redor estivesse se perguntando: "Mas, espera... quem já fez isso antes?". E é aí que vem o bloqueio. Você se sente como se estivesse prestes a cometer um erro. Isso, claro, porque não há exemplos ao redor que validem a sua decisão. Não há ninguém que tenha seguido esse caminho antes, então você sente que, por mais que o que queira fazer seja bom, saudável ou positivo para sua vida, falta aquela sensação de "autorização" para seguir em frente.

Mas e se eu lhe dissesse que, na verdade, essa "falta de permissão" é apenas um reflexo do medo do novo? Que, muitas vezes, o que você está sentindo é o empurrãozinho da sua própria transformação? Às vezes, o simples fato de querer algo diferente já é o sinal de que está pronta para dar o próximo passo, mesmo sem ter exemplos de como fazer isso. Claro, não estamos falando de sair por aí quebrando tudo ou ignorando o respeito pelas pessoas ao nosso redor. Mas, sim, de se permitir tentar novas possibilidades, de tomar decisões que, embora não tenham sido feitas por outros antes, são perfeitamente saudáveis, necessárias e muito positivas para sua caminhada.

Lembre-se: não é porque ninguém fez antes que não é a hora de você fazer. E, quem sabe, você não pode ser o exemplo que vai ajudar alguém mais a se sentir capaz de dar o próprio passo no futuro?

O PESO DAS EXPECTATIVAS FAMILIARES

Vamos imaginar um cenário comum, mas que pode ressoar profundamente em muitas de nós. Você cresceu em uma família na qual todas as mulheres, sem exceção, enfrentaram dificuldades semelhantes: foram mães solteiras ou viveram relacionamentos abusivos. Para sobreviver e dar o melhor para seus filhos, essas mulheres desenvolveram uma força incrível, uma resiliência que é quase admirável. Elas aprenderam, muitas vezes de forma dolorosa, que precisavam ser autossuficientes. O lema, que talvez tenha sido repetido diversas vezes, era claro: não se pode confiar em homens e mulheres devem se bastar.

Esse tipo de vivência, com o tempo, vai se tornando a norma. Ela se estabelece não apenas nas palavras, mas também nas atitudes, nas escolhas, no comportamento. Quando você cresce nesse ambiente, essas crenças ficam gravadas na sua mente, muitas vezes sem você perceber. Elas se tornam parte de quem você é, mesmo que nunca tenha questionado essas ideias ou até mesmo tenha internalizado que sua felicidade dependeria de algo totalmente diferente.

Agora, imagine que você chega à idade adulta e começa a ter uma visão diferente da vida. Você deseja algo diferente, algo que vai contra a corrente do que foi ensinado. Você quer uma família diferente, um casamento saudável, uma relação baseada na parceria, no respeito, no amor mútuo. Você encontra um homem bom, alguém com quem deseja construir uma vida, alguém que a faz se sentir segura e valorizada. No fundo, você sabe que essa é a visão que tem para a sua vida. A sua escolha é genuína, e o que quer não é apenas algo para você, mas algo que pode gerar um futuro mais feliz, mais equilibrado.

Porém, à medida que a ideia de seguir em frente com esse relacionamento vai se solidificando, você começa a sentir um desconforto interno. Algo começa a soar estranho, como se estivesse sendo "culpada" por querer algo diferente, algo melhor. Como se estivesse, de alguma forma, traindo um pacto invisível, um acordo não dito que foi feito pela sua família ao longo de gerações. A sensação de estar sendo "cara de pau" por tentar ser feliz de um jeito que ninguém mais conseguiu vai tomando conta de você, e começa a se questionar: "Será que estou errada por querer viver de uma forma que nunca vi ninguém viver antes?".

Por mais que ninguém diga explicitamente, é como se a desaprovação estivesse no ar, circulando sutilmente, como uma pressão invisível que não é dita, mas sentida. Não é algo que alguém vá apontar com o dedo ou falar diretamente para você, mas está lá – nas pequenas atitudes, no olhar desconcertado, nas palavras que não foram ditas, mas estavam prestes a ser. Essa é a força das normas familiares, que muitas vezes são mais poderosas que qualquer outro tipo de pressão social. Elas moldam nossa percepção da realidade, nosso senso de identidade, e o mais difícil: elas nos fazem sentir que não podemos ser diferentes.

Isso, minha amiga, é a falta de permissão. A sensação de que, mesmo sendo adulta e capaz de tomar as próprias decisões, você ainda sente uma ligação invisível com aquilo que foi imposto como "verdade" pela sua família. Uma sensação de culpa por simplesmente querer algo mais para si mesma. Uma sensação de que, ao buscar a felicidade que você merece, está de alguma forma desafiando o legado de dor e sofrimento que foi vivido por tantas mulheres ao seu redor.

E o mais curioso é que, muitas vezes, nem nós mesmas percebemos o quão enraizadas essas crenças estão dentro de nós. Elas se tornam quase automáticas. O desejo de liberdade e felicidade pode ser desconcertante porque nos coloca contra algo muito profundo – não apenas contra os outros, mas contra um padrão que nos foi ensinado a aceitar.

Mas a boa notícia é que você não está sozinha nesse processo. Esse desconforto, essa sensação de não ter permissão, pode ser o primeiro passo para um grande despertar. Quando você reconhece que está sendo puxada para trás por essas forças invisíveis, tem a chance de se libertar. Liberte-se dessa ideia de que você não pode ser diferente. Liberte-se dessa falsa noção de que ser feliz de uma forma diferente é um ato de traição. Você tem permissão para viver a vida que deseja, com os padrões que escolhe para si mesma.

QUANDO O PRÓPRIO RELACIONAMENTO NOS LIMITA

Outro exemplo que muitas vezes passa despercebido, mas que é bastante comum nas relações: você e seu cônjuge começaram a relação com valores e interesses muito parecidos; tudo parecia estar em sintonia. Ambos tinham os mesmos gostos, os mesmos objetivos, a mesma visão para o futuro. Era quase como se estivessem caminhando juntos em uma jornada que parecia natural e sem grandes mudanças. Mas, com o tempo, algo começou a acontecer dentro de você. Você começou a despertar para o autoconhecimento, a perceber que havia muito mais para explorar dentro de si mesma. Começou a buscar crescimento pessoal, queria investir no seu desenvolvimento emocional, aprender novas habilidades e aprimorar a forma como lidava com a vida.

A sede por evolução, por se tornar a melhor versão de si mesma, se tornou cada vez mais forte. Você se interessou por cursos, por programas de autodesenvolvimento, começou a estudar sobre como melhorar sua saúde emocional e, de repente, até se viu atraída por temas como finanças pessoais, mentalidade de abundância e prosperidade. A ideia de expandir seus horizontes parecia tão empolgante como se você tivesse finalmente encontrado o que faltava para se sentir mais plena e realizada.

Porém, toda vez que toca no assunto com seu parceiro, algo acontece. Em vez de receber apoio e compreensão, você percebe uma resistência sutil, talvez até certa estranheza nos olhos dele. Ele pode até a olhar com aquele ar de quem não entende por que você quer gastar tanto tempo ou energia em algo que ele não vê como necessário. Talvez ele jogue um comentário ou outro, quase com um leve deboche, como se todo esse desejo de se desenvolver fosse algo irrelevante, talvez até "mimimi". E, no fundo, você sente que precisa se justificar. Fica insegura, tenta explicar de uma maneira que ele entenda, como se a sua busca por crescimento fosse algo para se defender, como se fosse um erro ou algo que não tem valor.

É como se, ao fazer isso, você tivesse que pedir permissão para ser mais. O pior é que, ao fazer isso, começa a surgir uma sensação de desconforto, uma dúvida interna que você não conseguia entender no início. Por um instante, hesita. Será que está exagerando? Será que está pedindo demais? Talvez você tenha se deixado levar pelo impulso de crescer e agora está se sentindo como se estivesse violando uma espécie de acordo tácito entre vocês dois, um acordo que não foi dito, mas que se reflete em pequenas atitudes. Então, você recua. Desiste de tocar mais uma vez nesse assunto, porque parece mais fácil se calar do que continuar a batalha pela própria evolução.

Mais uma vez, o que está acontecendo aqui é a falta de permissão. A sensação de que você não tem o direito de buscar algo diferente, de crescer de uma maneira que seu parceiro ainda não compreende. Essa dinâmica é comum quando um dos parceiros começa a despertar para novas possibilidades, enquanto o outro ainda está preso à zona de conforto. O medo do desconhecido pode gerar resistência, e, muitas vezes, essa resistência vem disfarçada de críticas ou de indiferença.

No entanto, o que é importante perceber aqui é que essa falta de permissão não vem de fora. Ela não é algo que seu parceiro está explicitamente lhe dizendo, mas sim algo que você mesma internalizou. É uma resposta ao medo de ser diferente, ao receio de que a sua mudança traga à tona uma desconexão. Mas a realidade é que, ao buscar crescer, você não está desvalorizando o relacionamento nem o parceiro. Na verdade, ao investir no próprio crescimento, você está criando a possibilidade de trazer mais para a relação, de ser uma versão mais forte e mais completa de si mesma, o que só tende a enriquecer a parceria.

A boa notícia é que você pode superar essa sensação de falta de permissão. E, muitas vezes, ao dar esse passo, você estará mostrando ao seu parceiro, de maneira silenciosa, que ele também pode buscar mais, que pode evoluir ao seu lado, sem medo de que isso crie uma barreira entre vocês.

QUANDO A CULTURA DA SUA CASA A PRENDE

Há também aqueles casos em que o desejo por independência esbarra em padrões familiares que, muitas vezes, não fazem sentido para nós. Imagine o seguinte: você quer sair de casa, morar sozinha, experimentar a sua autonomia, criar o seu espaço e, acima de tudo, viver a própria vida, sem precisar dar satisfações a todo momento. Mas, em sua família, essa "liberdade" só é permitida quando alguém se casa. Existe uma espécie de regra não escrita de que, para sair da casa dos pais, é preciso dar o próximo passo em direção ao casamento. E você, no fundo, sabe que ainda não está pronta para esse compromisso, mas sente uma necessidade profunda de viver a sua independência. Não quer casar agora, mas quer, sim, conquistar seu espaço, sua liberdade, um lugar que seja só seu.

Aí você menciona isso para sua família. E, de repente, a sua decisão se torna um grande tabu. A reação deles é de estranhamento. É como se você tivesse dito algo completamente absurdo, fora de contexto, quase como se estivesse sendo ingrata, desrespeitosa, ou cometendo uma grande "aberração". "Quem você já viu sair de casa sem necessidade?", perguntam. Como se essa fosse uma atitude insana, algo que ninguém faria sem estar prestes a se casar. Mas você, no fundo, sabe que há, sim, uma necessidade que não precisa ser explicada. Sente que esse é um passo necessário para o seu crescimento, para a sua liberdade, para o seu amadurecimento. Sente que esse é o momento de viver a própria vida, sem depender da aprovação dos outros, sem se sentir limitada por normas que não refletem o que deseja para si mesma.

Contudo, mais uma vez, a permissão não vem de fora. E esse é o ponto crucial. O que acontece é que, quando nos baseamos no olhar do outro para definir nossas escolhas, especialmente em relação a algo tão pessoal quanto a nossa independência, o ciclo de dúvida e insegurança se perpetua. Você, que já sabe no fundo do coração que esse é o passo certo para sua vida, acaba sendo paralisada pelas expectativas alheias. As vozes externas, com críticas, desconfianças e julgamentos, criam um peso emocional que faz com que você duvide da própria necessidade de se libertar. Você acaba se sentindo culpada por querer seguir o próprio caminho, e o peso da desaprovação familiar se torna um fardo.

Mas e se eu lhe dissesse que a verdadeira libertação vem de dentro? Saber que podemos frustrar os outros e ainda assim não sermos pessoas ruins é um dos maiores passos para a nossa liberdade emocional. O problema não está em frustrar os outros – o problema está em deixar que as expectativas e as opiniões dos outros definam quem você é e o que você pode ou não fazer. Não precisamos agradar todo mundo, e, mais importante, não devemos nos submeter a padrões que não são nossos.

A permissão para viver do jeito que desejamos deve vir de dentro. Se você depender da aprovação externa para cada escolha importante, sempre estará presa. Estará presa a um ciclo em que sua felicidade e suas decisões ficam condicionadas ao olhar dos outros, e isso nunca vai levá-la para o lugar onde você se sente plena e realizada. O primeiro passo para romper esse ciclo é reconhecer onde está a falta de permissão na sua vida. Onde você se sente impedida de seguir em frente por medo de desapontar alguém? Onde você está se colocando em segundo plano para que os outros não se sintam desconfortáveis com suas escolhas?

Depois de reconhecer esses pontos, o desafio é dar a si mesma a autorização para ser quem você realmente é, para viver da maneira que acredita ser o melhor para você. Essa permissão precisa vir de dentro, como um ato de autocompaixão, como uma forma de honrar o que sente e o que precisa para crescer e ser feliz.

Agora, pare um momento e reflita!

Escreva aqui de quais faltas de permissão você descobriu que precisa se libertar:

_____
_____
_____

Mas você deve estar se questionando: como me libertar dessa falta de permissão? Como posso superar esse bloqueio que parece me impedir de ser eu mesma e de tomar as decisões que meu coração realmente deseja?

Agora que você identificou a raiz dessa falta de permissão, é hora de dar o primeiro passo para se libertar. Respire fundo, se acalme e faça a si mesma uma pergunta fundamental: o que realmente está no centro das minhas decisões? Meu crescimento ou a aprovação alheia?

Esta pergunta pode parecer simples, mas a resposta tem o poder de transformar sua vida. Ao parar e refletir sobre isso, você começa a entender que as decisões que tem tomado, muitas vezes, podem estar mais relacionadas com a necessidade de agradar os outros do que com seu desejo genuíno de crescer. Isso é algo que, aos poucos, vai se tornando claro para você. E, nesse momento, é importante ser honesta consigo mesma, sem medo do que possa surgir.

Eu sei, esse medo de desagradar não apareceu do nada. Ele não surgiu ontem, da noite para o dia. Ele é fruto de um padrão que foi aprendido ao longo da vida. Você cresceu em um ambiente no qual evitar conflitos era visto como virtude, em que ser aceita era mais importante do que ser verdadeira consigo mesma. Você foi ensinada, muitas vezes sem perceber, que deveria ser boazinha, prestativa, que pensar em si mesma era egoísmo, que desejar mais significava ser gananciosa. E, por mais que isso tenha sido repetido inúmeras vezes, eu lhe pergunto: será que isso é verdade?

Será que querer uma vida melhor, saudável, próspera e significativa é realmente um sinal de egoísmo? Ou será que isso é, na verdade, um direito seu? Um chamado que Deus colocou no seu coração para que você viva com propósito e plenitude? Porque, quando você começa a olhar para isso de outra maneira, percebe que a verdadeira permissão não vem de fora, mas de um lugar mais profundo dentro de você – um lugar onde Deus já lhe deu a capacidade de crescer e florescer.

Agora, quando você pensa em se dar essa permissão, o que lhe vem à mente? Sente aquele nó na garganta, uma dúvida que parece não a deixar em paz: "E se eu for egoísta?", "E se eu estiver errada?", "E se todos me julgarem?". Mas eu lhe pergunto: e se você estiver certa? E se o que quer não for apenas sobre você, mas sobre abrir espaço para que outros também se permitam sonhar, crescer e se expandir?

Porque, veja, quando você se permite ir além, quando se dá o direito de viver uma vida mais autêntica e verdadeira, não está apenas beneficiando a si mesma. Você está mostrando para o mundo – e para aqueles que a acompanham – que também é possível. Você se torna um exemplo, um canal de transformação. Ao se permitir ser mais, você inspira outros a fazerem o mesmo. Quando você se liberta, abre portas para que outros também caminhem em direção à sua liberdade.

Agora, preciso que você seja extremamente honesta consigo mesma. Coloque tudo de lado por um momento e imagine: se nada nem ninguém pudesse julgá-la, se ninguém fosse se magoar, se ninguém ficasse chateado ou se sentisse deixado para trás... o que você faria? Qual seria o primeiro passo que você daria? Como mudaria sua vida hoje?

Essa resposta é crucial, porque revela algo profundo: o que o seu coração já sabe, mas que você tem medo de admitir. Ela aponta para onde Deus está a chamando. Talvez você tenha hesitado em seguir esse caminho porque está tentando garantir que ninguém mais se sinta mal, que ninguém fique magoado ou desapontado com suas escolhas. Mas o que você precisa entender é que, ao tentar proteger todo mundo, você acaba se esquecendo de proteger a si mesma. Você se abandona. E a grande pergunta é: quem cuida de você?

Porque, no fim das contas, quem vai ser o responsável pela sua felicidade, pelo seu crescimento e pela sua paz interior, senão você mesma? Deus lhe deu esta vida para ser vivida com propósito e autenticidade. E, quando você se permite dar o primeiro passo em direção ao que deseja, não está apenas mudando a sua história. Você está criando um impacto maior do que imagina – um impacto que reverbera nas pessoas ao seu redor.

Eu sei que essa virada de chave não acontece de um dia para o outro. Mas você pode começar agora, tomando pequenas decisões, pequenos "sins" para você; pequenos passos rumo à vida que Deus sonhou para você. Porque, na verdade, a permissão que você mais precisa é a sua; a permissão de ser quem você foi criada para ser; a permissão de ir além, mesmo que algumas pessoas não entendam de imediato.

Então, hoje, o que você pode fazer para aumentar a sua permissão? Qual escolha pode fazer que a aproxime da vida que deseja? Como pode começar a romper com esse padrão de medo e hesitação?

Porque eu lhe garanto: quando você se permite, ensina o mundo ao seu redor a fazer o mesmo.

Acredite:

- Você tem permissão para viver um amor leve e verdadeiro.
- Você tem permissão para dizer "não" a um relacionamento que a sufoca.
- Você tem permissão para desejar algo diferente do que sua família sempre esperou para você.

- Você tem permissão para colocar limites, para se afastar de quem a machuca, para ser amada de um jeito que nem sabia que existia.

PERMITA-SE NA PRÁTICA

Desafio 1: Estabeleça um espaço seguro para seus pensamentos e sentimentos

Às vezes, o primeiro passo para exercer a permissão é simplesmente dar a si mesma o direito de pensar e sentir sem o julgamento alheio. Muitas vezes, queremos dividir nossas ideias com os outros, especialmente com a família, porque buscamos validação ou até mesmo suporte.

Como fazer:

- Reserve um tempo durante a semana, seja uma tarde, seja até mesmo vinte minutos por dia, para escrever em um diário. Deixe seus pensamentos fluírem sem censura.
- Anote seus desejos, planos e até mesmo seus medos. Não se preocupe com o que os outros pensariam, apenas deixe que sua mente se expanda sem limitações.
- Lembre-se: esse espaço é só para você. Não compartilhe com ninguém, a menos que queira. O objetivo é que se sinta confortável em tomar decisões por si mesma, sem pressa de justificar o que sente.

Objetivo: Com esse exercício, você vai fortalecer sua conexão interna e perceber que seus sentimentos e desejos têm valor, independentemente do que outros possam pensar.

Desafio 2: Pratique o "não" sem culpa

Muitas vezes, a permissão se perde quando tentamos agradar demais os outros. O "não" é um dos maiores poderes que você pode desenvolver. Isso não significa ser rude ou insensata, mas sim ser fiel a si mesma.

Como fazer:

- Escolha um momento durante a semana em que você normalmente cederia aos outros, mas que, no fundo, não quer ou não pode fazer.
- Diga "não" de forma firme, porém gentil, sem dar explicações. Por exemplo: "Eu não vou poder ajudar hoje, obrigada por entender".
- Lembre-se de que você não precisa justificar o seu "não" para ninguém. Este é um exercício para afirmar sua autonomia.

Objetivo: Esse desafio vai ajudá-la a entender que você tem o direito de dizer "não" sem ser vista como egoísta ou insensível. Aprender a dizer "não" é libertador e vai ajudá-la a estabelecer limites claros no relacionamento com os outros.

Desafio 3: Proteja seus planos e intenções, compartilhando-os apenas quando sentir segurança

A necessidade de compartilhar nossos planos pode vir da pressão externa ou do desejo de receber apoio. Mas, às vezes, é mais importante proteger nossos próprios sonhos, até estarmos prontas para agir.

Como fazer:

- 🌱 Se você tem um objetivo de relacionamento, por exemplo, como conhecer alguém melhor ou estabelecer um relacionamento mais sério, não compartilhe com a família ou amigos até que se sinta realmente segura sobre essa escolha.
- 🌱 Isso pode ser difícil, especialmente quando está acostumada a buscar a aprovação de todos; porém o objetivo aqui é aprender a confiar em sua própria intuição antes de abrir-se para o julgamento dos outros.
- 🌱 Quando sentir que seu plano está mais claro e que está segura da sua decisão, compartilhe com aqueles em quem confia, mas com o entendimento de que sua vida e as decisões são suas, e não precisam ser aprovadas por ninguém.

Objetivo: Esse exercício vai ajudá-la a proteger sua energia e suas intenções, até que se sinta completamente confortável com suas decisões. Ao fazer isso, você aprende a priorizar seus sentimentos e desejos, sem se sentir pressionada a justificar.

Desafio 4: Permita-se ser vulnerável no relacionamento, sem medo de julgamento

A permissão também envolve se abrir para o outro de forma autêntica, sem medo de ser julgada. Se você quer um relacionamento saudável e genuíno, precisa permitir que o outro veja quem você realmente é, com todas as suas vulnerabilidades.

Como fazer:

- 🌱 Em um momento do relacionamento, compartilhe algo que seja genuíno sobre você, mas que normalmente esconderia

por medo de parecer fraca ou incapaz. Pode ser uma preocupação, uma insegurança ou uma esperança para o futuro.
- Não se preocupe com a reação do outro. Apenas seja autêntica e permita que o outro veja quem você é, sem máscaras.
- Esse ato de vulnerabilidade fortalece a conexão e, ao mesmo tempo, a ensina a confiar no processo de ser você mesma, sem se proteger o tempo todo.

Objetivo: Aprender a ser vulnerável no relacionamento é uma maneira de mostrar ao outro não só que você confia nele, mas também de permitir que você se conecte de forma verdadeira com ele sem esconder suas emoções.

Desafio 5: Defina as próprias metas sem se comparar aos outros

Às vezes nos sentimos inseguras sobre nossas escolhas porque estamos constantemente nos comparando aos outros, especialmente dentro do contexto de relacionamentos e padrões familiares.

Como fazer:

- Pergunte a si mesma o que quer para a sua vida e seu relacionamento, sem se preocupar com o que sua família, seus amigos ou até mesmo colegas de trabalho esperam de você.
- Defina os próprios critérios sobre o que é um bom relacionamento, o que deseja alcançar em termos de felicidade, respeito e parceria.
- Coloque suas metas no papel e comprometa-se a segui-las, sem olhar para o que os outros estão fazendo ou dizendo. Seu caminho é único.

Objetivo: Ao fazer isso, você cria um padrão para si mesma e fortalece sua capacidade de tomar decisões com base no que realmente lhe importa, e não no que os outros esperam ou querem.

Desafio 6: Desista de agradar a todos

Nem Jesus agradou a todos, por que você acredita que vai agradar?

> Muitos dos seus discípulos disseram, depois de o ouvirem: "É dura esta linguagem! Quem a pode ouvir?". Percebendo que seus discípulos murmuravam a este respeito, Jesus lhes disse: "Isto vos escandaliza? Então, o que será quando virdes o Filho do homem subindo para o lugar onde estava antes... O espírito é que dá vida; a carne de nada serve. As palavras que vos tenho dito são espírito e vida. Contudo, alguns de vós não creem". Já desde o começo Jesus sabia quais os que não acreditavam e quem havia de entregá-lo. E acrescentou: "Por isso vos disse que ninguém pode vir a mim se isto não lhe for concedido pelo Pai". Desde então, muitos discípulos o abandonaram e não mais o seguiam (Jo 6,60-66).

Neste trecho do Evangelho de João, vemos que até mesmo alguns dos discípulos de Jesus, que o seguiam inicialmente, se escandalizaram com seus ensinamentos e o abandonaram. Isso mostra que Jesus, mesmo sendo quem era, não agradou a todos, e seu propósito não era agradar, mas cumprir a vontade do Pai.

> Não penseis que vim trazer paz sobre a terra. Não vim trazer a paz, e sim a espada. Porque vim para opor o filho ao pai, a filha à mãe, a nora à sogra: E cada qual terá por inimigos os seus próprios familiares (Mt 10,34-36).

Nesta passagem do Evangelho de Mateus, Jesus explica que seu propósito não era agradar a todos, mas trazer a verdade que, muitas vezes, dividiria as pessoas, até mesmo dentro das próprias famílias. Isso nos mostra que Jesus sabia que, ao falar a verdade, causaria divisão e confrontos. Ele não estava preocupado em agradar, mas em cumprir a missão que Deus lhe havia dado.

> Ouvindo estas palavras, os que estavam na sinagoga ficaram com muita cólera, se levantaram e o levaram para fora da cidade, até o alto do morro sobre o qual ela estava construída, para o jogarem dali abaixo. Mas Jesus passou pelo meio deles e seguiu seu caminho (Lc 4,28-30).

Neste episódio narrado por Lucas, Jesus, ao falar na sinagoga, irritou seus ouvintes a ponto de tentarem matá-lo. Aqui vemos um exemplo claro de como o simples fato de falar a verdade e desafiar os padrões existentes causou-lhe grande resistência e rejeição. Jesus não tentou agradar aqueles ao seu redor, mas falou o que era necessário.

> Se o mundo vos odeia, lembrai-vos que me odiou antes. Se fôsseis do mundo, o mundo vos amaria como ama o que é seu; mas, porque não sois do mundo, e pelo fato de eu vos ter escolhido do meio dele, o mundo vos odeia. Lembrai-vos do que eu vos disse: o servidor não é maior do que o seu patrão. Se a mim perseguiram, perseguirão também a vós (Jo 15,18-20).

Neste trecho, Jesus deixa claro que a perseguição que ele sofreu seria compartilhada por seus seguidores. Ele já alertava sobre o fato de que, ao seguir a ele e a sua verdade, as pessoas poderiam rejeitar, criticar e até perseguir. Jesus não agradou ao mundo, e o mundo também não agradaria aos seus seguidores.

> Jerusalém, Jerusalém, que matas os profetas e apedrejas os que te são enviados, quantas vezes eu quis reunir os teus filhos, como a galinha reúne a ninhada debaixo das suas asas, e não quisestes! (Mt 23,37).

Jesus lamenta a rejeição do povo de Jerusalém e como eles constantemente rejeitaram aqueles que traziam a Palavra de Deus. Ele sabia que, como profeta e Salvador, a rejeição faria parte do seu caminho. Isso reforça a ideia de que nem Jesus agradou a todos, e a rejeição era uma consequência de sua missão.

Veja, mesmo sendo a personificação da verdade, do amor e da salvação, Jesus não agradou a todos. Sua missão não era agradar, mas cumprir o plano de Deus, que muitas vezes ia contra os interesses, os preconceitos e as tradições do mundo. A frase "Nem Jesus agradou a todos, porque você acha que vai agradar?" nos lembra de que a verdadeira missão e o propósito de vida não estão em agradar aos outros, mas em ser fiel à nossa verdade e à missão que Deus tem para nós. Se Jesus, que era perfeito, não conseguiu agradar a todos, por que esperar o mesmo de nós?

Mulher, a partir de hoje, se permita viver um relacionamento de valor. Você tem a permissão de Deus para ser muito feliz no amor, e ele deseja profundamente isso para você. Deus, que é fonte de todo amor e bondade, quer que você experimente a plenitude de um relacionamento saudável, que a faça crescer e florescer; porém, para isso, você precisa se dar permissão para vivê-lo.

Eu sei que talvez existam barreiras emocionais que precise superar, e isso pode incluir medos, traumas e padrões de pensamento que foram formados ao longo da sua vida – talvez na sua própria história ou na história da sua família. A sua família, com todo amor, quer o melhor para você, mas os medos e as inseguranças deles não podem ser a base das suas escolhas.

Acredite: os medos e as limitações dos outros, sejam de quem forem, não podem mais influenciar suas decisões de forma inconsciente. A sua caminhada é única, e você é chamada a romper com as barreiras que a prendem e a se abrir para viver a liberdade emocional que Deus lhe deseja. Não permita que o medo de desagradar ou os traumas do passado interfiram em suas escolhas de agora. Deus tem um plano de felicidade para o seu coração, e ele a chama para viver com coragem e confiança.

Por isso, respire fundo, porque você já deu o primeiro passo quando adquiriu este livro; agora, é colocá-lo em prática. Reconheça o amor que está disponível para você e se permita experimentá-lo. O relacionamento de valor, com o amor verdadeiro e duradouro, começa dentro de você. Confie em si mesma, porque você é digna dessa felicidade, e Deus está ao seu lado, guiando cada passo. Você tem permissão para ser feliz no amor – agora é hora de acreditar nisso e fazer acontecer!

Você fará agora, consigo mesma, um voto de compromisso. Com a sua permissão, pegue uma folha sulfite e escreva um voto para si, declarando tudo o que você se permite a partir de hoje. Depois, cole essa folha em um lugar onde possa vê-la todos os dias, em um espaço só seu, onde ninguém mais tenha acesso. Sempre que perceber que está caindo novamente na falta de permissão, volte a essa folha e leia-a. Permita-se!

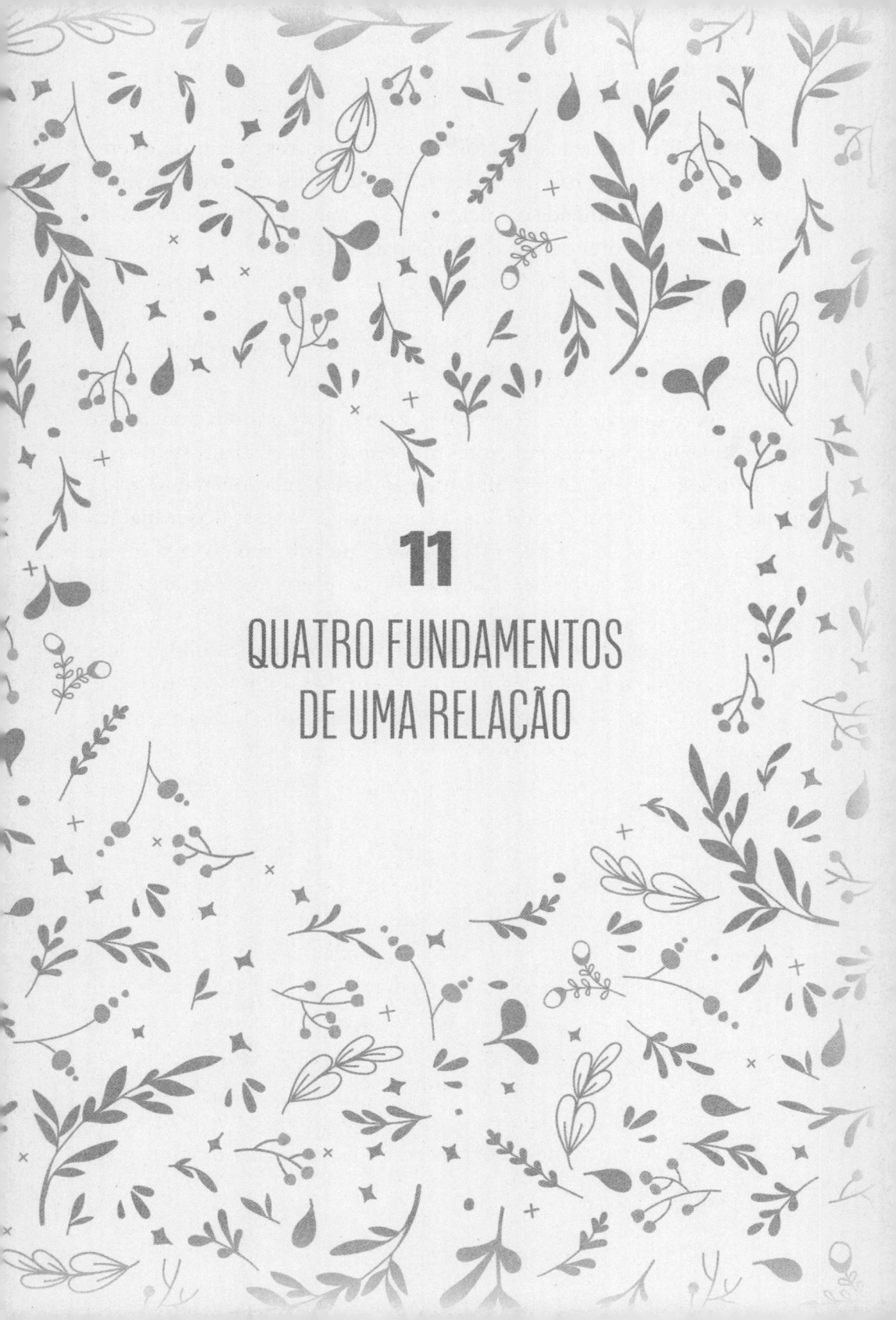

11
QUATRO FUNDAMENTOS DE UMA RELAÇÃO

Agora que você já se permitiu sonhar com um relacionamento de valor, que tal mergulharmos em como construir isso de maneira sólida e duradoura? Sim, meu amor, um relacionamento não é apenas sobre "sentir borboletas no estômago", apesar de ser maravilhoso quando elas aparecem. Mas, para que as borboletas realmente façam parte de um voo estável e bonito, precisamos de algo mais que só a emoção do momento.

Neste capítulo, vamos conversar sobre os quatro fundamentos essenciais de um relacionamento – esses pilares que são como o alicerce de uma casa dos sonhos. Porque, vamos ser sinceras: sem um alicerce forte, até o castelo mais lindo de areia pode desabar na primeira onda. E, quando o assunto é amor, você merece construir algo mais sólido do que isso, certo?

Então, o que exatamente estamos falando, quando dizemos "fundamentos"? Bom, imagine que você esteja construindo a base de um prédio – essa base precisa ser sólida, estável e resistente. Um relacionamento é a mesma coisa! Não adianta só ter sentimentos maravilhosos, mas também tem que haver princípios que sustentem o que vocês estão criando juntos. Esses fundamentos são como as ferramentas de um bom cabeleireiro: se você as tem, o cabelo (ou melhor, o relacionamento) vai brilhar!

Esses fundamentos não são apenas conceitos lindos e abstratos que você vê em filmes românticos ou lê em livros de autoajuda.

Não, minha amiga! Eles são atitudes reais e práticas do dia a dia. E é sobre isso que vamos falar agora: como aplicar esses princípios para fazer o seu relacionamento florescer, amadurecer e, mais importante, resistir ao teste do tempo.

FUNDAMENTO 1 - VALORES SIMILARES

Para que um relacionamento se mantenha sólido e unido a longo prazo, é essencial que ambos compartilhem valores similares. Esse é um fundamento inegociável, pois os valores são a base sobre a qual toda a relação é construída. Quando os valores não estão alinhados, o relacionamento enfrenta dificuldades muito maiores, pois o que é fundamental para uma pessoa pode não ser para a outra, gerando constantemente conflitos e desentendimentos. Esse fundamento é como a fundação de um edifício: sem uma base sólida, a estrutura não se mantém firme.

Valores espirituais

A base espiritual de um relacionamento talvez seja o mais importante dos valores. Para um casal que deseja ter uma relação que dure ao longo dos anos, é crucial que ambos compartilhem uma visão espiritual semelhante. A fé não é apenas uma prática religiosa, mas também uma forma de viver a vida, de encarar desafios e de buscar a paz interior. Quando duas pessoas compartilham a mesma crença em Deus e seguem os mesmos princípios espirituais, elas criam uma conexão profunda e duradoura, baseada no respeito mútuo pela fé e nos ensinamentos divinos.

A Bíblia nos alerta sobre os perigos do jugo desigual: "Não vos submetais a um jugo desigual com os que recusam a fé. Pois qual é a participação da justiça com a perversidade? Que há de comum entre a luz e as trevas?" (2Cor 6,14).

Esta passagem nos lembra de que, para um relacionamento ser forte e estável, é necessário que ambos compartilhem não apenas a fé, mas também a visão e os princípios espirituais. O jugo desigual, neste contexto, não se refere apenas ao fato de serem de religiões diferentes, mas também a diferentes valores espirituais, como a maneira de praticar a fé, os princípios morais e as prioridades espirituais. Quando essas coisas estão desalinhadas, é muito mais difícil ter um relacionamento harmonioso.

"A união no matrimônio é sacramento de amor e comunhão" (CIC 1601-1605): o *Catecismo da Igreja Católica* nos ensina que o matrimônio é um sacramento instituído por Cristo, e que esse vínculo deve refletir a união entre Cristo e a Igreja. Para que essa união seja frutífera e saudável, é fundamental que ambos os cônjuges compartilhem valores espirituais e morais semelhantes. O amor conjugal é um reflexo do amor de Deus, e esse amor deve ser vivido na verdade, na solidariedade e no respeito mútuo.

"O matrimônio exige a união em uma mesma fé" (CIC 1633-1637): no contexto de um casamento cristão, é essencial que ambos os cônjuges compartilhem a mesma fé. Isso é visto como fundamental para viver a vocação matrimonial de forma plena. A fé comum proporciona uma base sólida, com valores alinhados, que facilita a criação de uma família em harmonia com os ensinamentos de Cristo.

Valores ético-políticos

Outro aspecto crucial é o alinhamento de valores ético-políticos. O que acreditamos sobre ética, moralidade, política e as questões sociais influencia diretamente como nos comportamos em sociedade, como tomamos decisões importantes e como nos relacionamos com os outros. Ter valores semelhantes em relação a essas questões é fundamental para evitar conflitos que surgem de visões de mundo opostas.

Por exemplo, casais que possuem visões políticas radicalmente diferentes podem encontrar dificuldades em tomar decisões importantes, como onde morar, como educar os filhos ou como administrar o dinheiro. Se um parceiro tem uma visão conservadora e o outro é progressista, a diferença de pensamento pode gerar tensões e atritos, especialmente quando se trata de tomar decisões em conjunto. Quando os valores são similares, o casal tem um terreno comum no qual pode construir sua vida juntos, com mais clareza e unidade.

Valores morais

O alinhamento dos valores morais é igualmente importante. Isso inclui as visões que cada um tem sobre a vida familiar, a responsabilidade, a honestidade e a maneira de tratar os outros. Cada casal tem o próprio entendimento do que é certo ou errado, do que é aceitável ou não dentro do relacionamento. Quando o homem e a mulher de valor compartilham esses princípios, eles criam um espaço de respeito mútuo, em que as expectativas estão alinhadas.

O papel do homem e da mulher no relacionamento deve ser claramente definido, mas também deve estar alinhado com os valores que ambos trazem para a união. Isso significa que ambos devem ter clareza sobre os papéis que desempenham dentro de sua vida em conjunto, com base nos valores que compartilham. Por exemplo, a visão de como lidar com questões de liderança dentro da casa, a educação dos filhos, o papel de cada um no cuidado da família e como ambos se apoiam nas responsabilidades diárias. Quando essas expectativas estão claras e alinhadas, o relacionamento tem mais chances de ser saudável e equilibrado.

"A importância da harmonia moral e espiritual no relacionamento" (CIC 1639): o *Catecismo da Igreja Católica* também fala da harmonia entre os cônjuges, dizendo que a verdadeira unidade no matrimônio não é apenas física, mas também espiritual e moral. A comunhão entre marido e mulher, de acordo com a Igreja, deve ser orientada para o bem de ambos e dos filhos, e essa harmonia é favorecida quando há alinhamento nos valores espirituais e morais.

Esse fundamento é inegociável, porque mudar a essência de uma pessoa é algo muito difícil, senão impossível, sem uma profunda transformação interna, que geralmente não acontece de forma simples ou rápida. A mudança, nesse caso, deve vir de uma epifania ou de uma rendição pessoal, algo que é decidido pela pessoa, e não forçado pelo cônjuge. Se um dos parceiros tentar mudar o outro ou se esperar que o outro mude seus valores fundamentais, isso pode criar um terreno de frustração e desgaste. O que é verdadeiramente necessário é que ambos compartilhem os mesmos fundamentos desde o início.

FUNDAMENTO 2 - SONHOS COMPATÍVEIS

Antes de qualquer envolvimento mais íntimo, especialmente antes do beijo, é essencial que os sonhos e objetivos de vida de ambos estejam sendo cuidadosamente analisados. O tempo de conhecimento e descoberta mútua é o momento ideal para entender se há compatibilidade nas expectativas de vida a longo prazo.

A criação e a experiência de vida de cada um influenciam profundamente suas perspectivas sobre o futuro. Aquilo que foi vivenciado na infância e as experiências pessoais de cada pessoa moldam o que ela deseja alcançar na vida adulta. Se um dos parceiros cresceu em um ambiente de desafios financeiros, por exemplo, pode ter uma visão diferente sobre segurança e estabilidade do que alguém que foi criado em um ambiente mais seguro e confortável.

Nesse estágio de conhecimento, não é necessário questionar diretamente, mas é importante estar atenta a sutilezas e detalhes nas conversas cotidianas. Por exemplo, ao conversar sobre planos para o futuro, observe se ele menciona sonhos como formar uma família, ter filhos ou mesmo estabelecer uma base sólida, como a compra de uma casa própria. Esses sinais podem surgir de maneira natural, em meio a diálogos mais amplos sobre vida, carreira e prioridades. Essas informações, aparentemente pequenas, são decisivas para entender se a visão de vida do outro está em alinhamento com a sua.

Se, por exemplo, você percebe que ele não se interessa ou não planeja ter filhos, enquanto esse é um desejo fundamental para você, pode ser um indicativo claro de que existem diferenças importantes nas visões para o futuro. O mesmo vale para aspectos práticos como a estabilidade financeira, a ambição profissional e a visão de vida familiar. Essas são conversas que devem surgir naturalmente, como parte do processo de conhecimento, antes de qualquer vínculo emocional ou físico.

Embora existam exceções, quando esses sonhos de vida não se alinham, o relacionamento pode enfrentar dificuldades significativas no futuro. Por isso, o processo de escolha deve ser pautado na análise cuidadosa desses pontos, garantindo que ambos estejam em sintonia com os desejos e planos para o futuro. Só assim será possível construir uma base sólida e harmoniosa para o relacionamento, sem que surjam frustrações e desentendimentos mais adiante.

FUNDAMENTO 3 - ROTINAS E INTERDEPENDÊNCIA SAUDÁVEL

Um dos pilares fundamentais para que um relacionamento funcione a longo prazo é a interdependência saudável. Interdependência saudável significa que ambos os parceiros respeitam a autonomia do outro, mas, ao mesmo tempo, sabem como compartilhar momentos, responsabilidades e emoções, sem perder a individualidade.

Em um relacionamento saudável, a dependência emocional excessiva deve ser evitada. Isso ocorre quando um dos parceiros sente que precisa do outro para se sentir completo ou validado. A interdependência, por outro lado, é construída sobre a confiança de que ambos podem ser independentes, mas ainda assim se apoiam e se cuidam mutuamente.

Por exemplo, em um relacionamento interdependente, é essencial que cada pessoa tenha espaço para crescer individualmente. Isso inclui o tempo para praticar atividades de que gostam, como ler um livro, praticar um *hobby* ou até mesmo dedicar-se ao autocuidado. Um parceiro que compreende e respeita o tempo do outro, permitindo que ele ou ela tenha seus momentos de solidão ou de prazer individual, contribui para a saúde emocional da relação.

Esse respeito pela autonomia do outro também implica o equilíbrio de responsabilidades dentro da casa e da família. A ideia é que ambos compartilhem as tarefas de maneira equilibrada, sem que um se sobrecarregue ou que o outro seja completamente alheio a essas responsabilidades. A interdependência saudável se reflete também no apoio mútuo diante dos desafios da vida, em que cada parceiro oferece suporte emocional, mas também permite que o outro tenha o próprio espaço para lidar com questões pessoais.

É nesse ambiente de liberdade e respeito mútuo que o casal pode crescer junto, mas ao mesmo tempo separadamente, sem perder a conexão emocional. Quando ambos os parceiros se sentem emocionalmente seguros para ser quem realmente são, a relação se torna mais forte e duradoura.

Cada pessoa deve ser vista como um ser completo por si só, e a união no relacionamento é uma escolha baseada no respeito e na admiração pela pessoa que o outro é, e não por uma necessidade de "preencher um vazio". Isso cria uma dinâmica em que ambos os parceiros podem continuar a evoluir como indivíduos, sem perder a base de conexão que mantém o relacionamento.

A verdadeira interdependência, portanto, é baseada na confiança e no respeito pela liberdade do outro, algo que fortalece a relação em vez de enfraquecê-la. Um casal que vive de forma interdependente é capaz de enfrentar desafios, compartilhar sucessos e, ao mesmo tempo, manter o respeito pela jornada pessoal de cada um.

"O respeito pela pessoa humana implica o reconhecimento de sua liberdade e autonomia, que é parte da dignidade e da vocação pessoal de cada um" (CIC 2207).

FUNDAMENTO 4 - ATRAÇÃO

A atração é um fundamento inegociável e essencial para qualquer relacionamento saudável e duradouro. Ela não se resume apenas ao desejo físico, mas engloba também a atração emocional, intelectual e, claro, a consciência de saúde. Quando essas camadas se conectam, elas criam um vínculo poderoso entre o homem e a mulher de valor. A atração deve ser analisada de maneira profunda, pois, se não estiver presente, a relação provavelmente enfrentará muitos desafios ao longo do tempo.

A atração verdadeira e duradoura não surge do acaso, mas de uma combinação de fatores que, quando alinhados, são os alicerces para um relacionamento bem-sucedido. Três desses fatores são fundamentais.

1. Consciência de saúde

A atração física geralmente está ligada à saúde e ao bem-estar. Quando o casal compartilha um compromisso com a saúde física e emocional, isso reflete na forma como se veem e como se sentem um em relação ao outro. Um casal com estilos de vida muito diferentes, como um atleta e um sedentário, pode enfrentar desafios significativos para manter essa conexão física e emocional. Se um dos parceiros desrespeita o próprio corpo ou não dá importância à sua saúde, isso pode se tornar um obstáculo para a atração. A saúde física e emocional de cada um é um reflexo do respeito que tem por si mesmo e um sinal de como se vê dentro da relação. Quando ambos cuidam da própria saúde e bem-estar, isso se reflete não só no prazer visual, mas também no prazer de estar juntos, pois a saúde é um componente vital de qualquer relação física e emocional.

2. Personalidades opostas e complementares

Casais com temperamentos opostos frequentemente se atraem, criando um equilíbrio dinâmico e excitante. O extrovertido pode ser atraído pela serenidade do introvertido, e o introvertido, pela energia e vivacidade do extrovertido. Essa complementaridade, ao invés de causar atrito, pode gerar harmonia ao proporcionar diferentes abordagens para a vida, além de um aprendizado mútuo. As diferenças no comportamento e nas preferências podem criar um magnetismo que ajuda o casal a crescer juntos.

Porém, é importante destacar que o ponto crucial para ver se alguém é a escolha certa está na humildade dele. A humildade é essencial, pois nos permite moldar, crescer e aprender juntos, enquanto a arrogância cria barreiras e impede a evolução da relação. A pessoa humilde é capaz de reconhecer suas limitações e aprender com os erros, enquanto a pessoa arrogante tende a ser inflexível, fazendo com que a convivência se torne difícil. A humildade não tem nada a ver com vitimismo ou subserviência; pelo contrário, ela envolve autoconhecimento, aceitação e a disposição para melhorar como indivíduo e como parceiro. A humildade nos ensina a ser flexíveis, a ceder quando necessário e a respeitar o espaço e os sentimentos do outro. Sem ela, é praticamente impossível construir uma relação sólida e harmoniosa.

Se perceber em alguém arrogância, corra...

3. Respeito mútuo

O respeito é um dos maiores pilares da atração verdadeira e duradoura. A forma como cada parceiro se comporta em público e no privado tem um grande impacto na atração. A atração não deve ser baseada em um jogo de poder ou manipulação, mas sim em um respeito genuíno pelo outro. A mulher de valor, por exemplo, pode ser extrovertida e sociável, mas ela sempre saberá como respeitar seu parceiro, sem desrespeitá-lo ou menosprezá-lo em público ou em qualquer outro contexto.

O respeito mútuo constrói uma base sólida para a atração emocional e física. Quando ambos se sentem valorizados, ouvidos e respeitados, a atração se fortalece, não só nas atitudes, mas também na intimidade do casal. Para perceber se um homem possui respeito mútuo em um relacionamento, é essencial observar não apenas as palavras, mas principalmente as atitudes dele, tanto em momentos públicos quanto privados. O respeito não se limita ao que ele diz, mas se reflete no comportamento diário e no modo como ele trata você, sua família, amigos e até estranhos.

Resumindo, o fundamento da atração abrange mais do que o físico. Ela é complexa, envolvendo o corpo, a mente e o espírito de ambos os parceiros. Quando esses três fatores – saúde, temperamento e respeito – estão presentes e bem cuidados, a atração se torna uma força que mantém a relação forte e verdadeira. Ao contrário de uma atração superficial e passageira, essa conexão profunda e equilibrada sustenta o relacionamento nos altos e baixos da vida a dois.

Os quatro fundamentos são cruciais, especialmente no tempo da paquera e do início de um relacionamento. Quando você está conhecendo alguém ou se já está em processo de conhecimento, esses pilares devem ser pauta de diálogo constante e análise consciente. Não é sobre ser impulsiva ou se deixar levar apenas por emoções momentâneas. É sobre utilizar sua racionalidade e maturidade emocional para avaliar o todo, e não se apaixonar por palavras ou gestos isolados. Eles são importantes, sim, mas são os comportamentos e atitudes consistentes que revelam quem a pessoa realmente é.

A escolha certa não pode ser fruto de pressa ou da ilusão de perfeição, mas de uma análise atenta e serena. A sobriedade no momento da decisão é essencial para evitar se deslumbrar com aparências ou promessas vazias. O comportamento dele no cotidiano, como ele trata você e as pessoas ao redor, a forma como lida com desafios e diferenças, tudo isso fala mais do que um gesto bonito ou uma palavra doce. A soberania emocional é seu maior aliado nesse processo, pois permite que você tome decisões baseadas na realidade e não em ideais românticos ou fantasiosos.

Não tenha medo de perder alguém que não esteja alinhado com o que você merece. Uma mulher de valor nunca perde, ela sempre aprende. Cada experiência é uma oportunidade.

Lembre-se: a sua paz e sua escolha de vida são muito mais valiosas do que qualquer relação temporária. Se a base não for sólida, se os fundamentos não estiverem presentes, a relação dificilmente resistirá ao tempo. A sobriedade e a clareza mental, portanto, são seus maiores aliados.

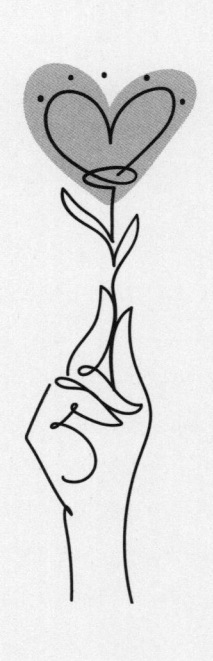

12
ATRAÇÃO *VERSUS* SEDUÇÃO

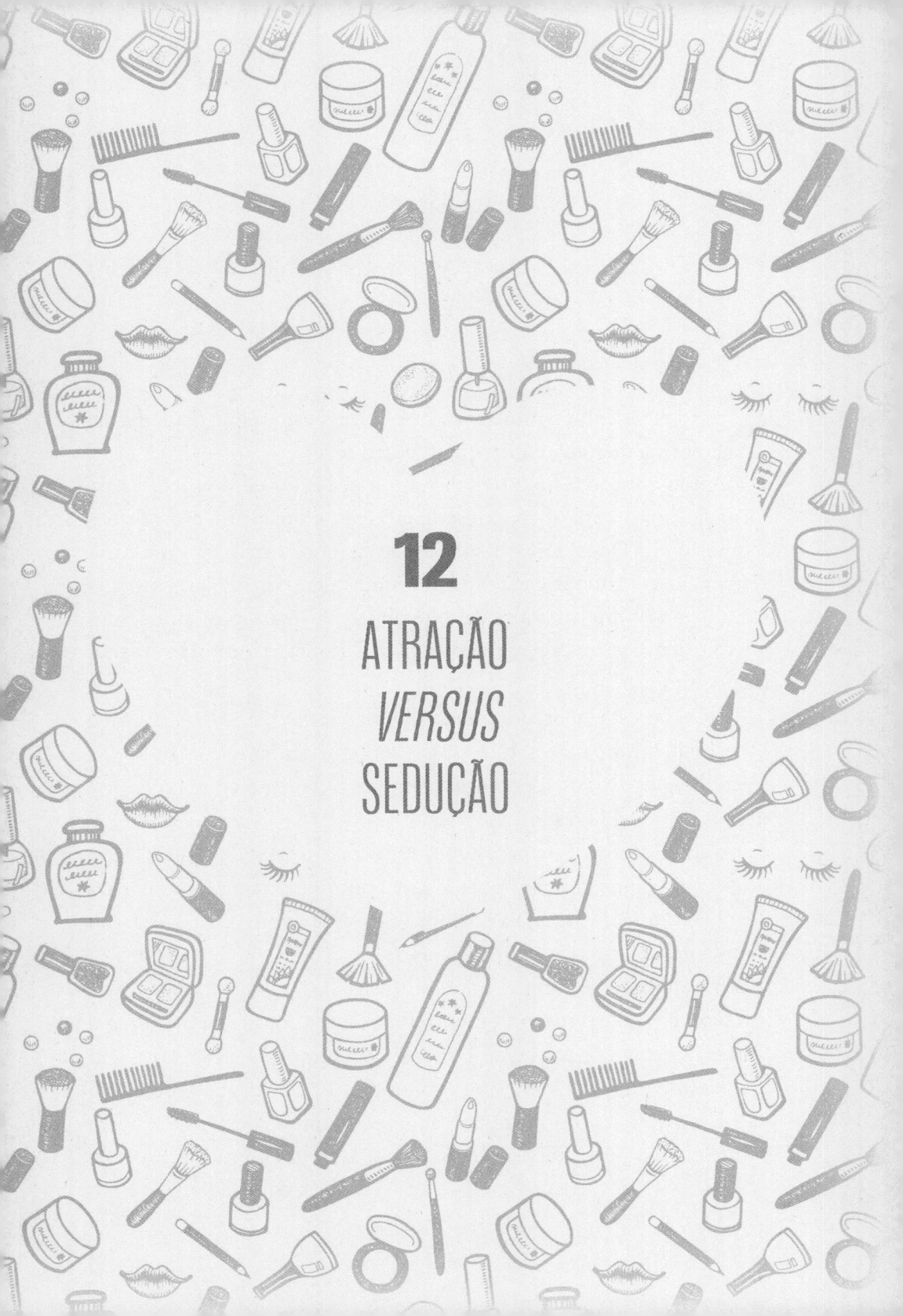

Santo Agostinho é muito pertinente para este tema: "Escolha ser a pessoa que você quer que o outro seja".

Agora chegou a hora de falar sobre um momento crucial nessa jornada de preparação para escolher certo e construir um relacionamento em Deus: a paquera! Se não começa certo, há uma forte tendência a terminar errado. Não é uma regra, mas sejamos sinceras... Uma mulher madura prefere andar na segurança, afinal, ninguém quer pagar o preço de novo, não é? Então, é importante saber como começar!

Se você está pensando: "Adrielle, paquera? De novo? Ai, meu Deus! Faz tempo que não faço isso, será que ainda sei?". Ou então: "Adrielle, já perdi as esperanças! Sempre acho que começo bem e depois faço tudo errado!".

Calma, amiga! Este capítulo é para você. Chega de errar! Chega de ser emocionada e se apaixonar só porque o rapaz piscou para você! Agora não está mais sozinha, eu estou aqui com você e vou guiá-la nessa jornada.

Acredite, se permita e "bora" praticar!

Para chegar ao matrimônio, passamos por algumas etapas – e a primeira delas é a paquera. Ah, esse momento delicioso do: "Será que ele me olhou?", "Será que estou bonita?", "Será que é, será que não é?". A fase da conquista traz aquele friozinho na barriga e, junto com ele, uma pergunta essencial: "Estou atraindo ou seduzindo?".

Hoje, vamos mergulhar nessa diferença essencial, porque atração e sedução são fenômenos psicológicos e espirituais completamente opostos. Vamos entender melhor?

SEDUÇÃO: A ILUSÃO DA MANIPULAÇÃO

Sedução é uma força manipulativa utilizada para alcançar um resultado egoísta. Ela se manifesta por meio de comportamentos estratégicos, tom de voz calculado e manipulação emocional para fazer com que a outra pessoa reaja exatamente como desejamos.

E engana-se quem pensa que a sedução acontece apenas no romance! Ela pode estar presente em uma negociação de trabalho, em um contexto social ou até mesmo em um ambiente familiar. Sedução, na verdade, é uma forma de tentação, projetada para influenciar alguém a agir conforme nossa vontade.

No campo dos relacionamentos, o perigo da sedução está em criar um vínculo artificial. Quando alguém se deixa seduzir, não está se revelando de forma autêntica, mas impondo sua vontade ao outro. E o resultado? Um relacionamento baseado em ilusão.

Se você conquista alguém através da sedução, a verdade é que não sabe quem essa pessoa realmente é. Você apenas moldou a interação para obter um resultado imediato – e, quando a máscara cai, pode ser tarde demais.

ATRAÇÃO: O PERFUME INVISÍVEL DA ESSÊNCIA

A atração, por outro lado, não força, não manipula, não impõe. Ela acontece naturalmente, como um perfume invisível que exala aquilo que você realmente é.

A verdadeira atração vem da inteireza de uma mulher alinhada com Deus, que vive de acordo com seus valores e princípios. Esse alinhamento interior cria uma força magnética, que atrai pessoas compatíveis, sem precisar forçar nada.

Quando você é uma mulher segura, madura e conectada com sua essência, não precisa de joguinhos. Seu jeito de ser já comunica tudo o que é necessário. Isso é atração: um convite, não uma imposição.

Nos relacionamentos, a atração e a sedução podem parecer semelhantes no começo, mas levam a caminhos completamente diferentes:

- A sedução é como um fogo de artifício: impressiona, brilha, mas logo desaparece.
- A atração é como uma fogueira bem alimentada: aquece, ilumina e permanece acesa por muito mais tempo.

Se você constrói um relacionamento baseado na sedução, provavelmente atrairá pessoas desalinhadas com seus valores, pois tudo começou de forma artificial. Já quando cultiva a verdadeira atração, estará convidando para a sua vida alguém que combina com você de verdade.

A verdadeira arte de atrair é um dom natural da feminilidade. Mulheres sábias sempre souberam fazer isso sem vulgaridade, sem exageros, sem precisar recorrer à sedução manipulativa.

A diferença é que, hoje, muitas mulheres não foram ensinadas a atrair de forma saudável. Mas a boa notícia é: isso pode ser aprendido. Atração tem muito mais a ver com autenticidade, presença e valores do que com técnicas artificiais.

E esse é o caminho para um relacionamento sólido: atrair em vez de seduzir. Porque, quando você atrai, você está convidando um homem a ver quem você realmente é – e essa é a melhor base para um amor verdadeiro.

ENTENDENDO O COMPORTAMENTO MASCULINO: TÉCNICAS DE ATRAÇÃO SUTIL

Existem diversas técnicas ancestrais que despertam gatilhos na mente dos homens. A mulher que possui uma compreensão profunda do comportamento masculino exerce grande influência sobre eles. Isso ocorre porque ela entende como os homens pensam, como funcionam emocionalmente, e sabe que, ao interagir com eles de maneira estratégica, pode lhes causar um impacto significativo. O poder dessa mulher não vem de manipulação ou sedução, mas da sua habilidade em influenciar e convencer de maneira natural, respeitosa e poderosa. O que ela consegue com facilidade é atrair a atenção masculina sem grandes esforços, justamente pela maneira como se comporta.

Esse poder não depende de idade. Uma mulher jovem, no início da idade adulta, ou até mesmo uma adolescente (embora seja raro) pode exercer essa influência. E, por outro lado, uma mulher mais madura ou idosa também pode ser capaz de atrair a atenção masculina de forma impactante. O que está em jogo aqui é a sutil arte de atrair e cativar.

Vamos a um exemplo prático: pense no contexto de um flerte a distância, algo que pode se aplicar tanto a uma mulher jovem quanto a uma mulher mais velha. Uma das técnicas mais eficazes, que transcende a idade, é a maneira como uma mulher usa o olhar. O olhar é um dos recursos mais poderosos que uma mulher tem, pois os homens são extremamente visuais por natureza. Não há nada mais íntimo e envolvente do que um olhar, pois estabelece uma conexão silenciosa entre duas pessoas.

Na verdade, o contato visual é uma das formas mais profundas de intimidade que existem. É mais íntimo do que muitos imaginam. A única forma mais íntima de conexão do que o olhar é a capacidade de manter esse contato visual em silêncio, de maneira confortável e sem pressa. Essa troca silenciosa cria uma energia única e profunda entre os indivíduos. Para muitos, a intimidade sexual não se compara a essa sensação de conexão no olhar, pois a verdadeira intimidade se encontra no estado espiritual e emocional gerado por esse tipo de interação.

Agora, dentro desse contexto, existe uma técnica poderosa, a qual chamo de "olhar ambíguo". O que é isso? Trata-se de uma estratégia na qual a mulher, interessada em um homem, começa a olhar para ele até que perceba. Esse é o primeiro sinal de interesse. Quando ele nota, ela dá o segundo passo: desvia suavemente o olhar. Esse gesto é crucial, pois estabelece uma dança entre a atração e o mistério. O olhar trocado é a base para essa técnica, em que os dois sabem, silenciosamente, que um está observando o outro.

Esse movimento simples, mas extremamente eficaz, estabelece a conexão sem pressa, sem forçar, e cria uma energia de interesse e ao mesmo tempo de distância, o que aumenta o efeito da atração.

Quando uma mulher olha para um homem de maneira sutil, sem pressa, e ele percebe que ela está olhando para ele, esse é o primeiro sinal de interesse. Porém, não basta apenas fazer contato visual. A arte está em como a mulher lida com esse olhar. Quando o homem percebe que ela está olhando para ele, ela deve, com delicadeza e elegância, desviar o olhar. Esse simples gesto de desviar o olhar, em vez de manter o contato visual fixo, tem um impacto muito mais poderoso do que se imagina.

O homem, ao notar que ela se desviou, fica intrigado. Ele passa a se perguntar por que ela fez isso, o que ela está pensando, e, sem perceber, começa a se envolver emocionalmente. O desvio de olhar, executado com suavidade, cria uma sensação de mistério e distância, o que faz com que ele queira se aproximar mais. A mulher, ao manter essa postura, exerce uma forma de poder sutil, sem esforço, e cria um ambiente de atração genuína.

Quando isso acontece, o homem, especialmente se for solteiro e estiver em busca de uma parceira, entra em modo de "caça". Ele começa a analisar a situação, focando sua atenção na mulher. Nesse momento, ele compartimentaliza as informações ao seu redor e se concentra nela, estudando suas reações, o comportamento dela e os sinais que ela está enviando. A mulher, com um simples movimento, já prendeu a atenção dele de uma forma que não é forçada, mas instintiva.

Essa técnica é ancestral, usada por mulheres ao longo da história para atrair e manter a atenção masculina. E vale ressaltar que, embora a técnica funcione com homens que estão abertos a se envolver, ela não terá o mesmo efeito em homens comprometidos, leais ou em relacionamentos sólidos. Esses homens vão perceber o interesse, mas, se forem honrados, vão manter uma distância respeitosa. Nesse caso, o interesse deles é desfeito, não por falta de atratividade, mas porque há um respeito pela própria integridade e pelo compromisso assumido.

Agora, em um contexto no qual ambos os envolvidos são solteiros e estão em busca de algo, uma segunda técnica se conecta diretamente com o olhar ambíguo. Quando a mulher sabe que o homem está observando, ela pode usar o movimento de seu cabelo para manter a atenção dele voltada para seu rosto. O simples ato de mexer no cabelo, de maneira sutil e natural, chama a atenção para sua face, garantindo que o homem foque em sua expressão, no seu rosto, e não em outras partes do corpo. Essa técnica vai além da aparência: ela ativa o olhar dele para o rosto feminino, que, segundo estudos de neurociência, tem o poder de acalmar a energia masculina. O rosto da mulher, com suas expressões delicadas e femininas, exerce uma influência positiva sobre o homem, neutralizando, até mesmo, aspectos de agressividade ou tensão interna que possam existir nele.

Os homens, especialmente os maduros, se sentem atraídos por esse tipo de feminilidade. Eles reconhecem essa energia de suavidade e, ao mesmo tempo, de força tranquila. A energia masculina, muitas vezes, é marcada por uma agressividade interna – uma necessidade de se afirmar, de conquistar, de ser produtivo. Quando esse homem olha para o rosto de uma mulher que emana uma energia calma e delicada, ele sente um contraste benéfico. Esse contraste acalma a própria energia interna, ajudando a equilibrar sua natureza mais assertiva.

Assim, essas técnicas não são apenas sobre o que fazer fisicamente, mas também sobre como criar um ambiente de atração que esteja alinhado com o comportamento e os sentimentos mais profundos de cada pessoa. Elas são uma combinação de inteligência emocional e poder feminino, um reflexo de como o corpo e a mente podem se alinhar para criar conexões autênticas e duradouras.

Quando um homem percebe uma mulher que o observa e que demonstra interesse através de um olhar ambíguo e do gesto sutil de mexer nos cabelos, algo muito poderoso acontece na mente dele. Esse processo vai além da simples atração visual; ele ativa um estado interno de bem-estar e intriga. O homem continua olhando porque, instintivamente, sua atenção foi capturada. Mas há algo ainda mais profundo acontecendo: um processo de marcação mental, algo que podemos chamar de "*branding* emocional".

O conceito de *branding* vem do marketing e se refere à criação de uma identidade marcante na mente do público. Na psicologia das relações, esse mesmo princípio se aplica. A mulher, ao gerar estímulos sutis, está ocupando um espaço na mente do homem. Ela se torna uma referência, um símbolo que ele começa a processar e a interpretar. Quando ele olha repetidamente para o rosto dela, essa imagem começa a se fixar internamente, como uma impressão emocional.

Mas o que acontece quando essa mulher, depois de atrair a atenção inicial, desvia o olhar e não retorna imediatamente? O homem entra em um estado de dúvida. Ele começa a questionar: "Será que interpretei errado? Será que ela não estava olhando para mim? Talvez fosse alguém atrás de mim...". Essa incerteza cria uma lacuna mental, e o ser humano tem uma tendência natural a buscar fechamento para essas lacunas. Ele quer uma resposta, precisa resolver essa dúvida.

E é exatamente nesse momento que a mulher retoma o contato visual. Quando ele já estava prestes a desistir, quando já havia aceitado a ideia de que talvez não fosse um sinal, ela olha novamente. Isso gera um impacto. O homem sente um pequeno choque interno. Ele precisa validar a experiência, então, antes de reagir, ele confere ao redor para garantir que ela realmente está olhando para ele. Ao perceber que sim, que é com ele, a sensação de bem-estar retorna. O cérebro libera ocitocina, o hormônio do vínculo e da conexão.

Agora, a mulher desvia o olhar novamente, mas dessa vez acompanhada de um pequeno sorriso. Esse gesto sutil diz muito sem dizer nada: "Sim, era com você, mas talvez eu tenha ficado um pouco sem graça". É um charme natural, que transmite leveza e uma dose de mistério. O homem, agora completamente engajado, continua observando.

Se nesse momento a mulher mantivesse o olhar fixo por muito tempo ou iniciasse uma interação mais direta, o efeito seria diferente. Mas, ao invés disso, ela retorna ao jogo da sutileza: mexe levemente nos cabelos, sem olhar novamente para ele. O que acontece então? Ele, já intrigado, começa a buscar maneiras de chamar a atenção dela novamente. Ele pode tentar circular o ambiente, se posicionar de forma que fique dentro do campo de visão dela, na esperança de que o note novamente.

Esse ciclo se repete uma terceira vez. No momento em que o homem está prestes a desistir, a mulher retorna o olhar. Agora, o impacto psicológico é ainda mais profundo. Ele não consegue ignorar essa conexão. Há algo magnético acontecendo, algo que parece sutil e quase imperceptível para quem está ao redor, mas que dentro da mente dele já criou raízes. Ele sente a necessidade de agir.

Essa sequência ativa um mecanismo psicológico essencial: o envolvimento progressivo. Diferente de técnicas explícitas de sedução, que são óbvias e muitas vezes vulgares por serem exageradas, essa abordagem é elegante e discreta. Ela cria um espaço para o homem tomar a iniciativa, movido por um desejo autêntico de conexão e curiosidade.

Aqui, o poder não está na sedução direta, mas na arte refinada da influência. É um jogo de percepção e atenção, em que a mulher conduz sem precisar falar, apenas com gestos sutis que despertam e mantêm o interesse masculino de forma natural e espontânea.

Há uma diferença sutil, mas essencial, entre a arte de atrair e a sedução explícita. Você já deve ter notado aquela mulher que chega em um ambiente, pega o celular ou um copo na mão e começa a mexer no cabelo incessantemente, jogando-o de um lado para o outro. Esse comportamento não é sutileza, é sedução escancarada. E qual o problema disso? Ela está tentando chamar a atenção de forma ampla, não direcionada. O gesto não tem propósito definido, apenas busca captar o olhar do maior número de pessoas possível – homens e mulheres –, criando um efeito espalhafatoso e até competitivo.

Na atração sutil, o objetivo é completamente diferente. Quando uma mulher mexe no cabelo com elegância, colocando-o atrás da orelha ou ajustando-o com suavidade, seu foco não é chamar a atenção de todos, mas direcionar o olhar de um homem específico para o seu rosto. É um gesto estratégico, refinado, que influencia a atenção dele sem parecer uma tentativa óbvia de sedução. É nesse detalhe que reside a grande diferença entre manipulação e influência.

O HOMEM EXTROVERTIDO E O INTROVERTIDO

Agora, voltando à sequência do olhar, na terceira vez que a mulher repete o contato visual, o homem já sente a necessidade de agir.

Se ele for extrovertido e naturalmente confiante, essa ambiguidade proposital terá despertado seu instinto de caça. Ele pensa: "Não posso deixar isso passar. Ela me olha, depois desvia, depois olha de novo... Eu preciso fazer alguma coisa!". E, assim, ele toma a iniciativa.

Mas e os homens introvertidos? Eles processam o risco de rejeição de maneira diferente. Mesmo sendo masculinos, pensam mais antes de agir. O extrovertido sente o mistério e o encara como um desafio excitante. O introvertido sente o mistério e pondera: "E se eu estiver interpretando errado?".

Aqui entra um ajuste na técnica. O homem introvertido precisa de um pouquinho mais de segurança dentro dessa ambiguidade. Isso significa que, após as três interações visuais, se ele não tomou a iniciativa, a mulher pode dar um sinal um pouco mais encorajador – mas sem perder a sutileza. Esse estímulo pode ser um sorriso mais evidente, um olhar mantido por um segundo a mais ou até um leve ajuste na linguagem corporal, como se inclinasse minimamente o corpo em sua direção.

A chave para atrair um homem introvertido é dar a ele a única certeza que precisa: "Se você me abordar, não será rejeitado de imediato". Nada além disso. Ele não precisa ter certeza absoluta do desfecho, apenas da abertura inicial. Esse pequeno ajuste reduz sua aversão ao risco e dá a ele o impulso necessário para agir.

A grande arte aqui está em equilibrar mistério e acessibilidade. Um mistério muito denso pode afastar um homem mais introspectivo. Uma acessibilidade excessiva pode desestimular um homem naturalmente caçador. O segredo está no ritmo, na dança sutil da atração. E, quando isso é feito com maestria, o efeito é magnético.

Se você quiser permanecer completamente anônima enquanto atrai a atenção de um homem introvertido, há um truque sutil que pode ser usado. Você pode, por exemplo, conversar com uma amiga sobre algo aleatório e apontar discretamente na direção dele, rindo sobre um assunto que nada tem a ver com ele. A mente masculina é naturalmente analítica, e ele automaticamente pensará: "Será que elas estão falando de mim?". Esse leve desconforto o colocará em estado de alerta, aumentando sua percepção sobre você.

Agora, se você não se importar que sua amiga saiba de sua intenção, pode simplesmente dizer a ela: "Estou olhando para aquele cara ali, achei interessante, mas ele ainda não se tocou...". No instante em que sua amiga perceber e reagir com um olhar ou um sorriso na direção dele, ele terá certeza de que vocês estão falando dele. Se ele tiver interesse, essa será a faísca final para fazê-lo agir.

E aqui está um ponto crucial: a mulher nunca se levanta e vai até ele. Nunca. Nem ela nem sua amiga. Esse papel não cabe à mulher que entende a própria energia e magnetismo. Se, depois de todos esses sinais, ele não tomar a iniciativa, significa que há algo desalinhado na equação da atração – e está tudo bem. Pode ser que ele esteja comprometido, distraído ou simplesmente que não tenha a masculinidade necessária para corresponder a essa dança sutil. O importante é manter sua postura, sua elegância e sua paz interior.

E SE EU JÁ ESTIVER NAMORANDO OU CASADA

Você pode aplicar essa mesma estratégia dentro de um relacionamento, trazendo mais conexão e desejo para o casamento. Afinal, quando um homem percebe que sua esposa o olha de um jeito diferente, desvia o olhar sutilmente e esboça um leve sorriso, ele já entende a mensagem. No fundo, sabe: "Minha esposa está interessada, ela quer estar perto de mim hoje". Esse pequeno gesto pode transformar um simples momento cotidiano em algo mais romântico e especial.

No casamento, a única certeza que se tem é a aceitação mútua. E é exatamente essa segurança que pode ser usada a favor da relação. Quando a mulher ativa sua feminilidade de maneira natural e elegante, ela desperta no marido aquele instinto masculino de conquista que, muitas vezes, pode estar adormecido pela rotina. Algumas pessoas chamam isso de "charminho", mas, na verdade, é pura sabedoria matriarcal – é a arte de reacender o fogo da conexão sem precisar de palavras.

Muitas esposas se queixam: "Meu marido anda cansado, sem desejo, sem iniciativa... Parece que não me nota mais". Mas será que essa mulher ainda se permite ser feminina perto dele? Ou, sem perceber, ela assumiu uma postura controladora, exigente, rígida? Quando uma mulher se torna excessivamente masculina dentro do relacionamento, acontecem dois cenários: ou o homem começa a brigar com ela constantemente – porque um polo masculino sempre se choca contra outro masculino –, ou ele se torna passivo, perdendo sua força e iniciativa.

O problema dessa inversão de polaridade é que, na maioria das vezes, tanto o homem quanto a mulher acabam manifestando a sombra do seu lado oposto. A mulher que se masculiniza excessivamente não incorpora as virtudes do masculino, mas apenas seus vícios – rigidez, impaciência, controle excessivo. O homem que se torna passivo, por sua vez, não manifesta as qualidades do feminino, mas apenas suas fragilidades – falta de iniciativa, ausência de liderança, apatia.

Esse tipo de relacionamento, em que a polaridade está invertida, se torna extremamente insatisfatório para os dois. A mulher se sente frustrada e o homem, desconectado. Mas existem formas simples e eficazes de resgatar essa dinâmica sem precisar forçar nada – apenas trazendo de volta a essência feminina de forma leve e natural.

Uma técnica que eu adoro para isso é a Operação Notas autoadesivas. Ela é cativante, delicada e tem um efeito transformador no relacionamento.

Funciona assim: escolha um dia em que você esteja genuinamente feliz, grata e satisfeita com o seu relacionamento. Pegue um bloquinho de notas autoadesivas e escreva mensagens amorosas para o seu marido. Não precisa ser nada elaborado, apenas frases que transmitam carinho, admiração e afeto. Depois, espalhe esses bilhetinhos nos objetos e lugares da rotina dele: no barbeador, na carteira, no porta-luvas do carro, na gaveta de cuecas... Pequenos pontos de surpresa e ternura ao longo do dia.

Agora, imagine a cena: ele acorda, vai se barbear e encontra uma mensagem sua. Sorri. Segue o dia, pega a carteira e lá está outro bilhetinho. Está no carro, abre o porta-luvas e encontra mais um. Esses pequenos gestos criam um efeito poderoso, porque o amor vai sendo relembrado de forma inesperada e espontânea. E o melhor: esse impacto dura semanas!

Mesmo que ele seja um homem mais distraído, em algum momento vai perceber a delicadeza disso. E a reação? Muitos respondem na hora, mandam uma mensagem, tiram uma foto da nota autoadesiva, sorriem ao se lembrar da esposa. Outros vão sendo conquistados aos poucos, recebendo essa doçura sem pressa, como um presente que se desenrola no tempo. Já vi casos em que, meses depois, o marido ainda encontrava um bilhetinho e se sentia tocado por aquele gesto.

Essa técnica funciona tão bem porque ela traz a mulher de volta para o seu espaço feminino de uma forma encantadora. Não é sobre cobrar, exigir ou tentar mudar o outro – é sobre criar um ambiente em que o amor floresce naturalmente. Pequenos detalhes assim despertam no homem um respeito profundo, uma vontade genuína de estar perto, de retribuir. E tudo isso acontece sem esforço contínuo, porque o impacto já foi gerado de uma única vez.

No mundo masculino, esse tipo de delicadeza é raro. Homens não crescem acostumados a receber esse nível de ternura e atenção nos detalhes. No máximo, experimentam algo parecido na infância, com o carinho de suas mães, mas a relação de casal é diferente: aqui, a doçura feminina não é materna, e sim profundamente atraente.

No fim das contas, não é sobre simples bilhetinhos. É sobre criar memórias, ativar emoções e lembrar ao outro, dia após dia, que o amor está ali – vivo, presente e cheio de pequenas surpresas.

No casamento, essa sutileza do amor se transforma em algo poderoso. Ele sente que ela realmente se preocupa com ele, que está presente nos detalhes, nos gestos inesperados, nos sopros de cuidado e afeto. E isso vai amolecendo o coração dele, criando um espaço no qual ele se sente altamente respeitado, admirado e valorizado.

Admiração é a motivação primordial da alma masculina. E muitas mulheres se perguntam: como expressar essa admiração? Aqui, falamos da Operação Nota Autoadesiva, uma técnica profundamente elegante, doce e delicada – sempre baseada nas características matriarcais. As quatro principais são graciosidade, elegância, delicadeza e a gestão de recursos para o belo.

Quando uma mulher age a partir dessas virtudes, suas atitudes naturalmente refletem o que há de mais feminino nela: o cuidar, o nutrir, o aconselhar, o auxiliar. E o impacto disso no coração masculino é imenso. Porque, no mundo dos homens, a delicadeza é rara. Eles estão sempre em batalha, focados em vencer desafios, conquistar resultados, se proteger. Muitas vezes, trazem essa armadura para dentro de casa, e, se a esposa também está armada, o lar se torna um campo de guerra.

Mas quando ela compreende sua força feminina e começa a se lapidar, quebra esse ciclo. Sim, às vezes pode parecer forçado no início, como um músculo que precisa ser trabalhado. No entanto, com o tempo, essa essência se torna natural, criando um ambiente em que ele pode finalmente abaixar a guarda – e reencontrar nela um refúgio, um respiro, um lar no sentido mais profundo da palavra.

Ela não é fofa no ponto de vista dela, mas a mulher é fofa por essência. Se ela estiver conectada com a própria feminilidade, vai gostar e querer ser fofa. Mas muitas vezes a gente vê uma mulher dizendo: "Ah, não consigo ser essa mulher delicada, fofinha e não sei mais o quê". Até o jeito de ela falar já demonstra uma postura mais endurecida, mais distante dessa suavidade feminina. E por quê? Porque, muitas vezes, a vida exige que ela seja forte. Ela precisa se sustentar, prover a família, trabalhar, batalhar. E, nesse contexto, ela não pode se permitir ser tão sensível e delicada, porque senão vai ser engolida.

O problema é quando essa rigidez se torna o estado permanente dela. Porque, no ambiente de trabalho, essa postura pode ser uma necessidade. Mas no lar? No lar, idealmente, é onde a mulher pode e deve se sentir segura para manifestar sua energia feminina de forma predominante. Se ela souber equilibrar isso, torna-se extremamente cativante para todos os homens que fazem parte daquele ambiente. E não estou falando apenas do marido. Isso impacta os filhos, os irmãos, os tios, o pai, o avô – todos os homens percebem essa presença feminina e respondem a ela de forma diferente.

Uma mulher conectada com sua essência tem um nível de influência imenso sobre os homens ao seu redor. Sua presença causa impacto. Ela entra em um ambiente e os homens naturalmente passam a se importar mais, a mudar a postura, a se tornar mais respeitosos, mais conscientes, mais cautelosos. Eles respeitam o espaço dessa mulher de uma maneira quase instintiva. Quando ela sai, muitos desses homens voltam ao padrão caótico, relaxado, desorganizado. Mas, enquanto ela está ali, há um ar de nobreza no ambiente. Um senso de ordem e respeito que nasce da presença dela.

E as mulheres ao redor percebem isso. Algumas, mais imaturas, podem sentir inveja dessa mulher. Mas, para aquelas que já passaram dessa fase e estão em busca de crescimento, ela se torna uma inspiração. Elas olham e pensam: "Como essa minha amiga, minha irmã, minha prima, minha mãe, minha filha consegue ter essa influência? Como ela faz isso?". Às vezes, não conseguem nem verbalizar essa admiração, mas o comportamento delas entrega: elas observam, aprendem, modelam, imitam.

Porque a verdade é esta: quando uma mulher desenvolve um alto nível de feminilidade, sua influência é profunda. Ela afeta todos ao seu redor, especialmente os homens. Ela não precisa impor nada. Ela simplesmente é. E isso já transforma tudo.

E é isso: esse tipo de presença que algumas mulheres enxergam como poder, na verdade, não é exatamente poder. É uma qualidade de nobreza. E essa mulher não precisa exigir nada – ela simplesmente se porta de uma forma que faz com que os outros a tratem com respeito e admiração. Nunca menos do que isso.

As outras mulheres, que ainda não compreenderam como ela faz isso, ficam fascinadas. Existe um mistério ali. Elas percebem o efeito que essa mulher tem na mente masculina, mas não entendem exatamente como isso acontece. E é justamente esse mistério que as atrai, despertando curiosidade e admiração.

No fundo, estamos falando da própria energia do mistério agindo também entre mulheres. Mas, nesse caso, o que as intriga é o resultado que essa mulher alcança na forma como os homens a percebem e respondem a ela. Tudo isso faz parte da base ancestral da sutil arte de atrair.

Então, o que estamos tratando aqui é algo muito maior do que um simples conjunto de técnicas de atração. Sim, é possível aplicar esse conhecimento para conquistar um pretendente, ter sucesso no flerte, no cortejo. Mas é muito mais do que isso. Basta estudar, compreender e aplicar, que os resultados virão naturalmente.

MAS E QUANDO HAVERÁ TROCA FÍSICA?

Você deve estar pensando: "E em que momento ele pode tocar nela?". Porque muitas vezes vemos que, na paquera, a ansiedade começa a crescer, e de repente um dos dois já está tocando o outro.

Mas isso, no primeiro contato, pode não ser muito legal. Então, qual é o momento certo para esse toque acontecer?

Ótima pergunta! Eu ensino várias sequências de técnicas, e uma delas é a do toque. Vamos falar primeiro sobre a mulher solteira. Quando ela está no comando do processo de cortejo e flerte, ela vai atraindo um pretendente, correto? Vamos imaginar que esse homem a abordou e iniciou uma conversa, e a conversa está indo na direção que ela gosta. Ela começa a perceber que ele é interessante, que tem valores alinhados. Ela já começou a praticar o capítulo anterior, o dos "Quatro fundamentos de uma relação", que ensinamos, e as coisas estão fluindo bem. Ela sente que é o momento de dar um passinho a mais, mas sem atropelar as coisas.

Muitas mulheres cometem o erro de dar um passo muito grande, o que acaba atrapalhando o processo. O que ela deve fazer? A mulher, ao sentir que esse homem é um bom pretendente, pode querer aproximá-lo um pouco mais, demonstrando que ele está tendo algum sucesso em sua conquista. Esse é um movimento de território. Os homens, intuitivamente, são motivados pela conquista de território. Então, o que ela faz? Pode, de forma leve e delicada, tocar no braço dele. Não é no bíceps, mas no antebraço.

Esse toque no antebraço, feito com sutileza, comunica algo, e muitas vezes a mulher nem precisa falar nada. Ao fazer isso, ela está concedendo um toque. Não é no ambiente do corpo neutro, mas no antebraço, que é uma área aceitável. Esse tipo de gesto é um indicativo de interesse, e é altamente provável que esse homem, ao sentir o toque, inconscientemente perceba que ela está mais próxima dele. Ele não racionaliza isso, mas simplesmente sente que ela está aberta a uma interação mais íntima. Isso é instinto, é algo natural.

Em centenas de relatos que ouço de quem aplicou essa técnica, observou-se exatamente o que acontece depois: quando a mulher toca no antebraço do homem, ele começa a entender que ela está interessada. Esse movimento desencadeia uma dinâmica de atração ainda mais forte, e é comum que, nesse ambiente em que ambos estão flertando, as pessoas ao redor percebam a tensão e deixem o casal interagir livremente. Não há mais intervenção de amigos ou amigas, pois a química entre eles é clara.

Nesse momento, o "pré-casal" se movimenta de maneira diferente no ambiente. E é muito provável que, após esse toque no antebraço, o homem se sinta confortável e toque em um dos dois pontos seguintes: na nuca ou na lombar dela. Ele o fará com a mesma intensidade que ela usou ao tocá-lo. Esse é o momento de troca de energias. Ambos já perceberam a reciprocidade dos toques, e o flerte se intensifica.

O que é instintivo é previsível, e, nesse caso, o que vai acontecer é que, como homem, ele vai projetar essa energia de "território" sobre você. O instinto do macho é colocar símbolos de proteção sobre a fêmea. Quando ele toca a sua lombar, está dizendo, de forma inconsciente, para os outros homens não interagirem com você. Ao mesmo tempo, ele lhe passa a sensação de segurança, como quando você o fez olhar para o seu rosto e ele sentiu bem-estar. O toque na lombar ou na nuca provoca o mesmo efeito. A mulher sente o bem-estar de ser protegida, como o homem sentiu quando estava olhando para o rosto dela e teve essa sensação de tranquilidade.

E é importante destacar que, até agora, não estamos falando de beijo ou gestos mais intensos. O que estamos abordando são toques sutis, elegantes e discretos, que são usados para criar uma conexão e aumentar a atração de forma natural. São gestos que transmitem respeito, carinho e, principalmente, uma energia de segurança e confiança, sem pressa de avançar para algo mais.

É exatamente a mesma coisa. Quando ele toca sua lombar ou sua nuca, você sente o mesmo bem-estar que ele sentiu ao olhar para o seu rosto. Essa é a troca de energia no processo de cortejo. E é aí que o "saldo" afetivo começa a se acumular, com esse bem-estar recíproco. Esse equilíbrio é fundamental para que o relacionamento siga em frente de forma saudável, e esse saldo de bem-estar é algo que deve ser mantido, com responsabilidade afetiva, durante todo o relacionamento – desde o primeiro encontro até o fim da vida do cônjuge. Caso contrário, o relacionamento tende a se desgastar.

No flerte, o toque na lombar ou nuca sinaliza para o homem que ela está "com ele", sem que algo físico tenha acontecido ainda. Eles estão só conversando e se conhecendo, mas o toque é uma maneira de dizer: "Eu te protejo", "Você está comigo nesse momento". Quando ela, solteira, interage com ele e sente que a coisa está fluindo, o próximo passo seria esse toque delicado no antebraço. A resposta dele a essa ação vai ser o toque recíproco, com a mesma intensidade, na lombar ou na nuca dela. Esse movimento, enquanto se locomovem pelo ambiente, é crucial.

E, quando ambos se movimentam com esse toque recíproco, não há como não chamar a atenção. A mulher estará, inconscientemente, "marcada" como "esta aqui tem dono", mas de forma sutil e respeitosa. É uma energia que transmite segurança e confiança, e, para ela, é uma sensação de "ele está interessado em mim", "está rolando um clima tão bom aqui". Isso gera uma sensação maravilhosa de que as coisas estão se alinhando de forma natural e gostosa.

E PARA OS CASAIS?

É fundamental entender que a responsabilidade afetiva dentro do casamento não pode ser ignorada. O que acontece em muitos relacionamentos é que, ao se considerar que o corpo da esposa é do esposo e o corpo do esposo é da esposa, há um entendimento errado de que isso dá direito de agir sem levar em conta o humor e o momento do outro. A Bíblia nos ensina que, dentro do matrimônio, ambos são um, mas é preciso que tudo seja consensual. Se ambos, com sabedoria e discernimento, escolherem praticar a castidade temporariamente, esse ato é abençoado por Deus. Isso pode ocorrer, por exemplo, em momentos de turbulência, em que o casal, respeitando o tempo e o espaço de ambos, decide se recolher emocionalmente para restaurar a clareza da relação. E essa prática, quando feita com consenso, é uma forma de fortalecer o vínculo.

A questão é que o afeto e a intimidade não devem ser forçados. A mulher, ao querer demonstrar carinho, não pode ignorar o momento em que seu esposo está. Muitas vezes, vemos isso acontecer de forma egoísta, como quando a esposa, sem perceber o estado emocional do marido, tenta demonstrar afeto em momentos inoportunos, como quando ele está no meio de uma reunião de trabalho ou ocupado com outras responsabilidades. Isso pode ser desconfortável e desrespeitoso.

A responsabilidade afetiva, portanto, vai além de dar carinho quando se quer. É necessário respeitar o tempo e o humor do cônjuge, pois o amor e a intimidade devem ser uma troca genuína, em que ambos se preocupam com o bem-estar do outro. Se, ao invés de respeitar o espaço e o momento do cônjuge, tentamos impor nossos desejos afetivos, quebramos um dos princípios mais importantes do relacionamento: o respeito. O respeito ao outro é o que mantém a relação equilibrada e saudável. A pessoa que não respeita o momento do outro não está verdadeiramente se relacionando com ele, mas sim com as próprias necessidades egoístas.

O casamento, como instituição indissolúvel, é o vínculo afetivo mais forte que dois seres humanos podem ter. Ele exige dedicação, paciência, compreensão e, acima de tudo, respeito. Quando um cônjuge não se importa com o estado emocional do outro, ele está invadindo um território que não lhe pertence, um espaço que deveria ser cuidado com carinho e atenção. O casamento é um vínculo de apoio mútuo, no qual ambos se comprometem a enfrentar as dificuldades da vida juntos, a celebrar as conquistas, a partilhar as tristezas e a buscar, sempre, o bem-estar do outro.

É por isso que, quando um esposo ou esposa ignora as necessidades emocionais do outro e tenta impor as próprias vontades, está colocando em risco o relacionamento. O verdadeiro relacionamento está na troca, na escuta, no respeito mútuo e no entendimento de que o amor no casamento é um compromisso indissolúvel. Não é algo que pode ser descartado ou desvalorizado diante dos próprios desejos.

Portanto, quando o esposo ou esposa tenta impor afeto ou carinho sem a consideração do outro, está praticando um tipo de violência, pois não está respeitando o espaço emocional do cônjuge. O amor verdadeiro no casamento é aquele que se dá de forma consensual, sem pressões, mas com uma disposição genuína de cuidar e respeitar o outro. E, quando ambos caminham nessa sintonia, o casamento se torna um elo indestrutível, baseado no amor incondicional e no respeito mútuo.

Em resumo, quando se está em um relacionamento com o esposo ou a esposa, e se sente o desejo de expressar afeto, de ter mais momentos de intimidade ou até de romance, o que é preciso fazer é buscar o entendimento mútuo. "Convencer", etimologicamente, vem do latim *convincere*, que significa "vencer junto". Sendo assim, o objetivo é vencer juntos, não forçar ou manipular a outra parte. Se não se consegue convencer o cônjuge de forma clara e respeitosa, pode-se estar entrando em uma dinâmica de sedução manipulativa, o que é prejudicial ao relacionamento.

Uma das atitudes mais danosas que pode ocorrer no casamento é o uso do sexo ou da intimidade como uma forma de "chantagem" ou "greve", quando um dos cônjuges tenta manipular o outro, fazendo-o ceder a algo que ele ou ela não deseja. Isso corrompe totalmente os princípios do casamento, que são baseados em parceria, respeito e compreensão. A intimidade no casamento é algo sagrado, e não deve ser usada como uma ferramenta de manipulação para controlar ou pressionar o outro a fazer algo que não está disposto a fazer.

Se houver turbulência no relacionamento, é o momento de conversar, de dialogar. O diálogo é essencial para resolver qualquer mal-entendido ou distanciamento emocional. E é claro que, muitas vezes, a mulher, com sua delicadeza e elegância, tem um papel fundamental em suavizar o coração do homem, amolecendo suas defesas, criando um ambiente de confiança e carinho. Quando essa troca de afeto é feita com respeito mútuo, ela fortalece o vínculo entre ambos e não o enfraquece.

Ok, Adrielle, já compreendi tudo sobre a paquera, mas há a pergunta que não quer calar: quando pode haver o beijo? Você está ansiosa, não é? Respire fundo e vamos lá, *solteiras*...

E o beijo, quando virá?

Esta é a pergunta que paira no ar, logo após o toque. Quando o beijo se torna uma possibilidade? A resposta, embora pareça simples, é muito mais profunda do que se imagina. Antes de qualquer intimidade física, o primeiro passo é garantir que os pilares fundamentais de um relacionamento estejam bem estabelecidos. Falo, no Capítulo 10, dos "Quatro fundamentos de uma relação", que não é apenas um método, mas a base sólida sobre a qual qualquer relacionamento saudável e duradouro deve ser construído.

Esses pilares exigem uma análise racional, não apenas emocional. "Como posso saber se essa pessoa é compatível comigo? Se eu me imaginar em um relacionamento com ela, há uma alta probabilidade de dar certo?" A resposta a estas questões precisa vir da razão, não da emoção. A menos que se trate de uma amizade profunda, em que a pessoa já foi testada ao longo do tempo, a amizade pode permitir um beijo mais imediato. No entanto, para um relacionamento que se inicia com a paquera, é crucial dar tempo ao processo, para entender se há alinhamento nos valores, sonhos e rotinas. A intimidade, especialmente um beijo, não deve ser permitida sem essa avaliação profunda.

Beijo é intimidade, e não há nada mais íntimo fisicamente falando. Ele tem o poder de despertar uma conexão profunda, mas também pode desviar o curso da razão. Ao beijar, o corpo e a mente se envolvem em uma emoção instantânea, que muitas vezes ofusca a visão racional sobre a compatibilidade do casal. Beijar é emoção. No momento em que os lábios se tocam, tudo o que se pensou sobre a compatibilidade e os fundamentos da relação ficam, de certa forma, em segundo plano. O beijo gera uma ruptura na análise racional, e é por isso que ele não deve ser apressado.

Agora, no caso da mulher, a alma feminina é movida por afeto. Ela deseja afeto, mas, ao dar afeto, muitas vezes espera que o homem retribua esse afeto na mesma medida. E aqui reside uma diferença fundamental entre os sexos: o homem, por natureza, não busca afeto da mesma maneira que a mulher. A linguagem do homem é movida pela conquista, e não pelo afeto imediato. Ele é incentivado pela conquista, pela busca, e não pela entrega sem que tenha demonstrado seu valor e investido o suficiente.

Por isso, é essencial que a mulher compreenda que, ao dar mais afeto do que ele fez por merecer, ela pode desengajá-lo. O homem se afasta quando sente que recebeu mais do que foi capaz de conquistar. Isso ocorre porque o valor do afeto para ele está diretamente ligado àquilo que conquistou. Ao dar mais do que ele mereceu, a mulher pode transmitir a mensagem de que está sendo carente ou manipuladora, o que acaba gerando desinteresse.

No processo de paquera, a mulher precisa estar atenta às atitudes do homem. Ela deve observá-lo, ver como ele age, como a respeita, como investe no relacionamento. Esse investimento precisa ser respeitado, pois é através dessas atitudes que ela pode medir o quanto ele está comprometido. O afeto que ela demonstra deve ser proporcional ao que ele demonstrou.

E SE ELE FOR EMBORA PORQUE EU NÃO O BEIJEI?

Eu lhe pergunto: e se ele beijar você e depois não ligar mais? O beijo não garante nada, pelo contrário, pode criar um laço emocional e expectativas frustradas. Lembre-se, você é irresistível e não precisa temer fazê-lo esperar. Faça-o procurar, desejar e querer conhecê-la melhor. A paquera é boa, mas a conquista é ainda melhor. Permita-se ser conquistada, lembrando do que aprendemos aqui.

Não se trata de fechar portas, mas de cultivar um diálogo genuíno, no qual a base seja uma conexão emocional e intelectual. O beijo pode vir, mas não precisa ser o centro dessa história. Às vezes, um jantar agradável, uma conversa interessante e boas risadas são mais valiosos do que um beijo apressado. Pesquisas mostram que casais que riem juntos duram mais, pois o riso cria laços de cumplicidade, confiança e prazer compartilhado. Isso fortalece o relacionamento a longo prazo.

O medo de "E se ele for embora?" é natural, mas se ele partir por não ter recebido o beijo, demonstra que não está maduro o suficiente para uma relação profunda e duradoura. O verdadeiro teste de um relacionamento começa muito antes do beijo. O que você faz ao adiar esse passo é preservar o seu valor, não se deixando levar pela pressão do momento.

Beijar antes de saber se a pessoa é compatível, se os valores, sonhos e propósitos se alinham, pode levar a decisões impulsivas, que prejudicam a profundidade de um vínculo genuíno. O beijo é um gesto íntimo, mas não o fim de uma jornada. Quando você espera, alimenta o mistério, o desejo da "caça". Isso ativa nele o desejo de conquistar, de buscar a mulher misteriosa, o artigo de luxo a ser descoberto. Ele será desafiado a investir mais, a descobrir quem você realmente é. Isso cria uma atração que vai além da superfície e é muito mais duradoura.

 A mulher que sabe esperar, que mantém sua elegância e mistério, ativa o desejo da conquista genuína, criando uma dinâmica que vai além da pressa e do desejo momentâneo. Ao fazer isso, você cultiva algo mais profundo e bonito, algo que, com certeza, resistirá à prova do tempo. O beijo, em sua essência, é uma consequência do respeito mútuo, da construção de um relacionamento sólido e da manutenção da atração saudável. Enquanto essa base não estiver bem fundamentada, o beijo deve ser adiado, pois é, no final, a culminação de um processo mais profundo e consciente de escolha e compatibilidade.

13

A ATRAÇÃO SUTIL NO VIRTUAL

O ambiente virtual hoje é superpresente na nossa vida, mas, ao mesmo tempo, tem esse lado tanto de facilitar quanto de dificultar. As pessoas buscam mais por conexão, mas o digital muitas vezes cria uma ilusão de proximidade. E você, que está na paquera virtual, como pode saber se o interesse é real ou se ele está apenas dando *likes* em suas fotos sem ter a mínima intenção de se aprofundar?

É bem comum se perguntar: "Será que ele está interessado em mim porque curtiu minhas fotos?". E aqui vai um toque de realidade: se ele está curtindo várias fotos, isso simplesmente significa que achou suas fotos bonitas. Isso não é um sinal de interesse profundo, não significa que ele quer sair com você, conhecer você melhor ou construir algo real. Ele não está, de fato, investindo na relação.

A mentalidade masculina é simples: se um homem realmente estiver interessado em uma mulher, ele toma a iniciativa. Não fica esperando ou se escondendo atrás de curtidas, mas vai atrás dela. Se ele realmente quer você, vai chamá-la para conversar, vai se preocupar em conhecê-la, em convidá-la para sair. Não é só sobre o digital, mas sobre atitudes no mundo real. E, no digital, a mesma coisa vale: você pode dar um *like* aqui e ali, mas só para manter a reciprocidade, e não para criar expectativas de que algo mais sério virá dali. Você não está ali para alimentar um jogo de ego, mas sim para conhecer e ser conhecida.

Agora, cuidado com a armadilha do digital, em que o personagem pode ser totalmente diferente da realidade. Mulheres que se deixam levar por promessas encantadoras e cheias de *glamour* acabam se expondo a grandes decepções. Aqueles que realmente têm a vida estabilizada e a segurança de seu papel no mundo, como um homem maduro e consciente, não ficam criando fantasias no primeiro encontro, muito menos prometendo mundos e fundos. Ele não precisa provar nada porque, quando um homem sabe o que quer, simplesmente age.

Homens que fazem grandes promessas de viagens e vida luxuosa sem conhecer a mulher são, geralmente, imaturos ou, no pior cenário, manipuladores. Eles sabem que a mulher pode estar em busca de um conto de fadas, e isso é o que oferecem, pois é o que ela quer ouvir. Mas um homem que tem sua masculinidade e caráter firmes vai ser cauteloso, vai observar e analisar bem antes de tomar decisões impulsivas. Se o homem não tem o equilíbrio de um patriarca maduro, que sabe a importância de cada escolha e palavra, ele não está pronto para um relacionamento sério.

Se o seu desejo é construir algo duradouro e significativo, é preciso analisar mais do que palavras e gestos rápidos. O processo de atração precisa ser sutil e, ao mesmo tempo, inteligente. A mulher que sabe ser discreta, que tem elegância e inteligência emocional, vai conquistar a atenção do homem que realmente vale a pena. Porque o homem que busca apenas um troféu, uma mulher para exibir, não vai se interessar por essa sutileza. Ele quer algo que seja fácil de mostrar para os outros, mas não algo que requeira cuidado, respeito e atenção.

Portanto, no ambiente virtual, seja cautelosa. Use-o como uma extensão da vida real, não como um substituto. O verdadeiro encontro acontece quando os dois se encontram no mundo real, com gestos reais, com respeito mútuo e com a clareza de que, antes de tudo, você está preservando sua essência, seus valores e sua autossuficiência. Isso, sim, é atrativo, e o que vai atrair os homens certos para a sua vida.

A forma como uma mulher se posiciona, seja no ambiente físico ou virtual, tem um impacto significativo em como ela será vista e tratada. Quando uma mulher se objetiva, ou seja, quando ela se apresenta apenas com base em atributos físicos, ela acaba atraindo um tipo de homem que se importa exclusivamente com a aparência, e não com a essência dela. O que acontece nesse cenário é que ela se torna um objeto de desejo e não uma mulher inteira, com qualidades profundas como elegância, inteligência, sensibilidade e a beleza de sua feminilidade.

Essa dinâmica ocorre tanto no mundo físico quanto no digital. Quando ela se veste ou se comporta de forma a atrair atenção exclusivamente para o corpo, está mandando uma mensagem: "Estou aqui para ser vista, mas não para ser respeitada pelo que sou". E, claro, o homem que se aproxima com essa expectativa não vai se importar com mais nada além da imagem que ela está transmitindo. Ele vai tratá-la de acordo com essa imagem: como um corpo, e não como uma mulher completa.

Isso é muito importante de entender: o que ela atrai é o reflexo do que está transmitindo. Se ela se apresenta como um corpo, ele vai tratá-la como tal. Por outro lado, quando uma mulher mantém sua graciosidade, sua delicadeza e inteligência, ela atrai um tipo de homem que valoriza essas qualidades, que se interessa pela mulher de verdade. Ele vai querer conhecê-la além da aparência, querer se conectar com sua essência, e isso sim cria uma base sólida para qualquer tipo de relação.

Outro ponto fundamental é o controle da disponibilidade. Muitas mulheres, especialmente as mais imaturas, ficam ansiosas para responder rapidamente as mensagens, para mostrar que estão interessadas e disponíveis. Isso pode dar a impressão de que estão colocando o homem em uma posição de poder, e que ele tem controle sobre a interação. O ideal é que a mulher mantenha a sua feminilidade, que inclua uma dose saudável de mistério e autocontrole, e não se torne excessivamente disponível, porque isso pode ser interpretado como uma falta de valor próprio.

A chave está em manter a percepção de que o homem deve demonstrar liderança, iniciativa e respeito. Quando ele vê que a mulher tem um valor real, que não está desesperada por atenção e que não se deixa cair em comportamentos impulsivos, sente a necessidade de tomar atitudes que comprovem o interesse dele de maneira séria. Mas isso só acontece se ele percebe que ela não está em busca de um romance passageiro, mas de algo que tenha substância e significado.

É crucial para a mulher não se deixar levar pela ilusão da "princesa" que quer que tudo dê certo com qualquer homem que apareça.

Em vez disso, ela precisa analisar o que ele realmente traz para a mesa. Será que ele respeita o tempo dela? Será que ele se importa com ela como mulher, e não apenas como um troféu ou objeto? Um homem que realmente está disposto a investir em um relacionamento vai demonstrar isso por meio de atitudes que vão muito além de simples palavras ou gestos superficiais.

Quando as mulheres e os homens se comportam de maneira imatura, as expectativas ficam distorcidas. Mulheres que se veem como princesas e que esperam que todo homem seja um príncipe encantado, e homens que não estão prontos para se comprometer, acabam formando relações rasas e insustentáveis. No entanto, quando há equilíbrio, quando tanto a feminilidade quanto a masculinidade estão polarizadas corretamente, o relacionamento tem potencial para ser profundo e verdadeiro, sem jogos e sem ilusões.

Portanto, o que a mulher deve fazer é focar no que realmente importa: o valor que ela traz como mulher, o respeito por si mesma e a capacidade de esperar o tipo de homem que a valorize pelo que ela realmente é, e não apenas pela sua aparência. Ela deve manter sua essência e, com isso, atrair a pessoa certa para uma relação sólida e significativa.

Dicas de ouro:

1. *Primeiros encontros* – Evite encontros noturnos logo de início. Prefira sair para um café ou passeio diurno. A luz do dia ajuda na clareza mental e evita que o ambiente romântico da noite favoreça decisões emocionais precipitadas. Encontros diurnos permitem uma interação mais racional e equilibrada.
2. *Seja clara sobre suas intenções* – Deixe claro logo de início o que você busca em um relacionamento. Se está em busca de um compromisso sério, expresse isso claramente. Diga algo como: "Estou buscando um relacionamento sério, em que a construção de algo duradouro e respeitoso seja a base. Se você também quer isso, será ótimo te conhecer melhor".
3. *Evite joguinhos ou dúvidas* – Não deixe dúvidas em relação aos seus limites. Seja firme ao expressar o que está disposta a fazer ou não, especialmente no que se refere à intimidade antes de um compromisso sério. Seja direta e assertiva, sem medo de perder a oportunidade. Se ele não estiver buscando o mesmo que você, é melhor seguir em frente.
4. *Defina limites claros para o relacionamento* – Espere até o quarto encontro para testar a química. (Coloquei um número como média, mas você terá a maturidade para esperar até o momento certo.) O beijo deve ser um reflexo do interesse genuíno e de uma conexão emocional. Não apresse o processo para evitar frustrações futuras.
5. *Uma mulher de Deus não "fica", ela namora* – Quando você sabe o que quer para a sua vida, especialmente em termos de relacionamento, a confiança em Deus se reflete nas suas

escolhas. Uma mulher de Deus não "fica", ela namora porque compreende que o amor e o respeito devem ser a base de qualquer relação que deseje construir. Não aceite menos do que compromisso, pois a mulher que se preza e valoriza seus princípios não aceita migalhas emocionais. Se você está se relacionando com alguém e há uma conexão genuína, mas ele ainda não se compromete de forma objetiva, não tenha medo de deixar isso claro. A firmeza nas suas convicções não é um obstáculo ao amor verdadeiro, mas uma proteção para que o relacionamento seja saudável e duradouro.

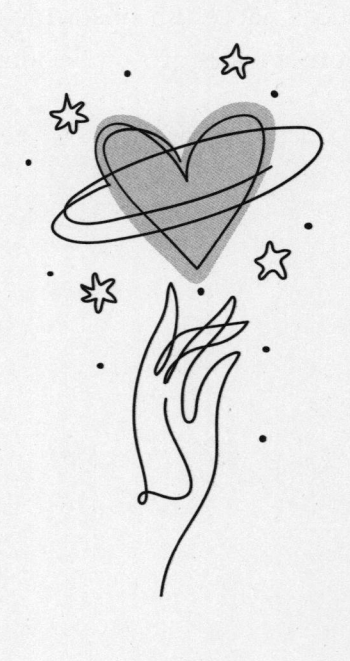

14

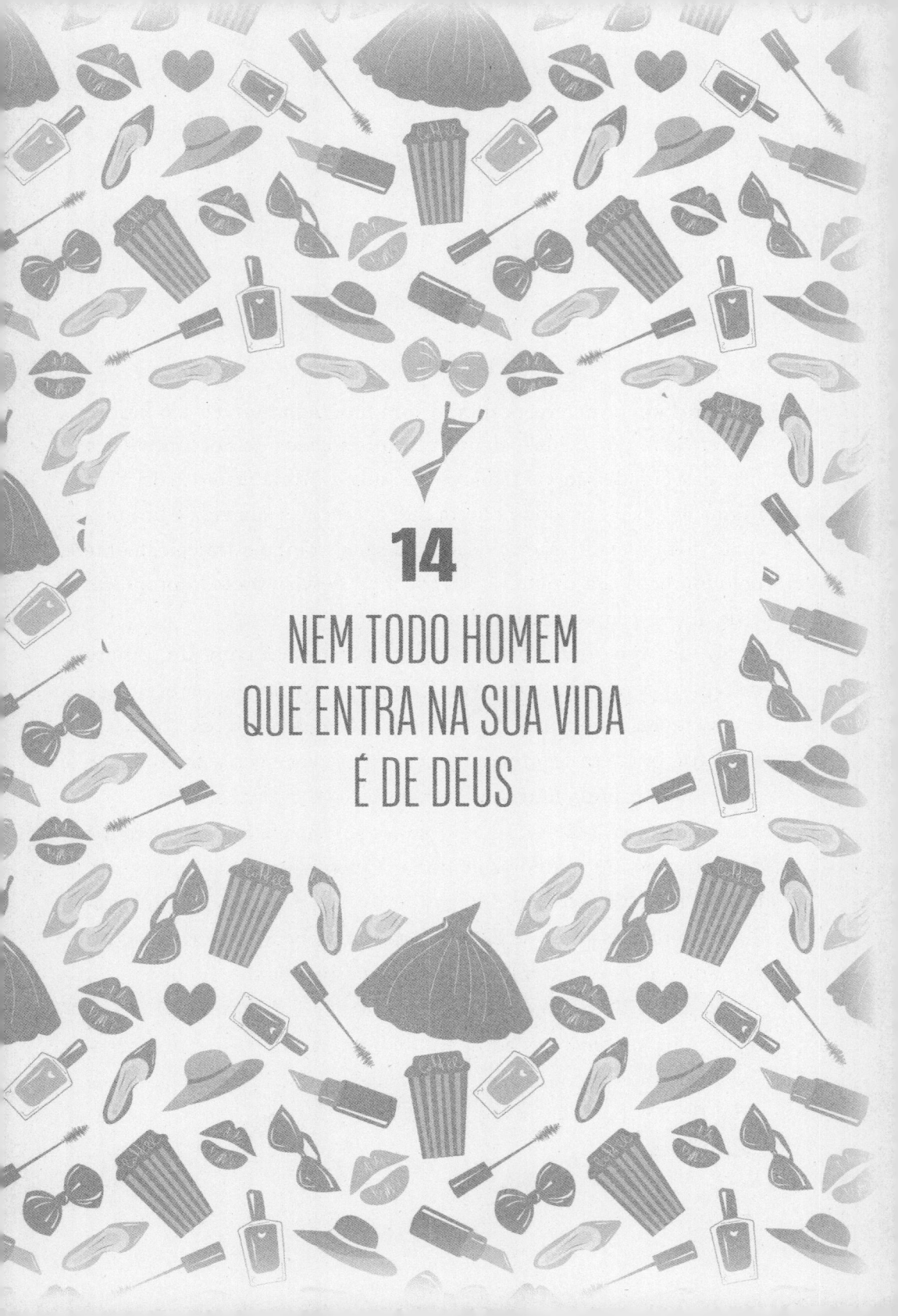

NEM TODO HOMEM QUE ENTRA NA SUA VIDA É DE DEUS

Nem todo príncipe encantado vem montado num cavalo branco enviado por Deus – alguns vêm disfarçados de boas intenções, mas na verdade são verdadeiros "cavalos de Troia" espirituais! Sim, minha amiga, nem todo homem que aparece na sua vida é um presente divino. Alguns são colocados no seu caminho estrategicamente pelo inimigo para bagunçar seus sonhos, desviar você do propósito e, de quebra, enfraquecer sua fé.

E sabe qual é o problema? Eles não chegam com um letreiro piscando "perigo" na testa. Pelo contrário! No início, parecem até encantadores, espirituais, bons moços... Mas, aos poucos, começam a mostrar que têm segundas intenções. E, se você não estiver atenta, pode acabar caindo numa cilada emocional e espiritual.

Mas calma! Não estou aqui para assustar você, e sim para lhe dar munição, ou melhor, sabedoria! Quero que esteja preparada, fortalecida e com os olhos bem abertos para não cair em armadilhas. O inimigo adora se disfarçar de coisas boas para afastá-la da vontade de Deus; porém, hoje, vamos desmascarar esse jogo!

Vou compartilhar com você sete sinais claros de que um homem pode ter sido enviado pelo diabo para atrapalhar sua jornada. E acredite: reconhecer esses sinais fará toda diferença na sua vida! Então, "bora" ficar esperta e se blindar espiritualmente? Vamos juntas!

"QUEM TEM PRESSA COME CRU"

Sabe aquele tipo de homem que chega com tudo, como se estivesse em uma corrida contra o tempo? Ele mal a conhece e já quer decidir seu futuro, marcar casamento, escolher o nome dos filhos e saber até a senha do seu celular! Se isso já aconteceu com você, ligue o alerta, porque esse é um dos primeiros sinais de que ele pode ter sido enviado pelo inimigo.

Relacionamentos saudáveis são construídos com confiança, respeito e paciência. Mas quando um homem aparece e quer acelerar tudo, cobrando de você uma resposta emocional ou espiritual que simplesmente não teve tempo de nascer... Cuidado! Isso não é amor, é manipulação disfarçada de afeto.

A obsessão doentia pode se manifestar de várias formas. Talvez ele a pressione a tomar decisões rápidas, sem dar espaço para que você se sinta realmente em paz com elas. Ou talvez ele queira saber detalhes demais da sua vida sem que exista um vínculo verdadeiro e sem respeitar sua privacidade. No lugar de uma conexão equilibrada e saudável, ele cria um ambiente sufocante de controle e desconforto.

Deus nos chama a amar com paciência e bondade. Como está escrito em 1 Coríntios 13,4-5: "A caridade é paciente, a caridade é bondosa; não é invejosa; a caridade não é arrogante, nem orgulhosa. Ela não faz o que é inconveniente, não busca o seu interesse, não se irrita, nem se julga ofendida".

Percebe como o amor verdadeiro não tem nada a ver com pressa, posse ou manipulação? Então, se um homem está tentando forçar um relacionamento antes do tempo certo ou tornando tudo excessivamente intenso de maneira desequilibrada, é hora de pausar e reavaliar.

Não se deixe levar pela pressão. Deus jamais deseja que você entre em um relacionamento que não seja saudável para sua vida espiritual. Se um homem está tentando tomar o controle ou manipular suas emoções de maneira obsessiva, esse é um sinal claro de que ele não vem de Deus. "Racha fora!"

"NEM TUDO QUE RELUZ É OURO"

Você já conheceu aquele tipo de homem que acha que amor se compra? Ele chega cheio de presentes, jantares caros, promessas grandiosas e até uma ostentação meio exagerada. No começo, pode até parecer encantador, mas será que é isso que realmente importa?

Não me entenda mal – é ótimo que um homem tenha estabilidade financeira e saiba administrar bem sua vida. Aliás, isso é um sinal de responsabilidade e maturidade. O problema não está em ele ter bens, mas sim no anseio de mostrar o que tem. Um homem que se preocupa mais em exibir do que em viver com equilíbrio pode estar tentando compensar algo ou, pior, vendendo uma imagem que não corresponde à realidade. Como dizia minha avó: "Nem tudo que reluz é ouro".

Um homem que tenta ganhar seu afeto com bens materiais, em vez de se preocupar com o seu coração e sua vida espiritual, quer chamar sua atenção e conquistar você por meios superficiais, como se amor verdadeiro fosse algo que se compra. Mas amor não tem etiqueta de preço. Ou seja, quando um relacionamento gira em torno de coisas materiais, pode ser um sinal claro de que as prioridades dele não estão alinhadas com as de Deus. Um homem verdadeiramente enviado por Deus não vai tentar impressioná-la com bens, mas sim com seu caráter, sua fé e seu compromisso com você e com o Senhor.

Isso não significa que ele não possa presenteá-la – claro que pode! Mas isso precisa acontecer de forma sábia, madura e equilibrada. Pequenos gestos de carinho valem muito mais do que presentes exagerados e sem propósito. Afinal, quando alguém se exibe demais, pode estar exibindo algo falso.

Além disso, o materialismo excessivo pode ser um indicativo de que ele está tentando preencher um vazio com coisas externas, quando, na verdade, só Deus pode preencher o coração humano. Se alguém entra na sua vida oferecendo bens materiais como moeda de troca para conquistar seu amor, pare e reflita: o que realmente está em jogo aqui?

Relacionamentos saudáveis são construídos sobre confiança, respeito e uma conexão espiritual sólida – e não sobre a conta bancária ou os presentes que alguém possa dar. Seu valor não está no que recebe de um homem, mas no amor incondicional de Deus por você.

Não se deixe enganar por aparências ou por promessas vazias.

"QUEM NÃO QUER COMPROMISSO, ARRANJA SEMPRE UMA DESCULPA"

Sabe aquele tipo de homem que foge da palavra "compromisso" como o diabo foge da cruz? Ou aquele que trata a própria família (e a sua!) com descaso e desrespeito? Pois bem, esse é um grande alerta de que ele pode não ter sido enviado por Deus.

Honrar pai e mãe não é só uma questão de educação – é caráter! Respeito pelos pais diz muito sobre quem uma pessoa realmente é. Aliás, esse é o único mandamento que vem acompanhado de bênção: "Honra teu pai e tua mãe, para que se prolonguem os teus dias sobre a terra que te é dada pelo Senhor teu Deus" (Ex 20,12). Ou seja, um homem que desrespeita os pais não carrega em si a bênção. Agora, isso não significa que ele precise ser um filho dependente e infantil, incapaz de tomar decisões sem a aprovação dos pais. A maturidade está no equilíbrio: nem um homem apegado de forma exagerada à família nem um que a despreze.

Se ele não respeita a própria família, como você espera que ele respeite um relacionamento? Se ele ignora os pais ou os trata com grosseria, como será quando as dificuldades surgirem entre vocês?

Compromisso e responsabilidade são fundamentais. Um homem verdadeiramente maduro sabe valorizar suas raízes sem ser controlado por elas. Ele honra sua história, respeita aqueles que vieram antes dele, mas também sabe construir a própria jornada com autonomia e discernimento.

E atenção: "Quem não quer compromisso, arranja sempre uma desculpa". Se ele sempre tem um motivo para fugir de responsabilidades, se evita falar sobre futuro ou se mostra total desprezo pelos valores familiares, cuidado! Um coração que não honra pai e mãe dificilmente conseguirá construir uma família estruturada no amor e na maturidade.

Relacionamentos saudáveis são baseados em equilíbrio, respeito e compromisso.

AFASTAMENTO DE DEUS

Se há algo em que você precisa prestar atenção em um relacionamento é no impacto que tem sobre sua fé. Qualquer relação que enfraqueça sua espiritualidade ou a leve a agir de forma contrária aos princípios divinos é um grande alerta.

O propósito de Deus para sua vida não inclui afastamento dele, pelo contrário! Deus deseja que você cresça espiritualmente, que se aproxime mais dele e que viva de acordo com os seus ensinamentos. Agora, se um homem entra na sua vida e, ao invés de fortalecer sua fé, começa a esfriá-la, fazendo com que você negligencie sua relação com Deus, isso não é um bom sinal!

Relacionamentos devem ser um canal de crescimento, e não um obstáculo. Quando estamos com alguém que também busca a Deus, nos sentimos incentivadas a fortalecer nossa espiritualidade. Mas, se esse homem faz você duvidar do poder de Deus, desacredita sua fé ou simplesmente a conduz por caminhos que não condizem com a vida cristã, é hora de parar e refletir!

Além disso, como abordamos nos capítulos anteriores, o alinhamento espiritual é um dos fundamentos de uma relação saudável. Ter a mesma visão de fé não é mero detalhe, mas um pilar essencial para construir um relacionamento sólido e duradouro. Afinal, como caminhar lado a lado com alguém que não compartilha da mesma direção espiritual?

Muitas vezes, o afastamento de Deus não acontece de forma brusca, mas sutilmente. Você começa abrindo mão de pequenas práticas espirituais, deixando de lado os momentos de oração, negligenciando os valores que antes eram inegociáveis. De repente, sua vida espiritual está fraca e você não sabe como chegou a esse ponto.

Por isso, esteja atenta! Relacionamentos que vêm de Deus nos ajudam a crescer espiritualmente, nos fortalecem e nos aproximam ainda mais dele. Se você sente que sua fé está se enfraquecendo por causa da relação, afaste-se com coragem. Deus tem algo muito melhor para você; algo que não só preservará sua fé, mas que também a fará crescer ainda mais!

ONDE ESTÃO OS FRUTOS?

Ah, os velhos pecados... Aquele tipo de tentação que sabe exatamente como nos pegar, não é? Às vezes, o inimigo não aparece de cara feia ou com uma capa preta, mas se disfarça de oportunidade, tentando nos fazer revisitar comportamentos que já superamos com a ajuda de Deus. Pode até parecer inofensivo, mas, se um homem entra na sua vida e começa a incentivá-la a reviver aqueles hábitos antigos, você tem um sinal bem claro de que ele não é para você.

Relacionamentos saudáveis e abençoados por Deus não fazem a gente dar passos para trás. Pelo contrário, eles devem nos ajudar a avançar na nossa jornada de santificação. Como está escrito em Tiago 1,14-15: "Mas cada qual é tentado pela sua própria concupiscência, que alicia e seduz. A concupiscência concebe e gera o pecado, este, uma vez consumado, gera a morte". Ou seja, quando caímos na tentação de voltar aos velhos pecados, estamos basicamente permitindo que o inimigo nos engane e nos afaste da verdadeira liberdade em Cristo. Agora, em um relacionamento que vem de Deus, ao invés de sermos puxadas para o pecado, somos levantadas, fortalecidas e nos sentimos mais decididas a continuar o caminho da santidade. Aí está a verdadeira diferença!

Se você perceber que alguém está tentando induzi-la a cair, seja com velhas tentações, seja comportamentos destrutivos, pare, respire e reflita. Esse tipo de influência não vem de Deus! Ele tem planos para você que envolvem crescimento, cura e transformação. Relacionamentos que nos atraem para o pecado ou nos fazem regredir espiritualmente nunca são bênçãos de Deus. Eles nos impedem de viver a plenitude do plano divino para nossas vidas.

E aqui vai um lembrete superimportante: não deixe que ninguém a faça regredir na sua caminhada espiritual. Se alguém a está fazendo cair, afaste-se com coragem, porque o amor que Deus tem para você é libertador. Não é uma armadilha para o pecado. Relacionamentos que honram a Deus sempre vão nos ajudar a nos afastar das tentações e a viver uma vida mais pura, mais alinhada com os propósitos divinos.

Lembre-se: a verdadeira liberdade está em Cristo. Ele jamais vai querer que você volte a ser prisioneira de hábitos que já foram superados com a graça dele. Não há volta para os velhos erros quando ele lhe dá uma nova chance a cada dia!

Agora que você já sabe reconhecer uma falsificação antes da bênção, quero lembrá-la de algo muito importante: Deus não brinca de pique-esconde com a gente. Quando ele tem um propósito, questão de nos mostrar o caminho certo. Mas... você sabe quem gosta de disfarces, não é? Pois é. O inimigo adora maquiar ciladas para que pareçam promessas divinas.

Então, minha amiga, desconfie do "príncipe encantado" que aparece do nada, com um discurso perfeito, mas que aos poucos vai a afastando você da sua fé, da sua paz e do seu propósito. Deus não é Deus de confusão. Relacionamentos que vêm dele trazem paz ao coração, não um furacão de dúvidas e inseguranças.

Se em algum momento você sentir que está insistindo em algo que não a leva para mais perto de Deus, faça como São João Bosco aconselhava: "Fuja das ocasiões de pecado como se foge de uma serpente venenosa". Ou seja, não fique brincando de "talvez seja de Deus". Se não há paz, se não há frutos espirituais, se há mais questionamentos do que certezas... então não perca mais tempo!

E lembre-se: quando Deus escreve a história, ele não improvisa. Ele já tem um final feliz preparado para você. Então, confie no tempo dele, peça discernimento e não aceite menos do que aquilo que Deus sonhou para a sua vida.

15

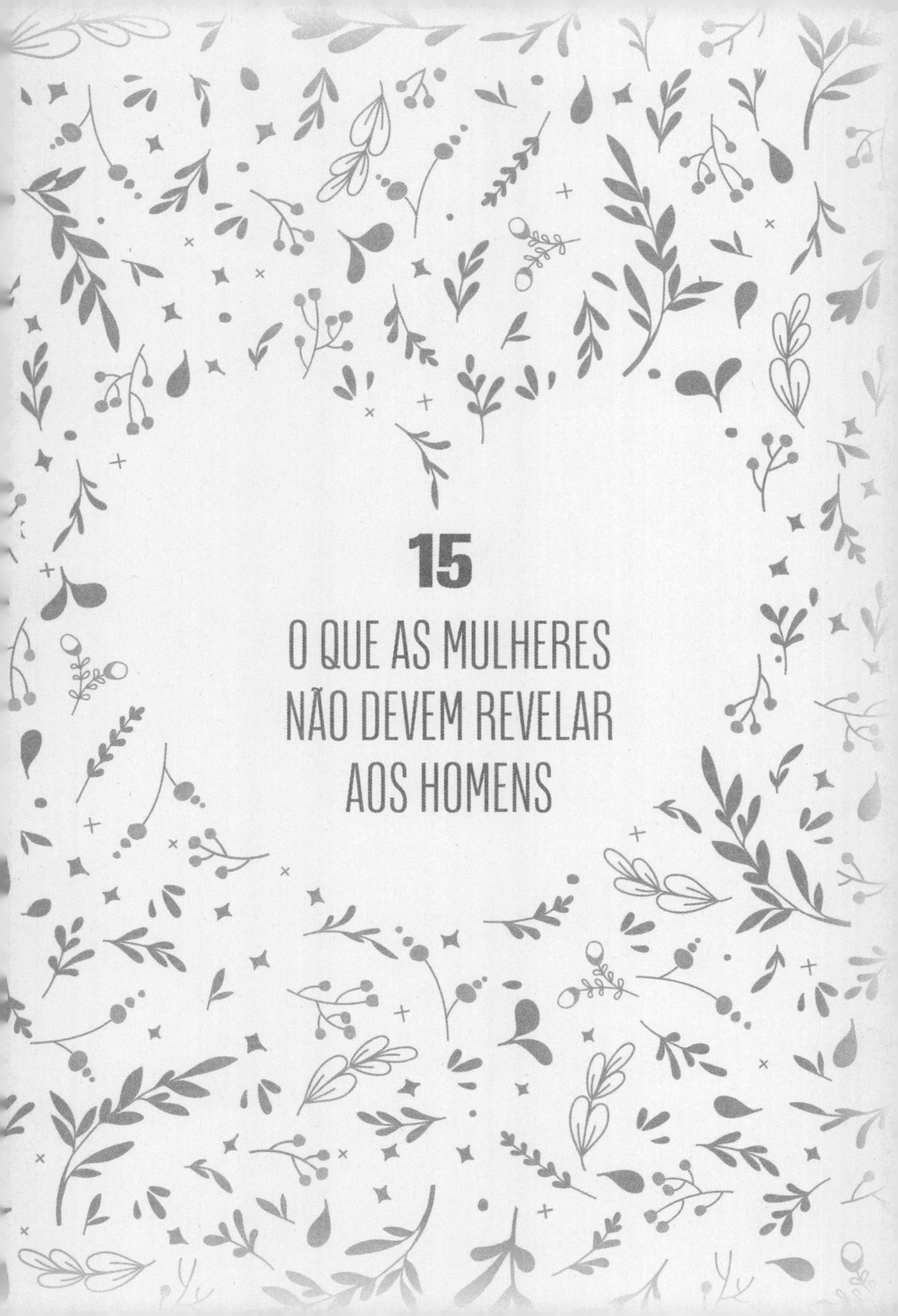

O QUE AS MULHERES NÃO DEVEM REVELAR AOS HOMENS

Minha amiga, uma verdade que precisa ser dita: nem todo homem merece saber dos seus segredos! Algumas coisas pertencem a você e a Deus, e sair compartilhando tudo como se fosse um *reality show* pode ser um grande erro.

Lembra-se da história da falsificação antes da bênção, do capítulo anterior? Pois é, há muito "lobo em pele de ovelha" por aí, e, se você expõe sua vida para a pessoa errada, pode acabar se tornando um livro aberto para alguém que nem deveria ter acesso à contracapa!

A real é que nem todo homem que parece enviado por Deus está pronto para um compromisso de verdade. Alguns só querem ouvir seus sonhos, seus medos e suas vulnerabilidades para depois usá-los a favor deles, e não a favor de você.

E é exatamente por isso que vamos falar agora sobre os segredos que você *não* deve sair contando por aí. Porque guardar certas coisas não é ser misteriosa – é ser sábia. Afinal, sua vida não é um *post* público, e seu coração não deve estar disponível na aba "sobre mim" para qualquer um ler!

MULHER

Você é a guardiã do seu próprio ser, e essa proteção começa com a capacidade de estabelecer limites claros e firmes. Desde cedo, aprendemos a ser generosas, a nos entregar sem reservas e a confiar sem hesitar. E, sim, há momentos para tudo isso. Mas também é essencial compreender que nem todo espaço da sua vida deve ser compartilhado.

Limites não são barreiras de isolamento, mas escudos que protegem seu coração, sua mente e sua alma. Quando você se expõe demais, pode abrir portas para julgamentos, críticas e até manipulações. Um limite bem estabelecido pode ser invisível, mas é sólido como uma fortaleza. Ele representa sua consciência do próprio valor e sua decisão firme de não permitir invasões indevidas.

Definir limites é um ato de autocuidado, respeito e amor-próprio. Não significa rejeitar os outros, mas se colocar em primeiro lugar para preservar sua energia e sua essência. Respeitar a si mesma começa pela sabedoria de saber quando falar e quando se calar. Muitas vezes, o silêncio é a comunicação mais poderosa. Ele pode ser a resposta certa, a escolha de preservar o que há de mais sagrado dentro de você. Não tenha medo de silenciar quando necessário – o silêncio não é fraqueza, mas força. Ele transmite autocontrole, sabedoria e discernimento.

Estabelecer limites também exige coragem para dizer "não" quando preciso. Muitas mulheres temem desapontar os outros, mas essa ansiedade pode se tornar uma prisão. Aprender a dizer não com firmeza e respeito é um dos maiores atos de amor-próprio que você pode praticar. Ao fazer isso, cria um espaço seguro para crescer, se fortalecer e viver sua missão com liberdade.

Você não precisa de aprovação para viver conforme seus princípios. Quando seus limites são bem definidos, não apenas protege sua essência, mas também se torna mais autêntica e fiel a quem realmente é. A cada passo dado, reafirme seu valor e sua independência em um mundo que constantemente tenta invadir sua paz.

Lembre-se: você tem o direito de se proteger, de escolher com quem se relaciona, o que compartilha e como investe sua energia.

Limites não são um sinal de fragilidade, mas de força. Eles pertencem a mulheres que sabem quem são e respeitam a si mesmas.

Suas emoções são poderosas, e sua vulnerabilidade faz parte da sua humanidade. Mas nem todos merecem acesso a essas profundezas. Em um mundo que muitas vezes valoriza a fragilidade, é essencial que você aprenda a se proteger emocionalmente. Sentir não é fraqueza, é coragem. Mas a verdadeira sabedoria está em saber a quem confiar sua vulnerabilidade.

Sabe aquela vontade de despejar tudo no colo de um homem na esperança de que ele a entenda, a acolha e resolva sua vida? Pois é, segure essa emoção! A gente cresce ouvindo que precisa ser forte o tempo todo, esconder as fraquezas e colocar todo mundo em primeiro lugar. Mas, amiga, deixa eu lhe contar um segredo: ignorar sua vulnerabilidade não a faz forte – só a faz negar uma parte essencial de quem você é.

Ser vulnerável não é um defeito, é uma ponte. É através das emoções que nos conectamos com a nossa verdade, com o nosso coração – e, principalmente, é por meio delas que Deus fala conosco. Só que aqui vai um alerta poderoso: nem todo mundo merece acesso ao que há de mais profundo em você. Nem todo homem vai entender a sua dor, nem toda pessoa vai enxergar sua vulnerabilidade como um sinal de humanidade. Para alguns, isso pode ser visto como fraqueza – e pior, pode ser explorado.

Por isso, exercite a arte do mistério e do discernimento. Antes de sair contando tudo sobre seus medos, traumas e inseguranças, pergunte-se: essa pessoa tem maturidade para me ouvir? Ela tem o desejo genuíno de me acolher ou só quer informações que pode usar contra mim depois? Algumas batalhas são só suas, destinadas a fortalecer sua alma e refinar seu caráter.

E, olha, não há nada de errado em processar suas emoções em silêncio. Na verdade, isso é uma baita ação de autocuidado! Quando você dá tempo para suas emoções se organizarem, você se fortalece. Aprende mais sobre si mesma, suas necessidades e, o mais importante, como lidar com seus sentimentos, sem deixar que eles tomem as rédeas da sua vida.

Então, quando decidir compartilhar, faça isso com sabedoria. Escolha pessoas que a ouçam sem julgamentos, que a apoiem sem querer ser "heroínas salvadoras". Não há vergonha em se abrir, mas há poder em saber em quem se pode confiar. As conexões verdadeiras, aquelas que realmente importam, não vão diminuí-la nem manipulá-la – vão impulsioná-la e ajudá-la a crescer.

E se há uma coisa de que você precisa lembrar é esta: nem tudo deve ser compartilhado. Algumas lutas são privadas, momentos entre você e Deus, em que a cura e a transformação acontecem nos bastidores. O mundo só vê os resultados, mas a verdadeira evolução acontece no seu coração – naquelas noites silenciosas de introspecção, nas orações sinceras, nos momentos em que você olha para dentro e entende que sua força nunca esteve em ser uma mulher que fala tudo, mas sim em ser uma mulher que sabe exatamente o que vale a pena ser compartilhado e com quem.

Então, da próxima vez que sentir aquela vontade de abrir o coração logo de cara, respire fundo e se pergunte: essa pessoa merece esse privilégio? Se a resposta for "não sei", o silêncio pode ser sua melhor resposta.

NÃO FIQUE DANDO LIÇÕES ANTES DA HORA (NÃO SEJA A "SABE-TUDO")

Existe coisa mais chata do que aquela pessoa que mal viveu uma experiência e já sai distribuindo lições como se fosse guru do universo? Pois é, não seja essa pessoa! Nem tudo precisa ser compartilhado na velocidade da luz. Algumas lições são como vinho: precisam de tempo para amadurecer antes de serem servidas.

A verdade é que há uma sabedoria gigante em guardar certas vitórias e aprendizados só para você, até que tenha clareza sobre o real significado deles. Quando você reflete com maturidade, suas histórias deixam de ser apenas relatos e se tornam mensagens que realmente fazem a diferença – inspiram, ensinam e guiam os outros. Mas isso só acontece quando elas são compartilhadas no momento certo, e não no calor do momento.

Vivemos em uma sociedade que romantiza a transparência absoluta, que nos pressiona a expor nossas lutas e vulnerabilidades quase como se fosse um requisito para validação. Mas a real força está em saber que nem tudo precisa ser colocado para o mundo ver. Algumas lições são sagradas, fazem parte do seu processo mais íntimo com Deus, são momentos em que ele está trabalhando dentro de você, moldando seu espírito para o próximo capítulo da sua história.

E sabe o que acontece quando você compartilha algo antes da hora? Pode acabar expondo sua vulnerabilidade antes de estar emocionalmente preparada para lidar com as consequências. Algumas pessoas vão entender e apoiá-la, mas outras podem julgar, minimizar ou até distorcer a sua experiência. Isso pode fazer você duvidar daquilo que estava construindo dentro de si.

Com o tempo e o amadurecimento espiritual, você aprende a compartilhar com propósito. Não porque precisa da aprovação alheia, mas porque realmente quer inspirar e edificar outras pessoas. E isso faz toda diferença! Então, respire. Não precisa ter pressa. Cresça no seu ritmo, no tempo de Deus. Quando for a hora certa, sua história será contada com raízes profundas, cheia de sabedoria e capaz de transformar vidas.

NÃO REVELE SUA VIDA FINANCEIRA
(VÁ COM CALMA!)

Vamos combinar uma coisa? Dinheiro não é assunto para qualquer um! A sua vida financeira diz muito sobre sua independência, seu estilo de vida e até sua autoestima. E se há algo que você precisa proteger, é isso!

Ser financeiramente independente não significa só pagar boletos sem chorar (embora isso seja um baita alívio!). É muito mais do que isso: é ter autonomia para tomar decisões alinhadas com o seu propósito, sem precisar pedir permissão ou temer que alguém use sua situação financeira contra você. O controle sobre suas finanças é, no fundo, o controle sobre sua própria vida.

Quando você sabe exatamente o que ganha, o que gasta e no que investe, coloca-se em uma posição de poder – e esse poder ninguém lhe tira. A verdade é que a independência financeira não é apenas uma questão de dinheiro, mas de liberdade. Liberdade para escolher onde morar, o que vestir, com quem se relacionar e, principalmente, como viver.

E aqui entra um ponto essencial: depender financeiramente de alguém pode criar uma dinâmica complicada nos relacionamentos. Quando você não precisa de ninguém para pagar suas contas, suas relações se tornam mais equilibradas, baseadas no respeito e não na dependência. Você se relaciona por escolha, não por necessidade. E isso muda tudo!

Então, aprenda a administrar seus recursos com sabedoria. Independência financeira começa com pequenas escolhas diárias: gastar com consciência, poupar sem paranoia e investir no seu futuro. Porque dinheiro não é só sobre acumular riqueza – é sobre garantir que você possa tomar as decisões que quiser, sem ficar refém de circunstâncias ou de pessoas.

E sabe o que mais? O dinheiro, quando usado com sabedoria, se torna um grande aliado na busca pelo seu propósito. Ele lhe dá liberdade para estudar, viajar, cuidar da sua saúde e investir nos seus sonhos. Então, não subestime o poder da sua independência financeira. Ela não só abre portas no mundo material, mas também fortalece a mulher incrível que você é: capaz, autossuficiente e digna.

No entanto, quando se trata de relacionamentos, é importante ter discernimento. Sua vida financeira não é um assunto para ser compartilhado logo de cara. Durante a fase de conhecimento, esse tema exige maturidade, tempo e confiança. Somente dentro de um relacionamento sólido, com um propósito claro rumo ao casamento, é que faz sentido abrir esse espaço e assumir, junto ao seu futuro esposo, a gestão financeira da casa. Até lá, cuide do que é seu com responsabilidade e sabedoria. Afinal, sua independência é um patrimônio valioso – e deve ser protegida até que haja alicerces firmes para uma construção em conjunto.

O PASSADO PASSOU...

Agora, mudando um pouco de assunto, vamos falar sobre algo tão importante quanto dinheiro: o seu passado.

Pare de falar de passado, porque quem gosta de passado é museu...

O passado tem um poder enorme sobre quem você é hoje, mas, amiga, ele não precisa ser um peso a puxando para trás. Pense nele como um professor, não como um carcereiro. Ele traz lições valiosas, mas não deve definir o seu futuro.

Muitas vezes, sem perceber, carregamos feridas não resolvidas e projetamos nossas dores nos relacionamentos atuais. E sabe o que acontece? Acabamos tentando corrigir no presente o que não foi curado no passado. Só que isso não funciona. Relacionamentos saudáveis não são lugares para reviver traumas – são espaços para construir novas histórias.

Se libertar do peso do passado exige coragem, vulnerabilidade e muito discernimento. Não significa apagar o que aconteceu, mas sim ressignificar a dor. Você tem o direito de seguir em frente, de reescrever sua história com base nas lições que aprendeu, e não nos traumas que sofreu.

E, para isso, é essencial proteger o que há de mais precioso dentro de você: sua paz interior. Os relacionamentos que você constrói daqui para a frente devem ser baseados em confiança e respeito, e não em tentativas de consertar o que ficou para trás.

Então, se há algo que você deve guardar com carinho, além da sua vida financeira, é o seu coração. Cure, aprenda, cresça. O passado faz parte de você, mas ele não é o seu dono. Quem escreve o seu futuro é você – e Deus, que já tem planos incríveis preparados para sua vida.

NÃO COMPARE. *É MUITO CHATO!*

Evite comparar as novas pessoas com aquelas que passaram pela sua vida. Cada relação é única e merece ser vivida com novos olhos, livres das sombras de experiências antigas. O que aconteceu antes foi uma lição para o seu crescimento, mas o que está à frente é uma oportunidade para construir algo mais saudável, mais profundo e mais verdadeiro.

Quando você se permite viver no presente, sem o peso do que já passou, abre espaço para vínculos mais fortes, autênticos e cheios de vida. Não deixe que o medo de ser ferida novamente ou as cicatrizes do passado governem suas decisões. O amor e a amizade verdadeiros começam com o perdão – tanto para os outros quanto para si mesma.

Você merece relacionamentos que acrescentem, que a façam crescer e florescer – não que a prendam em ciclos de dor e comparação. Liberte-se do passado e crie um futuro baseado na mulher que você é agora, não no que já viveu. O presente e o futuro que Deus lhe preparou estão cheios de potencial, e você está pronta para vivê-los plenamente.

NEM TUDO PRECISA SER EXPOSTO

Nem todas as batalhas precisam ser compartilhadas, e nem todas as lutas precisam de validação pública. Existe um grande poder no silêncio e sabedoria na escolha de quando, como e com quem dividir suas dores.

Muitas vezes, somos tentadas a buscar aprovação ou consolo nas palavras dos outros, mas a verdadeira cura acontece dentro de nós. É no processo silencioso da reflexão e da entrega a Deus que encontramos força e clareza. O que você compartilha – e com quem – pode fortalecer ou enfraquecer a sua jornada.

Ao abrir seu coração, lembre-se: nem todo mundo tem a capacidade de compreender sua história, e nem todos estão preparados para oferecer o apoio de que você precisa. Por isso, cultive discernimento. Algumas batalhas são tão pessoais e profundas que só você e Deus podem entender o que realmente está em jogo. E está tudo bem.

Essas lutas são suas, e o processo de superá-las em silêncio pode ser mais fortalecedor do que imagina. Não subestime a força que cresce dentro de você, quando enfrenta desafios sem precisar de uma audiência. A cura é um processo íntimo, e, muitas vezes, exige espaço para florescer sem interferências externas.

Então, ao compartilhar, escolha bem. Porque a verdade é que nem todo mundo merece acesso à sua vulnerabilidade – mas aqueles que realmente importam vão saber cuidar dela com amor e respeito.

NÃO FAÇA FOFOCA

O homem não se interessa por histórias; ele se interessa por soluções. Ele não é seu amigo confidente nem seu terapeuta. Ele deve ser seu parceiro, sua proteção e provisão. Fofocas não levam a nada produtivo, então, para ele, não fazem sentido – e isso pode até afastá-lo.

Se precisar desabafar, faça isso com suas amigas ou com sua terapeuta. O homem é movido por resultado: ele quer ajudar, sentir-se parte, conquistar algo. Ele quer "matar o dragão e trazer a cabeça como troféu". E a mulher, como auxiliadora, deve saber como canalizar essa energia ao invés de sufocá-la.

Isso não significa anular-se, mas sim ser sábia e estratégica. O homem não precisa ter razão – ele só precisa achar que tem. Saber conduzir essa dinâmica sem disputas de espaço é sinal de inteligência emocional. Relacionamentos saudáveis são feitos de parceria e harmonia, não de competição.

Quando pedir a opinião dele, esteja disposta a ouvi-la de verdade, sem precisar acatar cegamente, mas também sem rejeitá-la automaticamente. Ter opinião própria é essencial, mas maturidade também é saber se submeter sem ser manipulada. Sempre que ele lhe der um conselho, agradeça, reflita e então tome a própria decisão.

Fofoca é conversa sem fundamento. Não desgaste o diálogo falando sobre os outros – invista suas palavras em algo que fortaleça a relação.

NÃO PROCURE CONSELHOS RÁPIDOS NEM SOLUÇÕES FÁCEIS

Nem tudo na vida tem um atalho. Muitas vezes, o simples ato de ser ouvida com atenção já traz alívio, mas é essencial buscar aqueles que compreendam o valor do silêncio e da escuta profunda.

Há sabedoria em compartilhar apenas o que realmente agrega ao seu crescimento. Nem tudo precisa ser falado. As palavras têm poder, mas o silêncio também tem sua força. Às vezes, o melhor caminho para curar e amadurecer é dar tempo a si mesma para processar o que está acontecendo internamente.

O que você compartilha deve vir de um lugar de reflexão, não de um impulso momentâneo. Quando fala com sabedoria, você fortalece sua dignidade e preserva sua paz interior. Lembre-se: o que você divide com os outros não define quem você é. Sua verdadeira força vem da sua essência, e tudo o que você escolhe revelar deve refletir amor-próprio, discernimento e consciência do seu valor.

Quando você compartilha com sabedoria, não apenas se protege, mas também honra aqueles que têm o privilégio de ouvir sua história.

Ao longo desta jornada, vimos que proteger sua identidade, estabelecer limites saudáveis, compartilhar emoções com sabedoria, crescer silenciosamente, buscar independência financeira e superar o passado são pilares para viver de forma autêntica e fortalecida. Cada um desses aspectos é uma pedra fundamental que constrói a mulher que Deus a criou para ser: confiante, plena e conectada ao seu propósito divino.

Saiba que você tem força para avançar, independentemente dos desafios. Suas experiências – tanto as alegrias quanto as dores – são lições preciosas que moldam quem você é. E isso é algo digno de celebração.

Você não precisa buscar validação em ninguém. Sua identidade está segura em Deus. Ele a criou com um propósito claro, e esse propósito deve guiar suas escolhas. Sua verdadeira força vem de viver de acordo com ele, de saber o que é valioso para você e de nunca abrir mão do que é sagrado.

À medida que segue em frente, lembre-se: você não está sozinha. Deus está ao seu lado, guiando seus passos, fortalecendo sua confiança e iluminando seu caminho. Você já tem tudo o que precisa para criar a vida que deseja – uma vida de paz, equilíbrio e propósito.

Então, viva com coragem. Proteja sua essência. Estabeleça limites. Cresça no silêncio. O mundo precisa da mulher que você é, e o melhor ainda está por vir.

Acredite no seu valor, confie no seu processo e saiba que você é capaz de conquistar tudo o que foi destinada a alcançar.

Você é forte.

Você é única.

Você é digna de uma vida plena e abençoada.

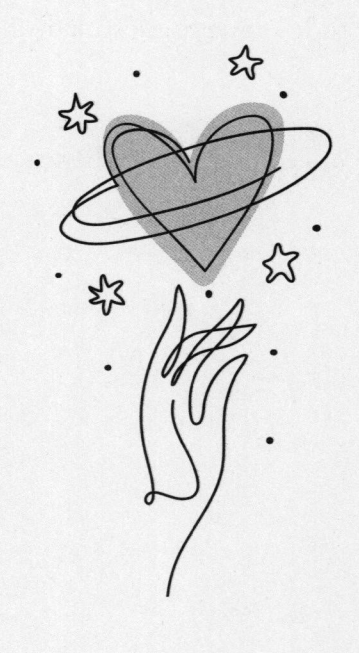

16
CUIDADO COM OS NARCISISTAS

Ai, ai, amiga! Falamos até agora de tantas coisas deliciosas, não é? Sou apaixonada por autoconhecimento e por falar sobre como nos relacionarmos de maneira saudável e verdadeira. Mas, agora, vamos dar uma virada na conversa. E, se você já está pensando que este capítulo vai ser todo cheio de flores e corações, sinto lhe avisar que o assunto aqui é um pouco mais pesado. Relutei para falar sobre isso porque sei o quanto é difícil e dolorido, mas, acredite, você precisa saber disso.

A minha missão aqui é prepará-la para ser uma mulher extraordinária, atraente, cheia de valor e luz. E, para isso, não posso deixá-la na ignorância sobre os lobos que, infelizmente, estão por aí. E, sim, eu sei, eles não são os lobos das histórias de terror. São muito mais astutos, bem mais maquiados e, pior, agem de forma consciente. Estou falando dos narcisistas. Aqueles monstros disfarçados de cordeiro.

Mas calma! Respire fundo e fique tranquila. Não precisa sair correndo para se esconder. O que você vai aprender aqui vai ser uma verdadeira armadura contra essas criaturas. Primeiro, você precisa entender que o narcisista ama uma mulher fragilizada, traumatizada, cheia de vulnerabilidades e com a autoestima lá embaixo. Só que, adivinha, você não é mais essa mulher! Você já chegou até aqui e aprendeu a ser forte, segura, inteira e com um valor imenso! Olhe só, você é uma mulher maravilhosa, e ninguém vai fazê-la acreditar no contrário. Então, prepare-se, porque este capítulo é para *rasgar o véu* da ilusão.

Agora, amiga, leia este capítulo com o coração aberto. Sinta a força destas palavras e abra os ouvidos para que sua boca possa falar com o posicionamento de uma mulher de Deus e de *alto valor*. Vamos nessa!

Agora, não sei se você já ouviu falar dos narcisistas, ou se conhece alguma amiga que já foi vítima de algum deles, ou até se você mesma já passou por isso... Se for o caso, me abrace, porque você não está sozinha. Mas não importa qual seja o seu nível de experiência com esses lobos, vou lhe trazer dados e informações científicas para que entenda o que realmente está acontecendo. Segure firme!

O QUE É UM HOMEM NARCISISTA?

Antes de tudo, vamos começar pelo básico: o que é, afinal, um narcisista? Quando falamos de narcisismo, não estamos falando de alguém que se cuida demais ou adora tirar *selfies* (embora esse comportamento também possa ser uma bandeira vermelha). O narcisismo é um transtorno de personalidade caracterizado por um senso exagerado de grandiosidade, uma necessidade constante de admiração e falta de empatia pelos outros. Ele é o tipo de pessoa que, no fundo, só enxerga a si mesma como o centro do universo e faz de tudo para alimentar esse ego inflado.

Agora, vamos a um fato curioso: o nome "narcisista" vem da mitologia grega e é inspirado em Narciso, um jovem que se apaixonou perdidamente pela própria imagem refletida na água. Ele se perdeu tanto nesse amor-próprio que acabou se afogando. Sim, é uma história bem trágica, mas serve para ilustrar a mentalidade do narcisista – eles se apaixonam apenas por si mesmos e projetam essa obsessão em outros.

POR QUE TER MEDO DESSES LOBOS DISFARÇADOS?

Eu sei, a palavra "medo" não soa muito legal, não é? Mas, calma, o medo aqui é no sentido de alerta. Não é para você sair correndo e se esconder, mas para ficar atenta às características desses lobos travestidos de cordeiro. Eles podem parecer inofensivos, até encantadores, e geralmente vão seduzi-la com o charme, com o encanto e com a promessa de ser tudo o que você sempre sonhou. E, sim, eles sabem ser persuasivos, carismáticos e podem até parecer muito gentis no início. O problema é que, à medida que o relacionamento vai avançando, o jogo deles fica cada vez mais claro. E acredite: eles adoram mulheres frágeis porque elas são mais fáceis de manipular e controlar.

Porém, como já mencionei antes, você não é mais essa mulher. Você se conhece, sabe o seu valor e não vai cair nesse tipo de armadilha. Mas é importante que saiba o que está em jogo aqui, e que a armadilha do narcisista é muito mais perigosa do que parece.

DADOS E CONSEQUÊNCIAS PSICOLÓGICAS DAS VÍTIMAS DE NARCISISMO

Sabia que estudos mostram que as mulheres vítimas de relacionamentos com narcisistas frequentemente desenvolvem transtornos de ansiedade, depressão e síndrome do estresse pós-traumático (TEPT)? Pois é, meu bem. Quando você é manipulada, desvalorizada e emocionalmente abusada por um narcisista, é como se sua saúde mental fosse um campo de batalha constante. E o pior é que esses efeitos podem durar muito tempo, mesmo depois de a relação ter terminado.

Uma pesquisa publicada no *Journal of Personality Disorders* revela que cerca de 30% das vítimas de abuso narcisista (principalmente mulheres) podem apresentar sintomas de TEPT, o que pode afetar diretamente sua autoestima e autoconfiança. Além disso, muitas vezes, a pessoa afetada não percebe o quão tóxica a relação se tornou até estar profundamente envolvida emocionalmente, o que torna a recuperação ainda mais desafiadora.

Esses indivíduos têm uma habilidade impressionante de distorcer a realidade e manipular as pessoas à sua volta. Isso pode deixar você se perguntando o tempo inteiro se é a culpada, se o problema está em você e se sua percepção das coisas está errada. Eles vão fazê-la acreditar que é a única que está errada. Isso é o que chamamos de *gaslighting*, uma técnica que confunde, distorce a verdade e desestabiliza emocionalmente a vítima. Isso leva a um desgaste psicológico profundo e pode resultar em sérias consequências a longo prazo.

NÃO SE ASSUSTE, PROTEJA-SE!

Mas, calma, respire... O importante aqui é que, sim, é possível se proteger! Este capítulo foi feito para abrir os seus olhos e lhe dar as ferramentas para não cair mais nessa. Você vai aprender a identificar os sinais, a se blindar emocionalmente e a se tornar cada vez mais forte e segura de si. Lembre-se: você é poderosa, e os narcisistas não têm poder nenhum sobre alguém que conheça o próprio valor.

Então, amiga, se fortaleça! Mantenha seu coração firme, proteja sua paz e, acima de tudo, seja sábia. Com o autoconhecimento, você vai conseguir evitar cair em armadilhas e vai ser imune a essa manipulação. Agora, vamos juntas, porque o futuro que Deus preparou para você é ainda mais incrível do que qualquer história de conto de fadas.

Vamos lá!

Relações abusivas são um tema difícil, não é? Elas são complicadas de ser vividas, e só quem já passou por uma situação assim sabe o quanto é doloroso. Mas, agora, imagine só o cenário: você está em um relacionamento e, além de todas as dificuldades que já enfrenta, essa pessoa com quem está envolvida sofre de transtorno de personalidade narcisista. Aí, minha amiga, a coisa fica ainda mais complicada, não é mesmo?

Vou trazer um pouco mais de clareza sobre esse transtorno e como age nas relações. O narcisista é aquele tipo de pessoa que tem um senso de superioridade tremendo. Sabe aquele amigo (ou talvez alguém mais próximo) que sempre acha que está certo? Que, por mais que você mostre fatos, argumentos, ele vai continuar com aquela ideia fixa de que tem razão? Pois é, essa é uma das características de um narcisista. Eles se acham superiores a todos ao redor. São egoístas, se veem como mais bonitos, mais inteligentes, mais importantes. Na verdade, eles se veem como uma dádiva dos céus, um presente dos deuses na sua vida.

Parece quase uma piada, mas é exatamente isso que pensam. E mais: são mestres na manipulação. O tempo todo estão buscando o reconhecimento dessa superioridade. Querem aplausos, elogios, adulação constante. E, quando não recebem, começam a se frustrar, porque não conseguem viver sem ser admirados. Eles precisam dessa validação para manter o ego inchado.

Mas aqui vai o paradoxo do narcisista: enquanto ele se acha o máximo, a verdade é que tem uma autoestima lá embaixo. Isso mesmo! Ele é extremamente inseguro, mas não deixa transparecer. Pelo contrário, faz questão de mostrar ao mundo uma imagem de confiança e superioridade. Isso é o que ele projeta, mas o que realmente sente é uma insegurança imensa, que tenta esconder a todo custo. Para lidar com essa insegurança, ele controla tudo ao seu redor.

Controla as pessoas, as situações, tudo, porque isso lhe dá uma falsa sensação de poder e segurança.

O mais difícil de tudo isso é que eles não têm empatia. Sabe quando você está passando por um momento difícil e precisa de alguém para ouvi-la, apoiá-la? Um narcisista não consegue se importar com o seu sofrimento. Não importa o quanto você sofra, o quanto você esteja se sentindo destruída emocionalmente – ele simplesmente não sente a dor do outro. Ele não sente remorso quando machuca, e, o pior, ele vai continuar fazendo isso, porque, para ele, a dor que causa é apenas um meio para atingir seu objetivo: sentir-se superior.

Esses indivíduos são tão focados em sua necessidade de controle e superioridade que, às vezes, chegam a diminuir o outro de forma cruel. Eles fazem isso de maneira tão sutil que você pode nem perceber a princípio. Sempre que você tenta se impor, ou colocar sua opinião, ele vai dar um jeito de fazer você sentir que está errada, que não tem razão. E, o pior, vai usar suas fraquezas contra você. Tudo o que você revelar sobre suas inseguranças, seus medos, suas feridas, ele vai usar tudo isso contra você em algum momento, sem piedade.

Mas o que torna tudo ainda mais complexo é que, para um narcisista, ele nunca vai se sentir culpado. Isso mesmo, ele não vai procurar ajuda, porque acha que não tem nada de errado com ele. O problema é sempre com os outros, nunca com ele. Quando a gente sente que algo está errado, que precisamos de ajuda, procuramos um terapeuta, buscamos mudanças, porque sabemos que algo não está certo. Agora, o narcisista jamais vai fazer isso. Ele está completamente convencido de que ele é superior e que o mundo é que está errado.

Então, vamos refletir um pouco: se você está vivendo um relacionamento assim, é importante questionar se isso realmente está lhe fazendo bem. Porque o que geralmente acontece em um relacionamento com uma pessoa narcisista é que você vai, aos poucos, perdendo sua identidade, suas vontades, sua liberdade. Você vai começar a abrir mão de tudo: das suas amizades, das suas vontades, até da sua autoestima, porque, com o tempo, você começa a acreditar que o único valor que tem é aquele que ele lhe dá.

Então, amiga, pense bem: esse relacionamento realmente está fazendo você feliz? Você sente que existe um jogo de poder? Você sente que está sempre cedendo, abrindo mão das suas necessidades? Se a resposta for sim, então precisamos conversar mais a fundo sobre isso, porque é hora de colocar as coisas no lugar. A sua felicidade, a sua paz e o seu bem-estar sempre devem vir em primeiro lugar.

COMO FUNCIONA UM RELACIONAMENTO COM UMA PESSOA NARCISISTA?

No começo, ah, no começo é tudo um conto de fadas. Ele vai ser o príncipe encantado. Vai ouvir você com uma atenção que nunca experimentou antes. Vai perceber todas as suas necessidades e, de uma forma impressionante, vai agradá-la em tudo. Se você gosta de um filme, ele vai adorar. Se você ama viajar, ele vai planejar viagens incríveis. Se você sonha com uma casa, ele vai dizer que já pensou nisso também. Ele vai se desdobrar para ser a pessoa perfeita para você.

Mas aqui está o truque: ele não está fazendo isso porque se importa de verdade. Ele está estudando você. Tudo o que você disser sobre suas inseguranças, suas feridas e desejos, ele vai guardar com carinho... Mas não para apoiá-la, e sim para usar contra você mais tarde, quando for necessário. Ele vai se alimentar das suas vulnerabilidades. Cada detalhe que você revelar sobre suas fragilidades será usado como uma arma em algum momento.

Quando você acha que está recebendo a maior atenção do mundo, a verdade é que ele está apenas anotando suas fraquezas, suas dores, seus medos. Tudo isso será usado para controlar ainda mais a relação, para manipular você e fazer com que fique cada vez mais dependente dele, emocionalmente falando.

Ele vai fazer você sentir que é o único que pode entendê-la. Vai fingir uma empatia que não existe. Vai demonstrar preocupação de uma forma tão profunda que, muitas vezes, você vai se perguntar: "Nossa, ele se importa mesmo comigo". Mas, no fundo, o que ele quer é só controlar, dominar e fazer você se sentir pequena e dependente.

Na primeira fase, ele é tudo o que você sempre sonhou. É o príncipe encantado que chega para salvá-la, o homem perfeito, o homem que você nunca imaginou ser real. Ele se encaixa perfeitamente nas suas expectativas, sabe o que lhe dizer, sabe como fazer você se sentir especial, única. Ele escuta cada palavra, cada suspiro que você dá. Sabe como acariciá-la na medida certa, como fazer você se sentir desejada e adorada. Você não consegue parar de sorrir, sente que encontrou alguém que finalmente a entende, alguém que vê a sua beleza por dentro e por fora, e você se sente a mulher mais amada do mundo.

Ele vai fazer tudo por você. Vai se preocupar com cada detalhe, desde o mais simples até o mais complexo. Se você tem um problema, ele resolve. Se você está mal, ele cuida de você. Ele vai levá-la ao médico, vai agendar as suas consultas, vai buscá-la em todos os lugares, vai se preocupar com o seu tempo e os seus horários. Vai fazer você sentir que ele é o único que se importa de verdade. E, aos poucos, você vai se sentindo cada vez mais especial, cada vez mais dependente dele. Não há mais espaço para ninguém mais na sua vida. Ele vai a afastando das suas amizades, da sua família, porque você vai se perdendo no encanto dele, no afago das palavras que ele diz, no toque que a faz se sentir única.

Você começa a se sentir a mulher dos sonhos. Ele a faz acreditar que você é linda, que você é a mais atraente, a mais interessante, a mais desejada. Aos poucos, ele vai se tornando tudo para você. Ele é o homem que resolve tudo, que cuida de você, que a coloca no centro do mundo. Ele vai fazer com que você sinta que, sem ele, você não seria nada. Ele vai fazer você acreditar que é ele que a completa, que é ele que a faz brilhar. Ele lhe dá tudo o que sempre quis: amor, carinho, atenção, presentes, promessas de um futuro maravilhoso. Você começa a viver para ele, começa a ser aquela mulher que ele idealiza. Você começa a acreditar que ele é a sua salvação.

E aí é quando o verdadeiro jogo começa. Quando ele percebe que já a conquistou, que já tem o seu coração nas mãos, começa a mudar. Tudo o que parecia perfeito, começa a se desfazer lentamente. Ele passa a criticá-la, a depreciá-la, mas de uma forma tão sutil que você nem percebe. No começo, ele faz pequenos comentários, quase imperceptíveis, sobre o seu modo de falar, sobre a forma como você se veste, sobre a maneira como você ri. Ele começa a lhe dizer que você não é mais a mesma, que está diferente, que está mudando. Você tenta entender o que está acontecendo, tenta buscar explicações, mas a cada palavra que ele diz, a cada crítica, você vai começando a se sentir menor. Ele começa a despersonalizá-la, a fazer você acreditar que não é mais aquela mulher maravilhosa que ele dizia admirar.

Ele começa a questionar tudo o que você faz. O que antes ele achava encantador, agora, é motivo de crítica. Ele lhe diz que está cansado de você, que você fala demais, que está no seu pé o tempo todo, que você está se tornando insuportável. Ele começa a fazer você sentir que o está sufocando, que o está incomodando com a sua presença. E você, desesperada para agradá-lo, começa a mudar. Começa a se modificar para que ele volte a olhá-la como antes. Você tenta ser a mulher que ele idealizou, a mulher que ele acha perfeita. Mas, no fundo, você sabe que não está conseguindo. E, quanto mais você tenta agradá-lo, mais ele a afasta de quem você é. E é aí que o ciclo de manipulação começa a engoli-la.

Ele vai tornando as críticas cada vez mais frequentes, mais duras. As palavras que antes eram doces, agora são venenosas. Ele lhe diz que você não serve para nada, que não é mais aquela mulher forte, aquela mulher que ele admirava. Ele começa a lhe dizer que a sua aparência está ruim, que o seu comportamento está insuportável, que você está se tornando alguém que ele não reconhece. E o mais cruel de tudo isso é que ele vai fazer você acreditar que a culpa é sua. Vai fazê-la sentir que é você quem está mudando, quando, na verdade, ele está a moldando de acordo com as vontades dele, com o próprio controle. Ele vai destruir você emocionalmente, aos poucos, até começar a duvidar de si mesma.

E, quando você começa a perceber que está perdendo sua identidade, ele já a afastou de todas as pessoas que poderiam alertá-la. Seus amigos, sua família, todos eles começam a perceber que algo está errado, mas você não os ouve mais. Ele a fez acreditar que precisa dele, que ele é a única pessoa que realmente se importa com você. E você começa a se perder, a se sentir sozinha, isolada em um mundo que ele criou, um mundo onde você não é mais você. Ele começa a controlá-la, a manipular seus sentimentos, a moldar a sua visão de mundo.

As brigas começam a ser constantes. Vocês discutem, ele a ignora, sai de casa, a faz sentir que está errada. E você fica em um estado de confusão total. Você não sabe mais o que é verdade e o que é mentira. O que antes parecia ser um relacionamento de amor, agora se tornou um campo de batalha. E, mesmo assim, quando ele volta, lhe pede desculpas, lhe faz promessas de que vai mudar, e você se sente aliviada. O ciclo de dor e prazer se repete. Ele a machuca, a ignora, a despreza, mas, quando ele volta, faz você sentir que tudo vai voltar a ser como antes. E você acredita. Sempre acredita. E, quando ele volta, você se sente feliz novamente, mas o dia seguinte traz de volta a frieza e o desprezo.

Esse círculo vicioso a destrói aos poucos. Ele a faz acreditar que é fraca, que não consegue viver sem ele, que não é nada sem ele. Ele vai minando a sua autoestima, vai a afastando de tudo o que lhe fazia bem, até que você não sabe mais quem é. E, quando ele já conseguiu destruir tudo o que você tinha, quando ele a fez acreditar que é incapaz, ele já ganhou. Ele tem o controle total sobre você. E o pior é que, nesse momento, você já não sabe mais como sair. Ele conseguiu fazer você acreditar que não existe vida sem ele, que você não é nada sem ele.

E é nesse ponto, quando você já está completamente destruída, que ele vence. Ele conquistou tudo o que queria. Ele tem o controle de sua vida, de sua identidade, e você já não sabe mais quem é. Você se perdeu completamente. Ele destruiu sua alegria, sua força, sua coragem. Ele levou tudo. E, agora, você é só um reflexo do que ele queria que você fosse.

E aí a sensação de que você está sozinha é devastadora. Para piorar, nessa fase você se afastou de todos, abandonou os amigos, a família, as pessoas que poderiam alertar você, dar-lhe aquele toque de realidade. Não há mais ninguém por perto, porque ele a fez acreditar que só ele importava. Você sente vergonha de procurar ajuda, vergonha de admitir que está vivendo essa situação. Você se sente fraca, culpada, como se todo o sofrimento fosse sua culpa. E, por mais que a dor dentro de você cresça, você se sente completamente perdida, sem saber para onde ir.

Ele se tornou o seu mundo e, de repente, seu mundo caiu. Ele a dominou, a enfraqueceu a tal ponto que, agora, você não consegue mais imaginar uma vida sem ele. A sensação de que ele a controlou, a manipulou, a fez depender de cada palavra dele, de cada gesto, é como se você estivesse presa em uma jaula sem chaves. Você olha para ele e vê um homem sociável, cheio de amigos, rodeado de pessoas, enquanto você se torna a estranha, a louca, a que vive isolada.

Ele é o bom, o gentil, o amado por todos, e você se vê cada vez mais como a problemática, a ruim, como aquela que sempre procura erro onde não existe. Você começa a acreditar que tudo o que está acontecendo é culpa sua, que está exagerando, que é a causa de tudo dar errado. Ele a faz se sentir cada vez menor, até não sobrar mais nada de você mesma.

E o mais doloroso é quando ele a troca por outra. Ele vai embora sem nem um pingo de dor na consciência, enquanto você fica ali, presa na dependência, sem saber o que fazer, se questionando por que não conseguiu ser boa o suficiente para mantê-lo. E, quando você tenta sair, ele ainda consegue prendê-la mais e mais, com promessas vazias, com palavras doces que a fazem acreditar que agora vai ser diferente, que ele mudou. Mas é só mais um truque. O ciclo recomeça. Ele a puxa para longe de você mesma, a faz voltar a cair em sua armadilha, e o ciclo doentio se perpetua.

Você se sente incapaz de sair, porque ele fez você acreditar que não seria capaz de viver sem ele. Esse ciclo de abuso emocional é tão profundo, tão sutil, que muitas mulheres acabam perdendo a razão, sem saber o que é real e o que é distorção. A dependência emocional que ele criou vai enfraquecendo você a cada dia, a deixando mais vulnerável, até o ponto de não conseguir mais ver nenhuma saída. Muitas mulheres, na dor e na solidão, chegam a acreditar que não há mais sentido na vida. Elas se sentem destruídas por dentro, e, no fundo, acabam se convencendo de que a culpa é toda delas, que não têm mais valor.

E a tragédia, que não podemos ignorar, é que esse ciclo tem um preço altíssimo. Muitas mulheres, sem forças para se reerguer, chegam a pensar que a única saída é tirar a própria vida. Elas não conseguem mais suportar a dor de vê-lo com os outros, a dor de se ver sozinha e sem saída, a dor de não entender como tudo desmoronou tão rapidamente. Ele sempre será o bom, o herói na história, e você será a vilã que não conseguiu ser suficiente. E a dor é tão insuportável, a sensação de que não há mais lugar no mundo para você, que se torna impossível ver a luz no fim do túnel.

A verdade é que ele nunca vai mudar, continuará a destruindo, a fazendo acreditar que a culpa é sua, que você é o problema, enquanto ele segue adiante com sua vida, sem se importar com o dano que causou. E você, nessa dor silenciosa, vai tentando se encontrar, tentando se reconstruir, mas sem forças. Porque ele levou tudo o que você tinha. Tudo. Mas o que você precisa entender, e é fundamental que saiba disso agora, é que, se já passou ou está passando por isso, a culpa nunca foi sua. Nunca. Você não é o problema. E, se você ainda não viveu essa realidade, eu lhe imploro: tome consciência disso agora, antes que seja tarde demais, para que possa evitar entrar nesse ciclo destrutivo.

O narcisista não ama. Ele só tem amor por si mesmo. Ele não a vê como um ser humano com sentimentos, sonhos e vontades próprias. Para ele, você é apenas uma fonte de alimento para o seu ego. Ele se alimenta da sua energia, da sua vulnerabilidade, da sua dor. Ele a atrai, a isola, a manipula e, depois, sem remorso, a descarta. É assim que ele funciona. Você se torna um objeto, uma peça no jogo dele, até que ele precise de uma nova vítima para continuar se abastecendo da própria necessidade de controle e superioridade.

E mais: é importante entender que não adianta achar que Deus vai mudar o narcisista por você. Não adianta pensar que, se rezar com fé, ele vai se converter e se tornar o homem que você sempre sonhou. A verdade é que Deus só salva quem tem a consciência de que precisa de mudança. Deus só opera milagres na vida de quem quer ser transformado, quem reconhece que precisa de cura. E o narcisista, infelizmente, não tem essa consciência. Para ele, o errado é sempre o outro. O problema nunca é ele. O narcisista vive em um mundo distorcido onde a sua verdade é a única verdade. Ele pode até fingir por momentos para manipular, mas, no fundo, está mentindo para si mesmo o tempo todo. Para ele, o que faz é o certo, o que importa é a satisfação pessoal, o suprimento do seu ego.

Deus, como sabemos, opera milagres, mas ele também respeita o livre-arbítrio de cada um. Lembre-se: na passagem em que Jesus foi até sua cidade natal, ele não fez milagres ali, porque as pessoas não criam nele (cf. Mt 13,57-58). Se não há fé, não há transformação. Assim como o narcisista não crê na necessidade de mudança de si mesmo, porque não vê problema em seu comportamento, Deus respeita o direito de cada pessoa de escolher sua realidade, mesmo que seja uma mentira.

Agora, mais do que nunca, é crucial entender que o primeiro passo para a cura é o diagnóstico. É o reconhecimento de que algo está errado, de que você precisa de ajuda. Você precisa compreender que está doente, que precisa se libertar. O narcisista não tem essa consciência. Ele não entende que está ferindo, manipulando, destruindo vidas. Para ele, tudo o que faz está certo. Ele está em total negação.

Por isso, não terceirize para Deus a responsabilidade de sair de uma relação assim. Não espere que ele aja para livrá-la desse ciclo, porque ele já lhe deu a sabedoria, já lhe deu os sinais, e agora você precisa agir. Mais importante ainda, não caia em outra relação como essa. Agora, já sabe como funciona. Você conhece os sinais, está mais forte e mais consciente do que nunca. Deus lhe deu a liberdade de escolha, a capacidade de discernir e de agir. Não coloque sobre ele a responsabilidade de tomar decisões que são suas. A decisão de se libertar e de não cair novamente está em suas mãos.

Respire fundo, sei que este capítulo está denso... Mas se acalme...
Sei que muitas de vocês estão se identificando com alguns relacionamentos passados. Sei que algumas estão pensando: "Adrielle, não quero viver isso novamente. Como posso me proteger de pessoas assim? Como posso encontrar um homem que me ame de verdade e não apenas demonstre amor, mas seja genuíno, sem manipulação, sem controle?". Entendo você, e tenho uma boa notícia. Pode parecer

difícil acreditar agora, mas essa notícia é real, e quero que você a guarde no fundo do coração.

Aqui está a boa notícia: Deus não a chamou para viver sob manipulação, medo ou controle. Ele a chamou para a liberdade. E essa liberdade é a verdade que nos liberta. Jesus nos lembrou dessa verdade poderosa em João 8,32: "E conhecereis a verdade, e a verdade vos libertará". Essa verdade é imutável. Não importa o que aconteça no mundo, a verdade de Deus permanece. Ela é o que vai desmascarar toda mentira, manipulação e armadilha que o narcisista tenta lhe colocar.

Imagine-se perdida em um nevoeiro, sem saber para onde ir, sem ver o caminho à frente, e então, de repente, um raio de luz corta a escuridão e ilumina o seu caminho. Você agora consegue enxergar claramente, sabe para onde vai e o que precisa fazer. Esse raio de luz é a Palavra de Deus em nossas vidas; esse raio de luz é este livro que está nas suas mãos agora. A manipulação narcisista é como esse nevoeiro denso que tenta prendê-la em uma realidade falsa, na qual você não sabe mais quem é ou onde está. Mas a Palavra de Deus é como uma espada afiada que corta toda confusão e traz discernimento, clareza e, acima de tudo, liberdade.

Agora, o passo que você deu, só de estar aqui, lendo este livro, é incrivelmente poderoso. Este livro, minha amiga, é uma arma poderosa de defesa. Ele vai lhe dar as ferramentas, os *insights* e o entendimento para que possa não apenas se proteger, mas também identificar de imediato qualquer sinal de manipulação narcisista. Não há mais espaço para confusão.

O caminho para se proteger de um manipulador narcisista começa com conhecimento e discernimento. E aqui você está dando o primeiro passo para se fortalecer e tomar o controle da sua vida de volta.

Como não cair nas garras de um narcisista:

1. *Não abra suas vulnerabilidades de cara* – No início de qualquer relacionamento, não se entregue completamente logo

de cara. O narcisista, por sua natureza manipuladora, vai buscar sua vulnerabilidade para usá-la contra você mais tarde. Proteja sua história, seus medos e suas fraquezas. Dê tempo ao tempo, permita que a confiança se construa aos poucos. Fale menos sobre você e observe mais. Use a razão, o pensamento lógico e a racionalidade para entender a pessoa com quem está lidando antes de se abrir emocionalmente. Lembre-se de que o mistério apimenta a relação, e o narcisista foge de mulheres seguras; se ele perceber que não tem suprimento, o tempo fará ele se afastar aos poucos.

2. *Tenha uma vida independente, além do relacionamento* – Não se deixe envolver de maneira excessiva. O narcisista vai tentar isolá-la, fazendo você acreditar que ele é o único que importa, que você deve viver para ele. Não caia nesse jogo! Mantenha sua independência. Cultive os próprios interesses, tenha amigos, ciclos sociais e continue sua vida fora desse relacionamento. Faça parte de grupos como a igreja ou de atividades que tragam saúde emocional e espiritual. Isso vai fortalecê-la e mantê-la firme nas suas decisões.

3. *Terapia é essencial. Busque suporte profissional* – Nunca subestime a importância da terapia. O relacionamento com um narcisista pode deixá-la completamente fragilizada; então é essencial ter um terapeuta que a ajude a manter o equilíbrio emocional e a clareza mental. Fazer terapia vai ajudá-la a ser mais racional e menos emocional. Ao se envolver com um narcisista, as emoções ficam intensas e muitas vezes confundem nosso julgamento; porém, com acompanhamento profissional, você vai aprender a se manter centrada e a tomar decisões mais acertadas.

4. *Seja racional, tenha os pés no chão* – Mantenha a razão sempre em primeiro plano. Lembre-se de que, no começo de

qualquer relacionamento, as emoções podem estar à flor da pele, mas é a racionalidade que vai manter você segura. Ao invés de agir com a emoção, coloque o que aprendeu no capítulo anterior em prática: observe os comportamentos, veja as atitudes, compare com os padrões saudáveis de relacionamento e, acima de tudo, tome decisões com clareza. Ao manter os pés no chão, você não será facilmente manipulada. Lembre-se de que manter os pés no chão não é ser fria, mas é sair da "paixonite desenfreada e da intensidade doentia"; porém se divirta no percurso sem entregar tudo. Acalme-se, você é valiosa, e ele tem que pagar o preço do tempo, da maturação e da confiança para ter acesso ao seu coração.

5. *Alimente a relação com equilíbrio* – Permita-se ser bajulada, mas de maneira equilibrada. Narcisistas têm a habilidade de fazer você se sentir única, incrível, mas é importante não se deixar levar pelo excesso. Todo exagero esconde uma falta, e, se os elogios parecerem excessivos, desconfie. Não se deixe consumir pelas palavras. Não dependa da aprovação constante dele para validar sua autoestima. Cultive o equilíbrio dentro de você; o que faz bem a você não são os elogios vazios, mas a sua própria segurança emocional e autoestima.

6. *Observe como ele trata a própria família* – A maneira como alguém trata a própria família diz muito sobre quem essa pessoa é. No caso do narcisista, observe como ele interage com os outros, especialmente com familiares e amigos próximos. Se você perceber que ele age com falsidade, manipulação ou falta de empatia, não na frente deles, mas nos detalhes sutis, se prenda aos detalhes; isso é um sinal claro de que ele pode agir da mesma forma com você. Não ignore esses sinais. Ele pode tratá-la com gentileza inicialmente, mas, mais tarde, vai reproduzir o mesmo comportamento disfuncional que

já demonstrou com outras pessoas. Observe atentamente os padrões de comportamento dele.
7. *Estabeleça limites firmes* – Estabeleça limites desde o começo e seja firme. Não esteja disponível o tempo todo. No início, o narcisista pode tentar fazer você se sentir culpada ou questionar seus próprios limites, mas seja clara e assertiva. Se algo a incomodar, fale. Não deixe passar em branco. Limites não são uma agressão, mas sim uma forma de proteger a sua saúde emocional e preservar o que é importante para você. Seja firme e saiba onde você não vai transigir. O narcisista vai testar seus limites o tempo todo, e, se você não os estabelecer, ele vai ultrapassá-los sem piedade.

RESUMINDO: NÃO NAMORE UM NARCISISTA!

Não entre em uma relação doentia, por mais que pareça ser linda ou encantadora no começo. Veja os sinais e fuja! O narcisista é como um cão amarrado: se você se aproximar, ele vai morder! Não brinque com fogo. Ao menor sinal de manipulação, controle ou desrespeito, saia da relação imediatamente. Abra espaço para o que é saudável, alegre, leve e respeitoso.

O narcisista se alimenta da sua fragilidade emocional e da sua dependência para manter o controle sobre você. Mas, agora, você tem o poder de se proteger e de sair dessa situação.

Lembre-se sempre: não é sua responsabilidade mudar o narcisista. Deus não a chamou para viver sob manipulação ou medo, mas para viver em liberdade. E, para isso, é preciso tomar a decisão de não cair em mais um relacionamento assim. Não terceirize para Deus a responsabilidade de se livrar dessa relação, porque o poder de sair dessa situação *agora* está em suas mãos.

17

O CAPÍTULO QUE NUNCA SERÁ O ÚLTIMO

Confesso que pensei em diversos nomes para este capítulo. Queria algo forte, marcante, inesquecível. Algo que representasse o que ele significa para você, que chegou até aqui. Mas não poderia ser diferente: este nunca será o último capítulo. Porque hoje, agora mesmo, começa um novo capítulo da sua história.

E não importa em que parte do caminho você esteja. Sei que algumas de vocês estão dando os primeiros passos, inseguras, tentando entender onde pisar. Outras já estão no meio da jornada, avançando, tropeçando e aprendendo. Mas uma coisa é certa: nunca haverá um ponto final. Porque este livro não termina quando você encontra um relacionamento de valor. Ele não termina quando você finalmente "desencalha", como dizem. Ele não termina sequer quando você encontra o amor verdadeiro. Ao contrário, ele sempre se reinicia a cada nova escolha.

E aqui está a verdade que pode mudar tudo: não estou falando apenas de escolhas amorosas. Estou falando de algo muito mais profundo. Estou falando de escolher a Deus e a si mesma todos os dias. Escolher não se perder em suas emoções. Escolher não se deixar enganar pelas vozes externas que dizem que você "precisa" de alguém para ser feliz. Escolher não se esquecer de quem você realmente é e do valor que carrega.

Desencalhar não é sobre namorar ou casar. Nunca foi. Desencalhar é sobre ser livre. Livre do medo de ficar sozinha. Livre da carência que cega. Livre das amarras emocionais que fazem você aceitar menos do que merece. Desencalhar é sobre nunca mais cair no laço da escravidão emocional.

"Cristo nos libertou para que fôssemos realmente livres. Portanto, continuai firmes, sem vos sujeitar novamente ao jugo da escravidão" (Gl 5,1).

E por falar em escravidão... já parou para pensar no que realmente significa "encalhar"? A palavra tem origem no verbo português "calhar", que vem do latim vulgar *calare* e significa "bater, tocar". O termo "encalhar" é formado por esse verbo e pelo prefixo "en-", que dá a ideia de algo sendo colocado dentro de um estado, levado a uma condição.

Em outras palavras, encalhar não é simplesmente "ficar solteira". Encalhar é ficar presa. É estacionar em um lugar de dor, de carência, de desespero. É se submeter a um relacionamento abusivo porque acredita que ninguém melhor vai aparecer. É aceitar migalhas emocionais porque tem medo de não ser escolhida.

Mas sabe o que é pior? A maior prisão não é aquela imposta pelos outros. É aquela que você mesma se permite viver.

Talvez agora você esteja se perguntando: "Adrielle, como surgiu este livro? Como você aprendeu tudo isso?".

E eu lhe respondo: porque eu também já estive aí. Eu também fui uma mulher que errou muito em minhas escolhas. Fiz pactos emocionais com pessoas erradas. Confundi amor com dependência. Quis tanto ser amada que aceitei qualquer coisa. E paguei um preço alto.

Mas foram justamente os meus erros que me tornaram especialista em ajudar mulheres, meninas e jovens a não se permitirem encalhar mais; a não caírem nos mesmos buracos que eu caí. Hoje, sou psicóloga especialista em mulheres, relacionamentos, terapia de casal e família. Depois de milhares de atendimentos, palestras e cursos pelo Brasil e pelo mundo, posso dizer que, além das minhas experiências empíricas, carrego comigo um legado construído por mulheres extraordinárias que me inspiram todos os dias a continuar essa missão.

E, agora, você também faz parte desse legado. Porque a sua história não acaba aqui. Ela está só começando.

A partir de hoje, você será a próxima a construir um relacionamento de alto valor e a parar de aceitar migalhas sentimentais.

Escolher não é fácil. Mas não se trata do preço. Trata-se do que realmente vale a pena.

E já que estamos falando de escolhas, quero lhe contar algo muito importante que talvez você nunca tenha parado para pensar.

Você já teve aquela sensação inexplicável ao conhecer alguém? Aquela intuição forte, como se algo dentro de você já soubesse o que iria acontecer? Talvez uma voz interna dissesse: "Tem algo errado aqui, isso não vai dar certo", ou, ao contrário, uma conexão tão intensa que faz parecer que você conhece aquela pessoa de outra vida?

A gente sente, mas muitas vezes não sabe até que ponto deve confiar nisso. E aí o que acontece? Tocamos o barco, deixamos para lá. Só que lá na frente as coisas se desenrolam exatamente como o nosso sexto sentido havia sussurrado. E então vem aquele pensamento incômodo: "Eu deveria ter me escutado!".

O que me leva a algo essencial que quero compartilhar com você hoje.

Nós, seres humanos, temos nossa porção racional, mas também carregamos algo instintivo, quase primitivo. Um misto de sentidos e percepções que vão muito além do que conseguimos explicar. O nosso faro, o nosso inconsciente, a forma como captamos o invisível, o subjetivo. Isso significa que, mesmo sem perceber, o nosso corpo lê situações, pessoas e ambientes antes mesmo de a nossa mente racional processar.

E sabe qual é o momento em que isso acontece com mais força? No primeiro encontro.

Seja um primeiro dia de trabalho, o primeiro dia em um novo curso, uma entrevista, ou, claro, o primeiro encontro com alguém que pode mudar a sua vida. A primeira impressão tem um valor imenso porque, nesse instante, estamos despidos de mecanismos de defesa. Como não sabemos o que esperar, não estamos preparados para criar máscaras, disfarces ou adaptações. O que sentimos ali é puro, autêntico.

Por isso, leve a sério essa sensação. Muito a sério.

Não estou dizendo que uma primeira impressão seja determinante – há muitas variáveis envolvidas, como expectativas, traumas passados e projeções inconscientes. Mas ignorar completamente o que você sentiu? Isso pode ser um erro.

Eu mesma já fiz isso. Já senti algo estranho sobre uma pessoa, mas segui em frente, buscando justificativas para ignorar minha intuição. Só que, com o tempo, as peças foram se encaixando e percebi que, no fundo, meu coração já sabia.

E talvez você já tenha passado por isso também.

Então, a partir de agora, quero lhe fazer um convite: comece a prestar atenção nas suas primeiras impressões. Não para tomar decisões precipitadas, mas para guardar essas informações no seu coração. Escreva em um caderno, registre mentalmente, observe.

Se no primeiro encontro você sentiu que aquela pessoa era arrogante, prepotente ou insegura... guarde isso.

Se teve a sensação de que a conversa fluiu, que houve conexão ou até mesmo uma inexplicável familiaridade... guarde isso também.

Com o tempo, você verá que muitas dessas impressões se confirmarão. E, quando isso acontecer, vai agradecer por ter aprendido a se escutar.

Porque escolher bem não é apenas sobre analisar fatos. É sobre aprender a confiar no que Deus já colocou dentro de você.

Talvez você seja uma leitora nova e ainda não conheça minha história. Se for o caso, eu a convido a assistir ao meu testemunho completo no meu canal do YouTube (YouTube.com/adriellelopes). Vou tentar resumir aqui, mas, por favor, separe um tempo para assisti-lo. Porque, mais do que uma história de dor, é uma história de restauração.

Há dez anos me casei pelas motivações erradas. Eu achava que estava escolhendo o amor, mas, na verdade, estava escolhendo a carência, a pressa, a idealização. Como muitas mulheres, ignorei os sinais. Não porque não os visse, mas porque não queria vê-los.

Antes mesmo do casamento, havia momentos em que algo dentro de mim gritava que aquela relação não era para mim. Pequenos gestos, palavras ditas em meio a brigas, silêncios carregados de algo que eu não conseguia nomear. Mas eu seguia. Me apegava a desculpas, a esperanças ilusórias, ao pensamento de que tudo ficaria bem depois do casamento.

Mas não ficou.

Os primeiros meses foram uma sequência de descobertas dolorosas. Meu ex-esposo era usuário de drogas, e só fui descobrir isso seis meses depois de termos trocado alianças. De repente, eu já não sabia mais quem era aquele homem com quem havia me casado.

Mas eu fiquei.

Fiquei porque achava que amor era insistência, que ser forte significava suportar. Porque a minha formação cristã me dizia que casamento era para sempre, e eu me sentia presa àquela relação por medo do que os outros pensariam caso me divorciasse. Como eu, uma mulher ativa na igreja, cantora católica e pregadora, poderia admitir que havia falhado no casamento?

E, assim, fui me afundando.

Passei por oito abusos sexuais, incontáveis abusos emocionais e vinte e três agressões físicas. Sim, eu contei. Porque cada um desses fatos marcou minha pele e minha alma de um jeito irreversível.

Lembro-me de momentos específicos, cenas que parecem congeladas no tempo. A primeira vez que um tapa veio sem aviso. O dia em que me encolhi no canto da casa, esperando que a raiva passasse. A sensação do chão frio contra meu rosto depois de uma queda. O gosto do sangue na boca. E o pior: a vergonha. Não da dor física, mas da minha própria incapacidade de sair daquela situação.

Eu me olhava no espelho e não me reconhecia. Quem era aquela mulher tão submissa ao medo? Onde estava a Adrielle que sonhava, que falava sobre fé, que cantava sobre esperança?

Até que veio o momento que mudou tudo.

Eu quase morri devido a um aneurisma cerebral. Meu corpo já não aguentava mais, minha mente estava exausta, minha alma clamava por liberdade. E foi ali, entre a vida e a morte, que Deus falou comigo de um jeito que eu não podia mais ignorar: "Filha, eu te criei para viver. Não para sobreviver".

Foi nesse instante que eu entendi: a maior violência que sofri não foi a física, mas a emocional e a espiritual. Foi ter deixado minha identidade ser distorcida, meu valor ser reduzido a nada.

E, minha amiga, se estou aqui hoje, escrevendo este livro para você, é porque Deus me levantou. Ele me ensinou que escolher bem não é sobre ter medo de errar, mas sobre aprender a se ouvir, a confiar nos sinais e, principalmente, a confiar nele.

Se você não aprende a se escolher, sempre acabará sendo escolhida por alguém que não sabe a amar. E eu não quero isso para você.

Se está lendo estas palavras, não é por acaso. Eu acredito que Deus entregou este livro em suas mãos para abrir seus olhos, para a libertar da escravidão emocional e lhe ensinar a viver um amor que não fere, que não prende, que não anula.

Você não precisa esperar passar pelo que passei para aprender. Você pode aprender agora.

E estarei com você nessa jornada.

Eu fiz minhas escolhas baseada na validação dos outros e nas minhas vulnerabilidades emocionais.

Eu não tinha amor, tinha dependência emocional. Eu não tinha aliança, tinha apego. E toda escolha deve ser feita por aliança: primeiro com Deus, depois consigo mesma e só então com o outro.

Quando tiramos Deus das nossas escolhas, o que buscamos não é amor, mas autoafirmação.

Hoje faz oito anos que estou "desencalhada". Vivo para ajudar outras mulheres a não cometerem os mesmos erros.

Guarde isto no seu coração: não é o amor que sustenta a aliança. É a aliança que sustenta o amor. *A sua aliança com Deus e consigo*.

A CARTA

Nunca me esquecerei do dia 22/12/2015, às 04h23, quando, sentada no chão frio da minha casa, sozinha, escrevi a carta que me inspirou a escrever este livro dez anos depois, para você, amiga leitora, que acredita que não há mais jeito, que a felicidade não é para você, que nunca vai conseguir ser amada da maneira que deseja, que tem "dedo podre". Mas, acredite, não se trata de nada disso. O que você está vivendo agora é apenas um processo de transformação, e, hoje, enquanto lê estas palavras, um novo capítulo começa.

ATÉ QUANDO?

Até quando você vai continuar se permitindo ser engolida pela dor, pela insegurança, pela ideia de que o pouco é tudo o que merece?

Até quando vai insistir em viver uma mentira, dizendo a si mesma que está tudo bem, quando, lá no fundo, você sabe que não está?

Até quando vai continuar se agarrando às desculpas esfarrapadas que você mesma inventa para justificar essa relação que a destrói por dentro, que a esvazia, que a deixa exausta, mas que não consegue largar?

Até quando vai se permitir ser esmagada pelo medo? Medo de perder, medo de ficar sozinha, medo de encarar o vazio, medo de enfrentar a dor da ruptura?

Eu sei. Eu sei que, no fundo, o que a prende não é essa pessoa.

O que a prende é a história que você insiste em se contar.

A história que a coloca no papel de coadjuvante, de quem não tem voz, de quem está sempre em segundo plano.

Essa voz insuportável que sussurra o tempo inteiro, fazendo com que você aceite mais um dia de sofrimento: "Se eu me impor, ele vai embora", "Se eu exigir mais, ele vai se cansar", "Se eu colocar limites, ele vai me trocar por outra", "É melhor isso do que nada". E você acredita, não é?

Porque acreditar nisso é mais fácil do que olhar para a verdade que está diante de você.

Porque admitir que você está num ciclo de autossabotagem significaria encarar a realidade sem rodeios.

Significaria, finalmente, ter que lidar com a dor da perda, e não com essa dor crônica, silenciosa, que já se acostumou a carregar, a mascarar com uma falsa esperança.

E, por isso, você aceita.

Você aceita as migalhas, o pouco, porque tem medo do vazio.

Você aceita os momentos bons como se fossem o suficiente, como se eles fossem tudo o que merece.

Você aceita se encaixar nos pequenos espaços que essa pessoa lhe dá, na falsa esperança de que, talvez um dia, ela veja o seu valor.

Mas até quando?

Até quando vai se acomodar, diminuindo a si mesma, moldando seus desejos e sonhos para caber no que ele permite?

Até quando vai se convencer de que o que a machuca é normal?

Até quando vai romantizar a ideia de ser a pessoa que sempre se submete ao outro, que não exige mais, que aceita menos?

Até quando vai continuar se perdendo nessa história que não a respeita, que não a vê como você realmente é?

Até quando vai esperar, ansiosamente, por um gesto, por um pedido de desculpas, por um ato que a faça acreditar novamente, mesmo que por um segundo, que vale a pena ficar?

Mas, se você parar para olhar de verdade, vai perceber: isso não é amor. Isso é manipulação.

E o mais doloroso de tudo é que, quanto mais você se desdobra, quanto mais se diminui, quanto mais aceita, menos essa pessoa a respeita. Porque ela já aprendeu que você sempre vai ficar; que, mesmo quando você se perde, vai encontrar um jeito de se reconectar.

E ela não vai mudar.

Não porque não pode, mas porque não precisa.

Porque, para ela, está confortável assim.

Porque você nunca se impôs como prioridade, nunca se fez ver como algo valioso o suficiente para que ela mude sua forma de tratá-la.

Mas eu lhe pergunto: até quando?

Até quando você vai se perder nesse jogo?

Até quando vai continuar se negando para que ele a veja?

Até quando vai esperar que ele a escolha, se você mesma não se escolhe?

Até quando vai pedir para ser amada, se o amor mais urgente e importante de que você precisa, o que falta, é o amor por si mesma?

Se você não definir os seus limites, ninguém vai respeitá-la.

Se você não colocar um basta, ninguém vai fazer isso por você.

Se você continuar aceitando o pouco, nunca vai receber o que realmente merece.

E, se neste momento o seu maior medo é a ideia de perder essa pessoa, então isso, minha querida, é o sinal mais claro de que precisa voltar a existir.

Onde você está? Onde está a mulher incrível que um dia se perdeu no meio de tudo isso?

Onde está a mulher que tem sonhos, que tem vida, que merece ser amada de verdade? Onde está você?

MAS DÓI DEMAIS...

Eu sei que dói.

Dói reconhecer que você está presa a uma situação que não a faz feliz.

Dói olhar para trás e perceber o quanto você se perdeu, o quanto deixou de lado o que a fazia brilhar.

Dói admitir que, ao tentar se moldar para caber no amor de alguém, você foi apagando a si mesma.

Mas sabe o que dói mais?

Dói continuar nesse ciclo, dia após dia, sem fazer nada para mudar.

Dói acordar todos os dias sentindo o vazio que essa relação não preenche, sabendo que você merece mais, mas sentindo medo de buscar isso.

Dói viver em um amor que não é amor, em uma relação que não é saudável, que não é plena, que é inconsistente e cheia de promessas vazias.

Até quando?

Até quando você vai continuar escolhendo essa dor?

Até quando você vai permitir que o medo de perder a impeça de conquistar a liberdade que merece?

Até quando vai esperar que o outro se decida por você, enquanto você mesma não decide se amar de verdade?

Até quando vai se diminuir para caber na vida de alguém que nunca a enxergou por inteiro?

O tempo está passando.

A vida está se acabando e a morte se aproximando, e tudo se resume em apenas uma única resposta que você pode se dar...

Quando é que você vai decidir mudar?

_____ (escreva o seu nome aqui).

Eu sei que ler estas palavras traz dor. E sei que elas podem reviver lembranças que você preferiria esquecer. Mas, acredite, a cura começa justamente aí. A cura começa em reescrever sua história, não mais como vítima, mas com coragem, ousadia e força para viver o que você merece.

Eu já tolerei o intolerável.

Já suportei ações cruéis. Já me moldei até me perder completamente.

Já fui essa mulher que talvez você esteja sendo agora.

Mas sabe quando tudo mudou?

Quando entendi que, se eu não me escolhesse, ninguém me escolheria de verdade.

Se eu não me respeitasse, ninguém me respeitaria.

Se eu não parasse de aceitar migalhas, ninguém me ofereceria o banquete que eu mereço.

A verdade é que somos filhas de um Rei que prepara todos os dias o melhor banquete. Não aceite mais migalhas, *sente-se à mesa, porque na mesa há cura!*

Se eu pudesse me sentar à mesa com a Adrielle de dez atrás, diria a ela: "Preserve o que é seu, saiba o seu valor!".

Se não tomarmos as rédeas da nossa vida, nos tornaremos vítimas do tempo e das circunstâncias. A vida pode ser cruel, se permitirmos que os outros ditem o que devemos fazer, se ficarmos tentando agradar a todos, alimentando esses mecanismos que nos sugam a energia. O tempo é precioso demais para ser desperdiçado. Só se tem uma vida para viver. Aproveite-a com sabedoria.

NÃO ACEITE MIGALHAS!

Quando alguém oferece um espaço minúsculo para você na vida dela, é hora de refletir. Se para caber na vida dessa pessoa você precisa abandonar sua bagagem, seus sonhos, suas necessidades mais profundas, então, diga "não". Você merece mais. Você merece um banquete, não uma migalha. Você merece muito mais amor, atenção e respeito do que está aceitando.

NÃO CEDA ÀS JUSTIFICATIVAS

Não se perca em explicações ou desculpas por comportamentos que você sabe que são errados. Quando alguém não valoriza seus sonhos, seus desejos, você tem que parar de se justificar. Se a pessoa não se importa com o que é importante para você, é sinal de que ela não é para estar na sua vida. Não tenha medo de se posicionar. Se você não se posicionar, sua vida será tomada por aqueles que não reconhecem seu valor.

Quando você se posiciona, você ganha firmeza.

Muitas vezes, ficamos receosos de perder alguém se tomarmos uma posição firme sobre algo importante. Mas a verdade é que, se você não se posicionar, vai perder o que realmente importa na sua vida. Se alguém não está disposto a caminhar ao seu lado, respeitando o que você quer e precisa, então é hora de repensar essa relação. Honre os seus desejos. Honre sua verdade.

PROTEJA SEUS VALORES INEGOCIÁVEIS

Nem tudo na vida precisa ser negociado, mas algumas coisas não são negociáveis. Quando se trata de seus desejos e sonhos, você não pode se submeter a fazer concessões que vão contra o que é essencial para o seu bem-estar. Respeitar os próprios limites é fundamental. Se você ceder o tempo inteiro, vai perder sua essência e se arrepender depois.

A vida não espera, então dê o primeiro passo.

Recupere seu valor, entenda o seu tamanho.

Quando você reconhece o próprio valor, ninguém pode diminuí-la. Você sabe o seu tamanho, sabe o espaço que merece. Não importa o que aconteça, se alguém não estiver disposto a reconhecer isso, você tem a força para se retirar. A sua autoestima é sua responsabilidade.

Chegamos ao fim de nossa jornada, e quero parabenizá-la, de todo coração, pela coragem de estar aqui, de ter se permitido mergulhar em cada capítulo e viver seu processo de autoconhecimento e transformação. Só uma mulher verdadeiramente humilde e inteligente é capaz de se submeter ao crescimento que você está vivendo agora. Você, minha querida, é extraordinária!

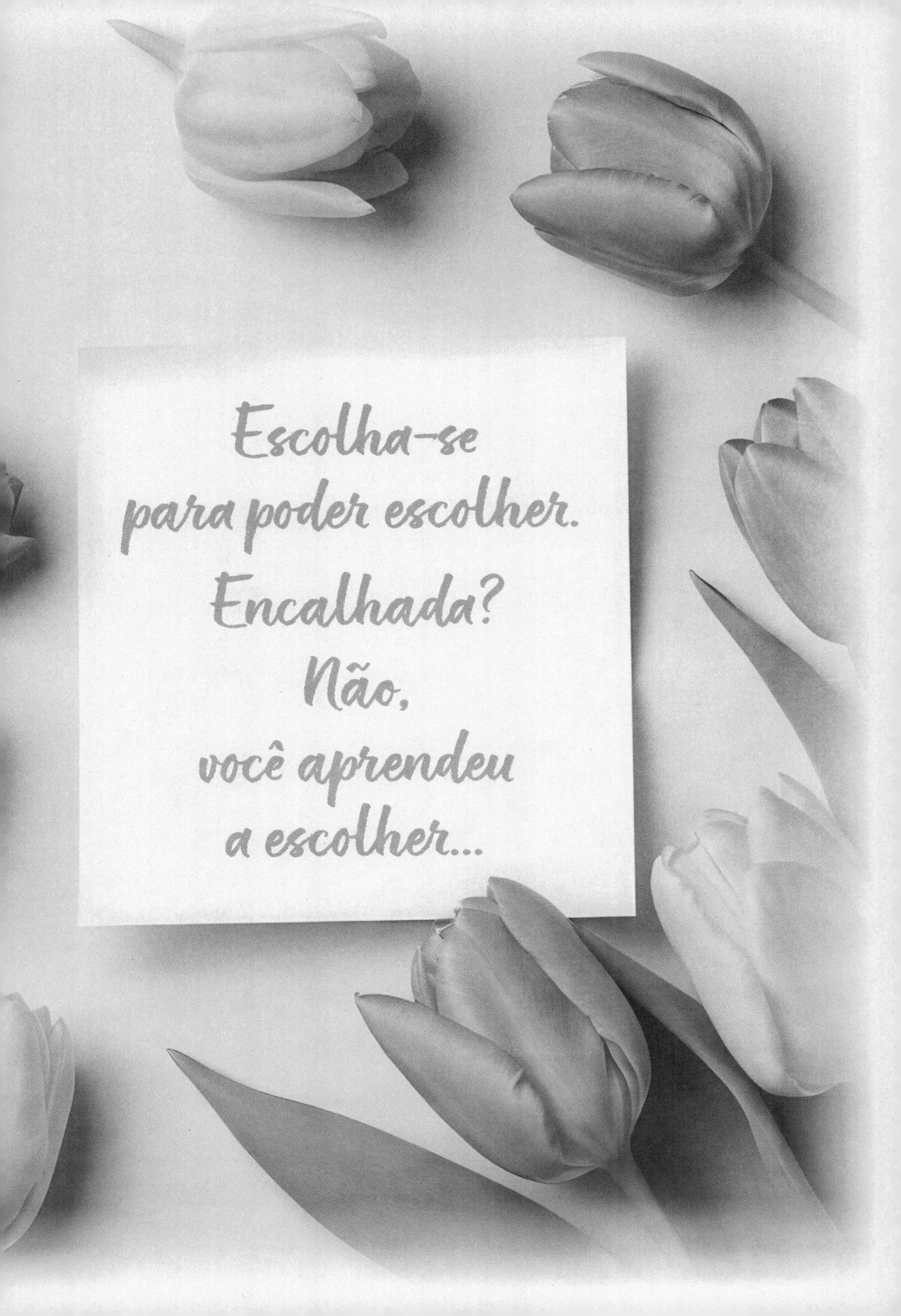

Escolha-se
para poder escolher.
Encalhada?
Não,
você aprendeu
a escolher...

Não se apresse. Não faça escolhas com base nas feridas do passado, nem por pressão social ou emocional. A sua vida, o seu tempo, o seu coração merecem um valor inestimável, e é isso que você deve procurar em cada decisão, em cada escolha. A verdadeira maturidade vem quando você entende que não precisa se desesperar para encontrar um caminho ou uma resposta; quando você escolhe com calma, com discernimento, com a liberdade de ser quem você é, e não apenas porque os outros esperam algo de você.

Migalhas não fazem mais parte da sua história. O que você merece agora é um banquete, um relacionamento de escolhas saudáveis, no qual o respeito mútuo, a autenticidade e o amor de Deus são os alicerces. Escolher com maturidade é saber que você tem o poder de decidir, não pela pressão do momento, mas pela clareza do que realmente importa para o seu coração. Um relacionamento não será perfeito, mas, quando ele é fundamentado na vontade de Deus e na sua autenticidade, será significativo, saudável e verdadeiro.

O que você busca agora é um parceiro que respeite sua individualidade, seus sonhos, seus desejos, e que caminhe ao seu lado com a mesma vontade de crescer, evoluir e viver a vida de forma plena, sem prisões. O amor verdadeiro não precisa de pressa; ele nasce da confiança, do respeito, da liberdade de cada um ser o que é.

Então, permita-se viver a plenitude da sua escolha, sem pressa, sem pressões externas, apenas com a certeza de que, o que é para você, virá no momento certo. A sua jornada não termina aqui, mas, sim, começa agora, com a clareza de que você tem um alto valor, e esse valor é o que guiará todas as suas decisões.

Parabéns por chegar até aqui! Você é uma mulher de coragem e de sabedoria. Agora, viva a vida que você merece!